우 리 나 라　　　　　　　　　　　마 주 하 는

의료윤리와

현 실 적 인 　 문 제 와 의 　 정 면 승 부

Medical 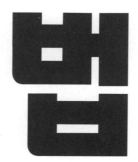 Law

저자 박창범

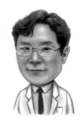

경희대학교 의과대학 의학과 학사
울산대학교 의과대학 의학과 석사
울산대학교 의과대학 의학과 박사
경희사이버대학교 경영학 학사
고려사이버대학교 법학과 학사
방송통신대학교 법학과 석사
現) 강동경희대학교병원 심장혈관내과 부교수 재직중

박 창 범 교수

저서
'악권하는 사회', 북랩출판사
'수련의부터 시작하는 slow 개원전략', 군자출판사
E-mail: wwwpcb@hanmail.net

— 사례로 보는 —
의료윤리와
법

첫째판 1쇄 인쇄 | 2019년 4월 12일
첫째판 1쇄 발행 | 2019년 4월 19일
첫째판 2쇄 발행 | 2024년 4월 24일

지 은 이　박창범
발 행 인　장주연
출 판 기 획　김도성
책 임 편 집　배혜주
편집디자인　주은미
표지디자인　김재욱
발 행 처　군자출판사(주)
　　　　　등록 제 4-139호(1991. 6. 24)
　　　　　본사 (10881) 파주출판단지 경기도 파주시 서패동 474-1(회동길 338)
　　　　　Tel. (031) 943-1888　　　Fax. (031) 955-9545
　　　　　홈페이지 | www.koonja.co.kr

ISBN 979-11-5955-440-7
정가 15,000원

―――― 사례로 보는 ――――

의료윤리와

법

| Prologue |

　최근 의료가 급격히 발달하고 분화됨에 따라 인간은 삶에 대한 다양한 선택을 할 수 있는 기회를 부여받고 있지만 동시에 의료기술의 발달은 임상의들이 직접 환자를 돌보고 의료행위를 하는데 있어서 기존에 가지고 있던 생명에 대한 윤리적 판단가치에 혼란을 일으킨다.

　특히 생명과 관련된 일에 종사하는 의료인들은 '윤리적으로 옳은가?'라는 물음에 자주 접하게 된다. 윤리란 사람이 마땅히 행하거나 지켜야 할 도리를 말하고 의료윤리란 의료인이 마땅히 행하고 지켜야 할 도리를 말한다. 여기서 도덕이라는 용어 대신 윤리라는 용어를 사용하는 이유는 도덕이 개인적인 차원에서 선과 악을 구분짓는 체계라면 윤리는 집단 또는 사회적 차원에서 적용되는 개념이기 때문이다. 의료계가 만나는 윤리적 문제들은 크게 생명윤리, 의료윤리, 전문직윤리로 나눌 수 있다. 생명윤리란 배아줄기세포연구, 유전자검사, 장기이식, 시험관아기, 임상시험과 같이 첨단과학과 관련된 윤리문제를 다룬다. 그에 비하여 의료윤리는 임상에서 환자를 진료하며 발생하는 윤리적 갈등을 다룬다. 전문직 윤리[1]에는 의사가 갖추어야 할 전문직 직업윤리로서 환자에게 진실을 말하기, 환자의 사생활보호, 환자의 비밀보호, 환자의 이익 우선하기, 이해상충관리 등이 포함된다.[2]

의료윤리의 기본적인 4원칙은 생명윤리를 이해하는데 가장 중요한 원칙이다. 이 4원칙은 의료현장에서 의료행위를 함에서 있어서 가장 기본이 되는 윤리적 원칙으로 자율성 존중의 원칙, 악행금지의 원칙, 선행의 원칙, 정의의 원칙으로 구분된다. 하지만 이 원칙들은 일상생활에서 서로 부딪치기도 한다. 자율성 존중의 원칙(respect for autonomy)이란 모든 인간은 존엄한 인격체로서 자신이 처한 다양한 상황에서 독립적으로 자신의 신념과 자유로운 의사에 따라 결정할 기본적 권리를 지니고 있으며 그러한 결정에 따른 행위가 다른 사람의 기본적 권리를 침해하지 않는 한 최대한 존중되어야 한다는 사상이다.[3] 자율성은 이성적인 개인의 자율적인 선택을 존중하는 것으로 이를 통해 개개인의 자유를 인정하는 것이다. 이런 개인의 자율성을 존중하기 위하여 의사는 의료행위를 하기 전에 충분한 정보를 주고 환자의 자율적인 의지에 따른 동

---

1) 전문직 윤리란 의사가 단순한 자영업자가 아니라는 인식에서 출발한다. 의업은 사람의 생명을 구하고 건강을 보호하는 일이므로 특정한 도덕적 의무가 부여된다. 더불어 의사들은 사회에 규범을 지키겠다고 선언한 이후 직업적 독립성과 자율성을 획득하게 되었는데 이를 전문가정신 (professionalism)이라 한다. 의사들의 높은 위상은 그저 주어진 것이 아니라 자체적인 규범을 만들어 이를 준수하지 않는 동료들을 자체적으로 처벌하고 후속세대들을 교육하면서 자신의 위상을 정립하면서 발생하는 것이다. 이를 위해서는 전문직 윤리가 반드시 필요하게 된 것이다. 더불어 급속한 의학의 발전과 함께 낙태나 배아줄기세포와 같은 생명의 시작과 같은 문제, 유전자검사와 같이 인간에 대한 차별을 초래할 수 있는 기술, 연명치료중단과 같은 문제들에 대하여서도 적절하고 합리적인 실용적인 규범을 만들어 내는 것이 필요한 세상이 되었다: 권복규, 전문직 윤리로서 의료윤리-의사다움이란, 대한소화기학회지, 제60권, 2012, p135-139
2) 이명진, 의사를 전문가답게 만들어주는 '의료윤리', 메디칼 옵저버, 2014.3.14
3) 손영수, 의학에서의 생명윤리, 생명윤리, 생명윤리, 제11권, 2010, p77-84

의를 얻어야 한다. 하지만 의사와 같이 전문지식을 가지고 있지 못한 환자의 경우 환자의 동의가 진짜 동의인가가 문제가 될 수 있다. 또한 의미 있는 동의를 위해서는 어느 정도까지 의료행위에 대한 정보를 알려주어야 하는 것인가가 문제가 될 수 있다. 악행금지의 원칙(nonmalefi-cence)이란 환자에게 해악을 입히거나 환자의 상태를 악화시키는 의료행위를 하지 않겠다는 것으로 환자에게 해로운 결과가 예상되는 실험이나 치료의 금지 등이 있을 수 있다. 하지만 해악은 상대적인 것으로 절대적인 것은 아니다. 특히 어떤 의료행위가 환자에게 이익이 되고 해악이 되는지 사전에 구분하는 것이 쉽지 않다. 또한 환자의 생명을 구하기 위해서 불가피하게 환자의 신체에 손상과 피해를 입힐 수도 있고 한 생명을 보호하기 위하여 다른 생명에게 피해를 입힐 수도 있다. 세 번째는 선행의 원칙이다. 선행의 원칙이란 단순한 피해의 회피를 넘어 적극적으로 타인에게 도움을 주는 것으로 흔히 온정적 간섭주의4)로 알려져 있다. 온정적 간섭주의는 의사가 환자의 병에 대하여 가장 잘 알고 있는 반면, 환자는 자신의 병에 대한 정보가 거의 없다는 전제에서 시작된다. 그렇기 때문에 선행의 원칙을 강조하다 보면 환자 개인의 자율성이 무시될 수 있어 선행의 원칙이 자율성 존중의 원칙과 부딪치는 경우를 흔히 볼 수 있다. 예를 들어 환자가 수혈을 하지 않는 경우 치명적인 상태, 즉 사망에 이를 수 있지만 환자는 종교적 문제로 이를 거부하는 경우 이 환자에게 속여서라도 수혈을 하여야 하는가 등의 문제이다. 마지막으로

---

4) 아버지가 어린 자식을 돌보는 것과 같이 환자의 이익을 위해 환자의 동의없이 행동하는 것이다.

정의의 원칙(justice)이다. 사회적 정의가 의료의 현장에서 어떻게 실현되어야 하는가로서 의료자원의 공정한 배분과 약자 및 소수자의 인권보호이다. 예를 들어 인간은 누구나 그 신분이나 경제적 지불능력과 관계없이 의료에 대한 최소한의 권리를 가진다는 것에는 누구나 동의할 것이다. 하지만 최소한의 의료권의 정의 및 한정된 의료자원을 어떻게 나누는 것이 정의롭고 합리적인가에 대하여는 개인의 가치관에 따라 의견의 차이가 있을 수 있다.[5, 6]

임상의들은 품위와 원칙을 지키면서 의료에 헌신하며 환자를 치료하기 위하여 가족과의 시간조차 희생하는 우리사회의 진정한 영웅들이라고 생각한다. 이들은 직접 환자들을 돌보기 때문에 더 많은 윤리적인 딜레마에 접하게 된다. 한 연구[7]에서 의과대학에서 근무하는 전공의들을 대상으로 환자 진료와 관련하여 77.2%가 치료 중 의료윤리와 관련된 문제의 갈등을 경험하였고 41.8%는 1년에 3번 이상 경험하였다고 보고한 바 있다. 이렇게 다양한 윤리적 문제들의 발생과 의료윤리에 대한 관심은 대학의 교육과정에도 많은 변화를 가져왔다. 1980년대 가톨릭의대에서 '의학 윤리'라는 교과목이 처음 개설된 이후 전국의 많은 의과대학들이 의료윤리교육을 단독 또는 통합 형태의 정규과목으로 채택하고 있다. 특히 1996년 한국대학교육협의회가 의학계열 대학평가 항목 중

---

5) 의료 윤리, 공부한 만큼 보인다, 한국의약통신, 2010.10.25.,
6) 임명호, 임상에서 정신건강의학과 의료윤리의 실제, 한국의료윤리학회지, 제 18권, 2015, p36-45
7) 고윤석 등, 대학병원 전공의들의 의료윤리 문제에 관한 지식, 태도 및 실천에 대한 조사연구, 한국의료윤리교육학회, 제2권, 1999, p27-42

에 의료윤리를 포함한 인문사회계열 과목의 교육을 강조한 것을 계기로 1990년 31개 의과대학 중 7개 대학이었던 것이 2000년대 초반에 41개 의과대학 중 39개 대학에서 의료윤리를 포함한 의료관련 인문사회과목을 가지고 있는 것으로 조사되었다.[8] 하지만 의과대학에서 이루어지는 대부분의 의료윤리교육은 보통의 임상의사들에게 큰 관심사가 아닐 수 있는 인간복제, 안락사, 낙태, 유전자 조작 등 생명윤리 관점에 치우쳐 있다. 따라서 전문직 윤리나 법적 관심에서 현실적인 주제들이나 임상의사라면 누구나 접할 수 있는 보편적인 주제들을 다루는 책은 찾아보기 힘들었다. 더불어 우리나라에서 나온 의료윤리와 관련된 대다수의 책들은 미국 서적을 번역하거나 사례를 인용한 경우가 일반적이다. 하지만 미국은 우리나라와 법제도와 달라 우리나라에서 직접 마주치는 현실과 잘 맞지 않는 부분이 많다. 마지막으로 우리나라에서 나온 책의 경우도 철학이나 윤리학을 전문적으로 하시는 분들이 쓰신 것으로 관련된 주제나 내용들이 너무 어렵거나 직접 의료현장에서 맞닿는 문제와 동떨어진 주제를 다루는 경우가 많고 내용도 잘 이해하기 어려워 실제 진료에 임하고 있는 임상의들에게 도움을 주지 못한다는 생각이 들었다. 따라서 우리나라에서 벌어졌던 의료윤리와 관련된 사건들과 함께 정말로 임상의들이 현장에서 마주치는 문제점을 다룬 책이 필요함을 느끼게 되어 이 책을 쓰게 되었다. 여기에 나오는 사건들은 모두 신문이나 방송을 통

---

8) 권지혜 등. 전국 한의과 대학의 의료윤리교육 현황 및 발전방향, 동의생리병리학회지, 제26권, 2012, p572-576

해 접했던 사건이나 문제가 되었던 판례들이다.

참고로 이 책에서는 '자기결정권(autonomy)'이라는 용어가 많이 등장하는데 이 말의 뜻을 정확히 알 필요가 있다. 자기결정권이란 개인이 자신의 삶에 관한 중대한 사항에 대하여 스스로 자유롭게 결정하고 그 결정에 따라 행동할 수 있는 권리를 말하며 이 권리는 환자에게 중요한 의미가 있다. 환자는 자기결정권을 가지며 이는 의료행위를 받을 것인가를 결정함에 있어서 객체가 아닌 주체이고 의사는 그 결정에 필요한 정보를 제공하는 지위에 불과하기 때문이다. 즉, 의사의 치료를 받는 것에 대한 결정은 의사가 아니라 환자가 해야 한다는 것이다. 특히 환자의 자기결정권은 의사의 치료행위를 소극적으로 받아들이는 것이 아니라 의사의 치료행위 또는 치료방법을 적극적으로 요구할 수 있다는 점에서 단순히 의사의 치료행위를 소극적으로 받아들이는 피해자의 승낙[9]과 구별된다.

이 책을 쓰는데 도움을 주신 여러분들께 감사드린다. 특히 전공과 관련 없는 일을 하는데 이에 대하여 묵묵히 지원해주신 존경하는 심장혈관내과 김종진교수님, 조진만교수님과 함께 물심양면으로 조용히 도와주신 손일석교수님, 진은선교수님, 황희정교수님, 양인호선생님께 다시 한번 감사드린다. 또한 출판이 되기까지 물심양면으로 지원하여 주신 군자출판사 김도성 과장님, 배혜주 선생님에게도 진심으로 감사드린

---

9) 피해자의 승낙이란 피해자가 가해자에 대하여 자기의 법익을 침해하는 것을 허락하는 것 또는 법익의 처분권한을 가진 사람이 자기의 법익침해에 동의하는 것이라고 할 수 있다.

다. 마지막으로 내 옆에서 충고해주고 꼼꼼히 글을 읽어준 와이프, 그리고 사랑하는 아들에게도 감사의 말을 드리고 싶다.

상일동에서

2019년

박 창 범

| Contents |

01

죽음과 죽어감에
관한 사례들

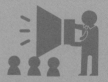

1. 환자 보호자의 치료거부시 의사의 역할
2. 회복가능성이 없는 환자에 대하여 보호자에 의한 연명치료 거부

1 환자 보호자의 치료거부시 의사의 역할

- 보라매병원 사건(대법원 2004.6.24. 선고 2002도995 판결)

의사는 환자나 그 보호자의 결정을 어디까지 존중하여야 하는가, 특히 환자가 치료받으면 소생될 가능성이 있는데도 불구하고 보호자들이 경제적 사정을 이유로 치료를 거부하거나 중단을 요구하고, 더 나아가 퇴원을 강력하게 요청하는 경우 어떻게 할 것인가가 현장에서 직접 환자들을 치료하고 있는 의료진에게는 쉽지 않은 문제이다. 여기서는 우리나라에서 가장 대표적으로 잘 알려진 사건인 소위 보라매병원 사건을 구체적으로 고찰해보고 이에 대하여 논의해 보도록 한다.

사실관계

사건 당시 58세였던 환자는 1997년 12월 4일 서울 자신의 주거지에서 술에 취한 채 화장실을 가던 도중 중심을 잃어 기둥에 머리를 부딪치고 시멘트 바닥에 넘어지면서 머리에 충격을 입어 보라매병원으로 응급후송되었다. 환자는 금은방을 운영하다 실패한 후 약 17여 년간 무위도식하면서 술만 마시고 가족에게 갖은 폭력을 행사하였다고 한다. 응급실에서 시행한 검사상 경막외 출혈로 진단받고 같은 날 오후 6시부터 다음날 오전 3시까지 경막외 출혈에 대한 혈종 제거수술을 받고 중환자실로 이동하였다. 이후 환자의 대광 반사 및 자극에 대한 반응속도가 점점 빨라지고 이름을 부르면 눈을 뜨려고 하는 등 그 상태가 점점 호전되는 양상을 보였지만 뇌수술에 의한 뇌부종으로 자가 호흡이 없어 인공호흡기가 지속적으로 필요한 상태였다. 환자의 부인은 경제적으로 힘든 상태로 그때까지 병원치료비가 많이 나왔는데 앞으로도 상당한 금액의 치료비 지출이 예측되었고 이는 부인에게 큰 부담이 되었다. 환자의 부인은 담당전공의로부터 환자상태 및 인공호흡기가 없다면 사망할 것이라는 이야기를 들었으며 다음날 두 번에 걸쳐 담당전공의에게 도저히 더 이상의 추가진료비를 부담할 능력이 없으니 퇴원시켜달라고 요구하였다. 이에 담당주치의인 신경외과 전문의 및 전공의는 환자의 부인에게 여러 차례 설명하고 만류하였지만 지속적으로 퇴원을 고집하자 결국 병원에 책임을 묻지 않는다는 각서를 받고 입원한지 36시간만에 퇴원을 허락하였다. 환자는 이후 집으로 호송됨과 동시에 인공호흡기를 제거하였고 바로 사망하였다.

환자가 사망한 뒤 환자 부인은 가난한 병사자는 경찰서에서 일정액을 장례비로 보태준다는 말을 듣고 관할 파출소에 병사자로 사망신고를 하였다. 그러나 병원의 동의없이 퇴원하였기에 사망진단서를 받지 못하여 이 사건은 병사가 아닌 변사사건으로 처리되었고 사망한 환자의 여동생이 환자의 부인을 신고하면서 경찰의 조사를 받게 되었다.

조사를 마친 경찰은 유족이 장례식도 제대로 치르지 않고 서둘러 시신을 화장터로 보낸 점이 수상하다고 여겨 이들을 고소하였다.

법원의 심의

1심 판단

1998년 5월에 서울지방법원 남부지원에서 1심이 선고되었다. 법원은 퇴원을 요구한 환자의 부인에 대하여 계속적인 치료로 피해자의 생명을 보호해야 할 의무가 있음에도 불구하고 회복가능성이 있는 망인의 인공호흡 보조장치를 제거하여 호흡곤란으로 인한 사망에 이르게 하였다고 하여 '부작위[10]에 의한 살인죄의 정범[11]'으로 인정하였다. 또한 사망의 원인이 인공호흡 보조장치의 제거라는 행위만이 아니라 이를 포함한 전체 행위를 규범적으로 평가해야 한다고 하면서 뇌수술을 시행하였던 담당의사는 당시 환자의 상태가 추후 회복가능성이 있었고, 치료를 중단하고 퇴원시킬 경우 환자가 호흡이 어렵게 되어 사망하게 된다는 사실을 알고 있었기 때문에 계속적인 치료를 통해 환자의 생명을 보호해야 할 의무가 있음에도 불구하고 퇴원 및 인공호흡 보조장치를 제거하여 환자가 뇌간압박에 의한 호흡곤란으로 사망에 이르게 되었다고 판단하였다. 따라서 법원은 담당의사가 환자의 상태와 회복가능성 및 퇴원시 환자가 사망하게 된다는 사실을 알고 있음에도 불구하고 계속적으로 환

---

10) 마땅히 해야 할 것으로 기대되는 일정한 행위를 하지 않은 일
11) 형법상 실제로 범죄행위를 저지른 사람을 정범이라고 한다.

자를 치료하여야 하는 의무를 시행하지 않았음을 이유로 '부작위에 의한 살인죄의 공동정범[12]'으로 판단하였다.

2심 판단

2002년 2월에 서울고등법원에서 2심이 선고되었다. 법원은 1심과 마찬가지로 환자의 부인에 대하여 살인죄를 인정하였지만 의료진에 대하여 이전과 달리 정범으로서의 살인의 고의가 없었다고 하여 "작위[13]에 의한 살인죄의 방조범[14]"으로 인정하였다. 즉, 의사의 환자에 대한 퇴원허용 및 치료중단은 한 개의 사실의 양면관계로서 담당의사의 문제가 되는 판단은 보호자의 요구에 따라 소극적으로 치료행위를 중단한 점에 있기보다는 부인의 퇴원요청을 받아들여 적극적으로 퇴원에 필요한 조치를 취한 점에 집중되어야 할 것으로, 담당의사는 환자를 퇴원시킬 당시 부인이 환자에 대한 보호의무를 저버려 그를 사망에 이르게 하리라는 사정을 인식하고 있었지만 그러한 결과의 발생을 용인하는 의사까지는 없었다 할 것이어서 정범의 고의를 인정할 수 없어 '부작위에 의한 살해행위'보다는 부인의 부작위에 의한 살인행위 실행을 용이하게 한 '작위의 방조행위'로 판단하였다.[15]

---

12) 자신이 스스로 범한 범죄를 단독정범이라고 하고 이러한 범죄를 여러 사람이 공동으로 한 경우 공동정범이라 한다.
13) 의식적으로 행한 적극적 행위를 말한다.
14) 타인의 범죄를 도와주는 일체의 경우를 종범 또는 방조범이라 한다.

대법원 판단

2004년 6월 대법원은 '담당의사들은 환자 부인의 요청에 못 이겨 퇴원에 필요한 조치를 취하기는 하였으나 환자가 인공호흡장치를 제거한 지 5분 정도 후에 사망하였다는 결과가 사전에 당연히 예견되는 것이었다고 단정하기는 어렵고, 동시에 의사들은 환자의 담당의사로서 환자의 퇴원을 허용하는 행위를 통하여 환자의 생사를 환자보호자인 환자 부인에게 맡긴 것에 불과하여 이후 환자의 사망이라는 결과나 이에 이르는 경과를 담당의사들이 계획적으로 조정하거나 조치하는 등의 지배를 하고 있다고 보기는 어려운 것으로, 환자의 퇴원으로 치료행위가 중단된 결과가 초래되었지만 담당의사가 스스로 환자에 대한 장래의 치료를 중단함으로써 환자의 사망을 용인하였다고 보기는 어려워 담당의사들에게 정범의 고의를 인정하지 않는다'고 판시하였다. 결국 담당의사들은 환자부인의 부작위에 의한 살인행위를 용이하게 함으로써 이를 방조하였을 뿐이라고 본 원심의 판단은 정당하다고 판시하였다. 이에 따라 담당의사에게 각각 징역 1년 6개월, 집행유예 2년을 선고하였고 환자 부인은 징역 3년, 집행유예 4년을 선고하였다.

---

15) 말이 어려워 다시 설명하면, 이는 퇴원결정과 치료행위의 중단은 한 사실관계의 양면관계로 치료중단은 부작위이고 퇴원조치를 취한 행위는 작위로서 이는 담당의사들은 환자 부인의 퇴원요청을 받아들여 퇴원조치를 시행하였고 이로 인하여 환자의 치료를 중단한 것으로 이는 환자 부인이 환자의 치료를 중단시켜 살해하는 행위에 대하여 피해자에 대한 퇴원조치를 함으로써 그 실행을 용이하게 하였기 때문에 행위에 대한 방조행위로 규정한 것이다.

의사와 환자의 관계: 자기결정권 및 자율성 존중의 딜레마

환자와 의사의 관계는 환자가 특정의사에게 자신을 보살펴 줄 것을 요청하고 그 의사가 요청을 수락함으로써 관계가 성립하며 진료행위가 끝나면 이 관계도 종료된다. 이전에는 의사와 환자의 관계는 의사가 환자의 모든 상태를 잘 알고 진료 계획을 수립하면 환자는 의사의 지시대로 따르는 소위 가부장적 모델[16]이 주를 이루었지만 최근에는 의사가 질병과 치료에 대한 전문지식과 의견을 제시하고, 환자는 의사의 지시나 의견에 따를지 여부를 판단하는 지도자-협조자 모델이 가장 널리 활용되고 있는 모델이다. 이 모델에서 의사의 권한은 줄었지만 여전히 주도적인 역할을 하여야 하며 환자는 자신의 진료에 대하여 일정 부분 책임을 나눠가져야 한다. 이외에도 환자와 의사가 모두 팀의 일원이 되어 의사는 팀에서 리더 역할을 하고 전문적인 지식과 정보 및 기술을 제공하되 최종적인 의사결정은 환자와 팀원 모두와 상의하여 내리게 하는 대등한 참여자 모델이 있다. 실제 임상에서는 위의 세 가지 모델이 서로 혼재된 양상으로 나타난다. 예를 들어 응급실에 응급환자로 들어오는 경우 일반적으로 가부장적 모델에 의거하여 응급치료를 시행하게 되고 일상적인 진료에서는 지도자-협조자 모델이 주로 사용하게 된다. 하지만 미용성형 등의 치료의 경우 대등한 참여자 모델이 사용하게 된다.

---

16) 이는 의사가 환자를 부모가 어린이를 돌보는 것과 같이 돌보아야 하고 환자는 의사의 지시를 신뢰하고 복종하여야 하므로 환자의 자기 결정권이 침해될 소지가 있고 결과에 대한 불확실성을 가지는 의료상황에서 의료인에게 모든 책임이 가기 때문에 의사에게도 많은 부담이 된다는 단점이 있다.

하지만 어떤 경우에도 환자와 의사는 환자의 건강회복이라는 의료의 목적달성을 위해 서로를 이해하고 존중하며 신뢰해야 한다.

앞서 말한 바와 같이 의료가 점차적으로 가부장적 모델에서 지도자-협조자 모델로 전환됨에 따라 환자의 자기결정권은 매우 중요한 위치를 차지하게 되었다. 즉, 환자들은 자신이 추구하는 가치에 따라 자율성에 입각하여 자신이 원하는 의료를 선택할 수 있다는 것이다. 하지만 환자의 자기결정권을 존중하는 경우 흔히 발생하는 문제점 중의 하나가 환자들이 스스로 선택한 치료방법이 의사가 최선이라고 생각하는 치료방법과 차이가 있을 수 있다는 것이다. 이 경우 의사들은 환자의 자율성 존중을 우선적으로 할지 아니면 환자의 예후를 고려하여 환자의 의견을 무시하고 의료행위를 진행할지에 대하여 갈등을 겪게 된다. 전통적으로는 환자의 진실을 알 권리와 환자에게 이익을 줄 것이라는 의무가 충돌하는 경우 환자에게 이익을 줄 것이라는 의무가 환자의 알 권리에 우선한다고 보았다. 따라서 만약 환자가 자신이 처한 상황을 정확히 아는 것이 환자에게 도움이 되지 않을 것이라고 생각되는 경우에 의사가 환자에게 진실을 말하는 것은 옳지 못한 행동이며 환자의 권리를 침해할 수 있다고 보았다.[17] 하지만 이 경우 의사는 자신의 제한적인 의료적 전문지식과 함께 의학적 가치관 및 경험에 따라 의사결정을 하므로 의사가 제공하는 정보나 의견이 무조건 가치중립적이라고 생각할 수 없고, 환자자신의 자기결정권을 존중하지 않는다는 비판도 받을 수 있으며, 의

---

17) 정규원, 의료행위에서의 온정적 간섭주의와 자율성 존중, 법철학연구, 제5권, 2002, p231-254

사가 오판을 한 경우 오히려 환자에게 해를 줄 수도 있다.

환자가 충분한 의료정보를 제공한 뒤, 이를 통해 스스로 자기결정권을 행사하는 것도 문제될 수 있다. 환자가 치료에 대한 자기결정권을 행사할 때 환자의 질병상태, 예후, 연령, 성별 외에도 환자의 경제적 상태, 종교 및 신념, 그리고 의료기관 및 의사에 대한 믿음과 같은 여러 인자들이 영향을 미치게 된다. 또한 환자는 통증, 불안감, 장래에 대한 염려 등으로 인하여 자기결정권을 제대로 행사하지 못할 수 있고 의료정보에 대한 이해능력도 떨어진다는 것을 고려한다면 환자들의 자기결정권 행사를 따르는 것이 진실로 도움이 될 것인지 말하기 쉽지 않다.

이와 더불어 환자가 악성종양과 같은 중병에 걸렸고 완치가능성이 낮은 경우 환자 본인에게 진실을 말할지 여부가 현재 임상에서 많이 문제가 되고 있는 것 중의 하나이다. 의사가 환자에게 진실을 말하는 것은 환자의 자율성과 자기결정권을 존중하는 행위로서 이를 통해 환자와 의사와의 신뢰관계를 만들 수 있다는 것을 너무도 잘 알고 있지만 현재 의사들은 환자들의 상태가 암, 죽음, 불구 등의 단어와 관련되어 있으면 이를 환자에게 있는 그대로 직접적으로 말하지 않고 보호자에게만 말을 하거나 상의하여 결정하는 경우가 많다.[18] 이는 우리나라의 현재 의료시스템에서 환자 가족들의 의견이 매우 중요하기 때문이다. 하지만 의

---

18) 이를 온정적 간섭주의라고 한다. 온정적 간섭주의의 대표적인 예로 여호와의 증인의 의사에 반하여 수혈을 하도록 하는 것, 환자가 지나치게 흥분하여 치료에 방해가 되는 것을 예방하기 위하여 의사가 환자를 속이거나 환자상태에 대한 설명을 하지 않는 경우, 오토바이 운전을 할 때 헬멧을 쓰도록 강제하거나 자동차 운전자가 안전벨트를 매도록 강제하는 경우등이 대표적이다.

료윤리의 제1항목인 자율성 존중의 원칙은 의료진이 환자에게 그의 상태에 대하여 진실을 말할 것을 요구한다는 것이다. 특별히 문제가 없다면 환자들은 현재의 상태에 대하여 정확히 알 권리가 있으며 이에 대하여 앞으로 어떻게 할지에 대한 권리도 환자에게 있기 때문이다. 하지만 대다수의 보호자들은 환자에게 희망을 심어주기 위하여 혹은 다른 이유로 담당의사가 정확한 사실을 환자에게 직접 말하는 것을 꺼리는 경우가 많다. 현실에서 이런 환자 보호자의 의사를 무시하고 모든 사실을 환자에게 직접 설명한다는 것은 쉽지 않은 일이다. 보호자의 요청이 있는 경우 환자의 질병상태가 악화되고 있음에도 불구하고 담당의사가 환자에게 치료가 잘되고 있으니 걱정하지 말라고 하거나 증세가 점차적으로 악화되어 이를 이상하게 느끼는 환자가 보호자를 채근하고 나서야 겨우 환자 본인의 상태에 대하여 알게 되는 경우가 비일비재하다. 이로 인하여 환자 본인이 앞으로 항암 치료를 적극적으로 받을지 아니면 치료를 중단하고 삶을 정리하는 과정으로 갈지 스스로 결정할 시간을 놓치게 된다. 또한 환자가 가정의 경제적 문제로 인하여 치료를 중단하거가 거부하면서 강력히 퇴원을 원하는 경우도 간간히 볼 수 있다.

마지막으로 위의 사례와 같이 환자의 의식이 없어 환자의 의사를 추정할 수 있는 자료가 없거나 이전에 환자가 자신의 의견을 말하여 놓았더라도 환자의 보호자에 의해 무시되거나 거부하는 경우에 의료진은 어떻게 해야 할까? 의사들은 병원에서 주요한 판단을 하는 경우 환자의 의견을 들을 수 없는 경우 환자 가족을 대리인으로 하여 설명하고 동의를 구한다. 환자 가족이 주로 환자의 대리인이 되는 이유는 일반적으로 환자의 가족은 환자의 성격, 가치관, 인생관 등에 관하여 이미 충분히 알고 있어 그 의사를 정확하게 추정할 수 있고 환자에 대한 주요한 결정을 할 때 환자의 입장에서 판단할 것이라는 추정 때문이다. 하지만 환자와 가족과의 사이가 좋지 않았거나, 가족들 일부가 재산상속을 기대하는 경우, 과도한 치료비를 회피하려는 경우에는 환자의 의사를 왜곡할 가능성을 가지고 있다. 이런 상황에서 담당의사는 어떤 결정을 하여야 하는가. 실제 임상에서 담당의사는 환자 보호자에 의한 결정이 환자에게 해가 될 수 있는 있다고 생각되면 대리인을 설득하려고 노력하지만 설득되지 않는 경우 대리인인 환자가족의 의사를 따르는 경우가 많았다. 이는 대리인인 환자가족의 의견을 무시하는 경우 앞으로 발생할 의료비용의 부담문제 및 치료에도 불구하고 환자의 경과가 나빠지는 경우 소송 등에 휘말릴 가능성을 걱정한 것이다. 하지만 외국에는 다른 결정을 유도할 수 있는 여러 장치들이 마련되어 있다. 스코틀랜드는 환자 가족들과 상의한 의사가 승낙능력이 없는 환자에 대한 치료를 결정해 왔으며 만약 어떻게 해야 할지 분명하지 않거나 의사와 환자의 가족 사이에 의견이 일치하지 않으면 후견인을 선임하도록 법원에 신청할 수 있다. 영국도 후견인은 정신장애와 관련된 치료가 행하여 질 경우에만 예외적으로 권한을 보유하며 승낙능력이 없는 환자에 대한 치료를 하는 경우에는 승낙능력이 없는 환자 자신에게 가장 이익이 되는 방향으로 결정하도록 하고 있다.[19]

---

19) 장승일, 치료중단과 의사의 형사책임에 관한 고찰, 법학연구, 제29권, 2008, p214-216

이 사건에 대한 법조계의 시각[20)]

환자가 회복가능성이 있는데도 불구하고 의료진의 의학적 충고에 반하여 환자보호자에 의하여 퇴원을 원하는 경우 이는 환자가 유용한 치료의 가능성 및 회복가능성이 있기 때문에 의료계의 관행이라고 하더라도 이런 행위는 형사처벌의 대상이 된다는 것으로 이 판결을 통해 회복가능성이 있는 환자의 생명권을 보호하려는데 중점을 둔 것으로 판단하는 의미있는 판결이라고 선언하였다. 하지만 판결에서 의사들의 행위형태가 작위이냐 부작위이냐, 정범이냐 종범이냐에 대하여는 형사법적 법리적 쟁점일 뿐이다라고 하였다.

이 사건에 대한 의료계의 시각[21)]

의료계는 대법원이 의사들에게 유죄를 선고하자 경악과 분노를 토하였다. 대한의사협회는 담당의사가 퇴원조치를 취한 것은 의식불명이 된 환자의 보호자입장을 존중한 것임에도 불구하고 이를 살인방조죄로 처벌하는 것은 우리나라 의료현실을 전혀 모르는 처사이며 따라서 보호자나 법적 대리인의 의견을 존중할 수 있는 제도적 보완책과 함께 의학적 충고에 반하는 퇴원에 대한 법적, 제도적 보완장치가 시급히 마련되어야 한다는 입장을 표명하였다. 즉, 환자보호자의 의사에 반해 치료를 계속할 수 있는 법적제도가 없는 상황에서 의사에게 모든 책임을 묻는 것은 잘못이며 의사가 범죄의도를 갖고 퇴원결정을 내리지 않는 이상

---

20) 류화신, '보라매병원 사건' 유죄판결을 다시 본다. 의료정책포럼, 제2권, 2004, p61-62
21) 류화신, '보라매병원 사건' 유죄판결을 다시 본다. 의료정책포럼, 제2권, 2004, p62-63

살인죄를 적용하는 것은 부당하다는 것이다.

사회의 시각[22]

사회여론은 의사들의 직업윤리의 비도덕성과 척박한 의료현실을 질타하는 입장과 의료계의 반발에 동조하는 입장이 상반되게 나타났다. 한 신문에서는 "1998년 5월 이후 전국 각 병원에서는 의사들이 살인죄 기소를 면하기 위하여 관례적으로 퇴원시켜 왔던 회생가능성이 없는 환자도 퇴원시키기를 거부하였다. 특히 복지부가 의료서비스 제공의 단절이 사망의 원인이 될 가능성이 있는 환자에 대하여 퇴원조치를 해서는 안된다고 유권해석을 함에 따라 이와 같은 현상이 심화되었다. 이에 따라 중환자실 부족현상이 심각해 졌으며 과잉진료라고 주장하며 퇴원을 요구하는 환자보호자와의 갈등이 최고조로 높아졌다."고 지적하였다. [23] 다른 신문도 칼럼을 통해 "어떤 경우에도 생명을 포기해서는 안된다는 생명윤리 측면에서는 당연한 판결이나 퇴원을 요구하는 환자 가족을 만류하다 못해 사망시 법적 이의를 제기하지 않겠다는 서약서까지 받고 퇴원시킨 의사들 쪽에서는 억울하기 짝이 없을 것이다. 방치된 법과 현실의 괴리속에서 환자가족과 의사들만 줄줄이 범죄자가 될 판이다."라고 서술하였다. [24]

다른 신문은 기사에서 "현장에서는 이 판결로 인해 혼란과 갈등이 빚

22) 류화신, '보라매병원 사건' 유죄판결을 다시 본다, 의료정책포럼, 제2권, 2004, p63-64
23) 의사 살인방조죄 확정 큰 파문, 조선일보, 2004.6.29
24) 의사의 살인방조죄, 세계일보, 2004.6.30

어질 게 자명하다. 병원 측은 웬만하면 보호자나 환자의 퇴원요청을 받아들이지 않는 이른바 방어진료를 할 것이고, 보호자나 환자는 병원 측이 경제적 살인을 자행한다면 반발하거나 자신들의 결정권을 무시한다며 불만스러워할 수 있을 것이다. 또 병실을 구하기가 어렵다는 점을 감안한다면 다른 중환자들이 불이익을 받을 수도 있을 것이다."라고 하였다.[25]

현재 상황

이 사건은 당시 의료계에 큰 영향을 미쳐 병원에서 환자가 원해도 치료를 중단하지 않는 것이 원칙이 되었다. 즉, 이전에는 환자가 의학적으로 살아날 수 없다고 판단되고 환자나 보호자가 임종을 집에서 맞기 원하는 경우 원하는 대로 해주었으나 이 사건 이후에는 사실상 그런 퇴원이 불가능해졌다.

또한 이 사건의 주 원인의 하나로 주목된 낮은 건강보험 보장율도 점차 개선되고 있다. 비록 우리나라의 건강보험제도는 우수한 사회보험제도라고 인정받고 있지만 저부담 저보장 저수가의 한계점을 가지고 있다. 따라서 경제적으로 취약계층의 경우 중한 질병에 걸리면 파산상태에 이르더라도 지속적으로 치료를 유지해야 하는가에 대한 고민이 생기는 것이다. 현재 우리나라 건강보험공단에서는 의료비 본인부담을 줄이려고 지속적으로 노력하고 있고 2004년 7월부터 본인부담금 상한제

---

25) 퇴원, 안됩니다, 부산일보, 2004.7.5

를 만들어 소득수준에 따라 최대 본인부담금을 정하여 이를 초과한 경우 그 초과액을 환급하고 있다. 또한 최근에는 암과 심뇌혈관질환과 같은 4대 중증질환에 대한 보장성강화를 내걸고 이 질환으로 입원하는 경우 환자 본인부담률을 5%로 정하여 중증질환에 의한 입원시 입원비 부담을 줄이고자 하였다. 마지막으로 입원시 식대를 건강보험화하여 식대로 인한 환자부담을 줄였고 최근에 3대 비급여인 선택진료비, 상급병실료, 간병비에서 선택진료비를 없애고, 상급병실료[26] 및 간병비도 건강보험화 하겠다고 약속하였고 2018년 1월부로 선택진료비가 폐지되었다. 하지만 아직도 환자의 치료에 꼭 필요하지만 건강보험 급여에 해당되지 않는 것이 존재하는 것이 사실이며 늘어나는 건강보험의 부담을 어떻게 해결할 지에 대하여 앞으로도 더 많은 논의가 필요할 것으로 보인다.

참고

치료를 거부하는 환자에 대한 의료진의 치료의무: 대법원 2005.1.28. 선고 2003다14119판결[27]

응급실은 제한된 시간에 결정을 내려야 할 특성을 가지고 있다. 따라서 응급실에서 근무하고 있는 의료진은 예상하지 못한 여러 상황에 노출되기 쉽다. 일반적으로 응급실에서는 응급의료 제공을 할 의무와 동

---

26) 2018년 7월 1일 부터 종합병원의 2,3인실도 건강보험이 확대 적용되고 있다.
27) 류화신, 의료분야의 퍼터널리즘에 대한 민사법적 강제–대법원 2005.1.28. 선고 2003다14119 판결에 대한 평석을 겸하여–. 한국의료윤리교육학회지, 2005, 제8권, p34–43

시에 의료 거부금지의 법적인 의무가 존재한다. 만약 응급환자에 대한 의료거부가 가능하다면 응급환자는 다른 의사를 찾기 위해 시간을 지체하게 되고 나중에 진료하는 의사는 환자의 응급상황에 대한 대처가능성이 낮아지게 되기 때문이다.[28] 이 제도를 통해 응급의료는 경제적 상황이나 사회적 지위 고하를 막론하고 동일하게 제공된다고 할 수 있다. 하지만 반대의 경우 어떻게 할 것인가이다. 이 사건에서는 자살을 시도하고 응급실에 내원하였지만 치료를 거부한 환자의 사망에 대하여 치료를 담당하였던 의사는 치료를 거부한 환자의 사망에 대하여 어느 정도의 책임을 져야 하는가 하는 것에 대하여 흥미로운 판결을 내렸다.

사건개요

망인은 사건 당일 술에 취한 상태에서 부인과 다투다가 유기인제 살충제를 음독하고, 1시간 후 병원 응급실에 후송되었다. 하지만 응급실에서 망인은 '농약을 먹었으니 죽게 내버려 두라'고 고함을 지르며 완강히 치료를 거부하였다. 이에 의사, 간호사, 간호조무사 등이 망인의 고함소리를 듣고 원무과 직원까지 가세하여 환자의 두 손을 결박하고, 결박이 안 된 부분은 손으로 잡고 위세척을 실시하기 위하여 수 차례에 걸쳐 세척튜브를 식도까지 삽입하였다. 그러나 망인은 결박을 풀고 고개를 돌리거나 얼굴을 마구 흔들면서 세척튜브를 빼내어 위세척은 실패로 돌아갔다. 결국 의사는 망인을 상급병원으로 전원할 것을 지시하였다.

---

28) 이석배 등, 응급의료의 법과 윤리, 대한응급의학회지 제20권, 2009, p593-603

전원 대기 중 망인에게 "위세척과 결박을 하지 않을 테니 제발 링겔만이라도 맞으라."고 설득하여, 해독제인 아트로핀(0.5mg짜리 1개)을 정맥주사하였다. 전원된 병원에서 망인에게 위세척이 실시되었으나 결국 음독한 지 3일 후 사망하였다. 이에 망인 보호자 측은 망인의 치료를 담당한 의사가 망인에게 필요한 조치를 취하지 않은 잘못이 있고 이로 인해 망인이 사망하였으므로 위 의사의 사용자인 병원 측은 망인의 사망에 따른 손해를 배상할 의무가 있다고 주장하였다. 반면, 병원 측은 의사가 망인에게 위세척을 권유하고 또 수차례에 걸쳐 시도하였으나 망인의 완강한 거부로 인하여 이를 실시하지 못한 것으로 망인의 사망은 이러한 치료거부에 기인한 것이기 때문에 의사의 진료행위와 망인의 사망 사이에는 인과관계가 없다고 주장하였다.

서울고등법원(2003. 1. 30. 선고 2001나73741 판결)은 첫째, 응급환자가 정상적이고 합리적인 의사결정을 하기 어려운 상태에 있을 경우 의사는 진정으로 환자에게 의료행위의 중지를 요구할 뜻이 있는지 여부를 신중하게 판단해서 대처하여야 한다. 둘째, 일반적으로 의사의 의료행위에서 환자의 자기결정권은 존중되어야 하므로 환자가 의사의 의료행위를 거절한다면 의사로서는 그 의료행위를 할 수 없다. 그러나 응급환자의 경우에는 의사의 의료행위의 중지가 곧 환자의 사망으로 진행할 가능성이 있으므로 환자의 자기결정권보다는 의사의 환자의 생명을 보호할 의무를 우선시하여야 한다고 하였다. 이에 따라 법원은 중증의 중독상태로 위세척을 하지 않으면 생명이 위독한 경우 환자의 자기결정권보다는 생명권이 우선시 되어야 하고 의사로서는 진정제를 투여하여서라도 망인을 진정시키고 위세척을 실시하였어야 한다고 보았다. 또한 망인의 경우 술에 만취한 상태에서 부인과 다투다가 우발적으로 농약을 마셨고, 병원에서도 매우 흥분된 상태에서 위세척을 거부하며 난동을 부리는 등 정상적이고 합리적인 의사결정을 하기 어려운 상태에 있었으므로, 이러한 상태에서 위세척을 거부한 망인의 결정이 진정한 의사에 기한 것이라고는 볼 수 없다고 판단하였다. 더불어 의료진은 망인을 결박해서라도 실시하였어야 할 위세척을 하지 못하고 전원을 지시한 후에도 기준량에 미치지 못하는 아트로핀 투여가 결국은 사망에 이르게 된 주요 원인이 되었다고 하여 이를 의사의 과실로 인정하고 손해배상책임의 근거로 삼았다. 다만, 망인의 위세척 거부가 사망 원인의 일부가 된 점, 망인이 적절한 치료를 받았다고 하더라도 다발성 신경병증과 같은 신경학적 후유증이 없으리라고 단정할 수는 없다는 점 등을 인정하여 피고들의 책임범위를 40%로 제한하였다

대법원에서는 망인의 치료를 담당한 의사는 약물중독에 대한 일반적인 처치와 절차에 따라 위세척을 실시하여야 하고, 망인의 거부로 위세척을 실시할 수 없었다면 결박과 같이 반항을 억압한 후 위세척을 실시하여야 한다고 하였다. 그리고 전원 도중에라도 아트로핀 2~4mg 을 5~10분(15~20분) 간격으로 약물중독에 의한 증상의 개선이 나타날 때까지 계속 투여하여야 함에도 불구하고 이러한 조치들을 취하지 않은 의사 측의 과실을 40%로 인정한 원심의 판단은 정당하다고 판시하였다.

판결의 검토

'응급의료에 관한 법률'에 의하면 응급상황에서는 환자의 생명을 지키기 위하여 의사의 설명이나 환자의 동의 없이도 치료할 수 있도록 하고 있다. 그러나 이 규정은 설명 및 동의와 같은 절차로 인하여 응급치료가 지체되고 결국 환자의 생명에 위험 또는 중대한 장애를 초래하는 경우에 한하여 그 설명 및 동의절차를 요구하지 않겠다는 취지로 해석되어 왔다. 하지만 이 판결은 환자의 동의가 없더라도 의사의 응급처치 또는 응급진료는 유효한 승낙이 없는 전단적 의료행위[29]에 해당되지 않는다는 것으로 응급환자의 치료거부의사에도 불구하고 생명권의 우위성을 인정하는 판결이라 할 수 있다. 하지만 위 사건과 같이 응급상황에서 의사에게 통상 요구되는 환자에 대한 설명의 의무, 더 나아가 설득의 의무와 함께 치료를 거부하고 난동을 피우는 환자를 결박하고 위세척과 같은 강제적인 치료를 시행하여야 한다고 하는 법원의 판단은 현재의 실제 의료현장을 잘 이해하고 있지 못한다는 비판이 있다.

다시 말하자면 이 판결은 환자가 잘못된 판단에 근거하여 자신에게 불이익을 가하는 경우에도 환자의 생명권을 보호하기 위하여 의사는 무관심할 수 없으며, 의료의 침습적 행위가 생명유지에 반드시 필요하다고 판단되는 경우 생명보호의무가 의사에게 있다는 것이다. 다만, 의사는 환자의 치료거부의사를 믿지 않고 의료행위를 시행하려 하였으나 환자가 결박된 손을 풀고, 머리를 흔들며 호스를 빼버리는 상황을 반복하

---

29) 위험성이 있는 의료행위전 설명 및 동의를 구하지 않고 하는 의료행위

는 등 물리적으로 완강하게 거부함으로써 실패하게 되었는데도 불구하고 위세척을 실패한 것 까지 모두 의사가 책임을 져야 하는지는 논란의 여지가 있다.

2 회복가능성이 없는 환자에 대하여 보호자에 의한 연명치료 거부

- 신촌 김할머니 사건 (대법원 2009.5.21 2009다17417판결)

의료기술의 발달은 인간에게 질병의 고통 없이 건강하고 오래 살 수 있는 영위를 누리게 해 주었지만 회복이 불가능한 환자를 인공호흡기와 같은 생명유지기구에 의존하게 하여 단순히 생명 그 자체만을 지속시키는 등의 무의미한 삶의 연장이라는 다른 문제를 일으켰다. 연명치료중단이란 의식이 없는 상태에서 현대의학으로 치료가 불가능하고 단시간 내 사망에 이를 수 있음이 명백한 경우 생명유지에 필요한 치료를 중단하거나 생명보조장치를 제거하여 자연스러운 죽음을 맞이할 수 있게 해주는 것이다. 하지만 현실적으로 연명치료중단의 문제는 여러 윤리적이고 법적인 문제를 일으킬 수 있다. 특히 연명치료중단의 결정을 누가 어떻게 할 것인가와 더불어 유의미한 연명치료와 무의미한 연명치료를 구분하는 것은 쉽지 않다. 실제 의식의 유무, 회복가능성과 무관하게 인공호흡기를 이용해 생명을 유지시키는 것을 의미있는 치료로 보는 관점과 독립적으로 일상생활을 영위할 수 없다는 이유로 모든 치료를 의미

없다고 주장하는 관점까지 치료의 무의미함에 다양한 관점이 있다. 여기서는 우리나라에서 가장 잘 알려진 소위 신촌 김할머니 사건을 구체적으로 고찰해보고 좀 더 논의해 보도록 한다.

사실관계

환자는 2008년 2월 OO대학병원에서 폐암 여부를 확인하기 위하여 기관지내시경으로 조직검사를 받던 중 발생한 과다출혈로 심정지가 발생하였고 이후 심폐소생술을 시행하여 심장은 회복 되었지만 심정지로 인한 저산소성 뇌손상으로 인하여 자발호흡과 동공반사가 없고 뇌파에서 심한 미만성 뇌기능 이상소견을 보였다. 담당주치의는 환자의 상태에 대하여 자발호흡은 없지만 뇌사상태는 아니며 지속적 식물인간 상태로서 의식을 회복할 가능성은 매우 낮다고 판단하였고 외부 자문의도 비슷하게 판단하였다. 이에 따라 환자는 중환자실에서 약 11개월 동안 자발호흡 및 의식이 없이 인공호흡기 치료 및 인공영양, 수액공급으로 생명이 유지되는 상태였다. 환자의 자녀들은 병원을 상대로 평소 어머니의 뜻에 따라 자연스럽게 죽음을 맞이할 수 있도록 인공호흡기를 제거해 달라고 요청하였으나 병원 측은 환자의 의사를 확인할 수 없고 환자가 사망에 임박한 상태가 아닌데도 연명치료를 중단하는 것은 의사의 생명보호의무에 위반한다는 것을 이유로 거부하였다. 이에 환자의 가족들은 병원을 상대로 환자의 인공호흡기를 제거해 달라는 소송을 법원에 제기하였다.[30]

법원의 판단

1심 판단

2008년 11월 서울서부지방법원은 '회복가능성이 없는 환자에게 생명연장치료는 육체적 고통이 될 뿐만 아니라 식물인간상태로 의식 없이 생명연장을 해야 하는 정신적 고통의 무의미한 연장을 강요하는 결과를 가져오게 되어 오히려 인간의 존엄과 인격적 가치를 해할 수 있기 때문에 이 경우에는 자연스러운 죽음을 맞이하는 것이 인간의 존엄과 가치에 더 부합한다. 따라서 의식불명의 식물상태로 인공호흡기에 의존하여 생명을 유지하고 있는 환자 중에서 치료를 계속하더라도 회복가능성이 없어 치료가 의학적으로 무의미하거나, 환자가 사전에 한 의사표시, 성격, 가치관, 종교관, 가족과의 친밀도, 생활태도, 나이, 기대생존기간, 환자의 상태 등을 고려하여 환자의 치료중단 의사가 추정되고 인공호흡기의 제거를 요구하는 경우 의사는 이를 거부할 수 없으며 이에 따른 인공호흡기의 제거행위는 응급의료 중단의 정당한 사유가 있는 것으로 의사는 민·형사상 책임을 부담하지 않는다'라고 하면서 이 환자에 대한 인공호흡기를 제거하라는 판결을 선고하였다. 이에 대하여 OO병원은 신속한 판결을 위하여 항소를 포기하고 바로 대법원의 판결을 구

---

30) 여기서 환자가족들은 환자와 같이 죽음이 임박한 환자로서 무의미한 연명치료 거부에 관한 본인의 의사를 확인할 수 있는 경우 무의미한 연명치료에서 벗어나 자연스럽게 죽음을 맞이할 권리가 있다고 할 것인데 병원에서는 무의미한 연명치료행위를 지속하는 바 이는 헌법상 인간의 존엄과 가치, 행복추구권, 재산권 등을 침해하였다고 주장하면서 위헌확인을 구하는 헌법소원심판을 청구하였다.

하는 비약상고를 하기로 결정하였다. 하지만 환자보호자들이 이를 거부하여 병원은 같은 해 12월 항소를 제기하였다. 항소이유서에서 병원은 연명치료 중단의 일반적 요건 혹은 절차를 마련하는 것이 매우 중요하며 이 사건에서 환자에 대한 치료가 의학적으로 무의미하다고 단정할수 없고, 환자의 추정적 의사가 인정되지 않는다고 주장하였다.

2심 판단

2009년 2월 서울고등법원은 '인간의 생명은 인간존엄의 생물학적 기초이자 모든 개별 기본권의 주체인 인간의 지위를 유지시켜 주는 핵심적인 법익이므로 회생의 가능성이 희박한 경우에도 최대한 보호되어야하고 의료인은 환자의 생명을 보호하기 위한 최선의 조치를 다할 의무가 있다고 하였다. 다만 인간의 생명 역시 인간으로서의 존엄성에 부합하는 방식으로 보호되어야 하는 것으로 인간의 생명이 회생가능성도 없는 상태에서 단지 기계장치 등에 의하여 연명되고 있는 경우라면 헌법이 보장하는 자기결정권에 근거하여 구체적인 사정에 따라 연명치료의 중단을 요구할 수 있고, 이 경우 연명치료를 행하는 의사는 환자의 자기결정권에 근거한 치료중단 요구에 응할 의무가 있다. 특히 이러한 연명치료중단에 관하여 입법에 의하여 구체화될 필요가 있으나 환자가 이미회복불가능한 사망의 과정에 진입한 경우에는 입법이 없이도 환자의 자기결정권에 기하여 연명치료의 중단이 가능하다고' 판시하였다.

병원 측은 연명치료중단이 환자가 회복이 불가능한 사망의 단계에 진입하였는지 여부에 따라 그 허용기준을 달리하여야 함에도 고등법원은 아무런 구별없이 연명치료 중단의 허용기준을 일률적으로 설명하였고 원심은 원고 가족들의 진술에만 의존하여 연명치료 중단의사를 추정하였으며, 원고의 주치의는 원고의 기대여명이 상당기간 남아 있다고 판단하고 있음에도 법원은 원고가 회복불가능한 죽음의 과정에 진입한 것으로 판단한 것에 대하여 이의를 제기하면서 2009년 2월 대법원에 상고를 제기하였다. 대법원은 이 사건이 고귀한 생명의 문제를 다루는 중대한 사안일 뿐더러 삶의 최종단계의 질 문제와 결부되어 국민적 관심이 집중된 점을 감안하여 이를 전원합의체에 회부하고 학계의 전문가들을 참고인으로 출석시키고 그 의견을 청취하는 등 신중하게 심리를 진행하였다.

대법원판단

대법원은 연명치료중단의 허용기준을 제시하였는데 의학적으로 환자가 의식의 회복가능성이 없고, 생명과 관련된 중요한 생체기능의 상실을 회복할 수 없으며, 환자의 신체상태만으로는 짧은 시간 안에 사망에 이를 수 있음이 명백한 경우에, 이를 회복이 불가능한 사망의 단계로 진입한 것으로 하고 이 단계부터는 의학적으로 무의미한 연명치료를 강요하는 것은 오히려 인간의 존엄과 가치를 해하게 되므로, 이런 상황에서는 죽음을 맞이하려는 환자의 의사결정을 존중하는 것이 사회상규에 부합되고 헌법정신에도 어긋나지 않는다고 하였다. 따라서 이 경우에 한하여 환자의 평소 치료중단의사나 사전의료지시서에 따라 연명치료를 중단하는 것이 허용될 수 있다고 하였다. 단, 사전의료지시서의 경우 진정한 자기결정권 행사로 볼 수 있을 정도의 요건을 갖추어야 하며, 의사결정능력이 있는 환자가 의료인으로부터 직접 충분한 의학적 정보를 제공받은 후 자신의 가치관에 따라 진료행위에 관한 의사를 결정한 것이어야 하고, 이것이 명확하게 입증될 수 있어야 효력을 인정할 수 있다 하였다. 또한 환자의 의사를 추정함에 있어서 확인할 수 있는 객관적인 자료가 있는 경우에는 반드시 이를 참조해야 하고, 객관적인 자료가 없다면 환자가 평소 가족, 친구 등에게 한 의사표현, 타인에 대한 치료를 보고 환자가 보인 반응 등을 환자의 나이, 치료의 부작용, 환자가 고통을 겪을 가능성 등을 종합하여 환자가 현재의 신체상태에서 의학적으로 충분한 정보를 제공받은 경우 연명치료중단을 선택하였을 것이라고 인정되는 경우라야 한다고 하였다. 이러한 연명치료중단의 허용기준에 부합되는 경우 소송없이 치료중단이 허용되지만 그 경우라도 환자가 회복불가능한 사망의 단계에 이르렀는지 여부에 관하여 전문의사 등으로 구성된 위원회의 판단을 거치는 것이 바람직하다고 하였다. 또한 환자가 회복불가능한 사망의 단계에 이르렀는지 여부는 주치의소견뿐 아니라 위원회의 판단, 사실조회, 진료기록감정 등에 나타난 다른 전문의사의 의학적 소견을 종합하여 신중하게 판단하여야 한다고 하였다.

환자의 경우 MRI상 대뇌피질이 심하게 파괴되어 있으며 뇌간 및 소뇌도 심한 손상으로 위축되어 있는 사실과 함께 담당주치의는 환자가 자발호흡은 없지만 뇌사상태는 아닌 지속적 식물인간상태로서 의식을 회복할 가능성이 5% 미만으로 매우 낮다고 의견을 내었고, 진료기록 감정의도 환자가 자발호흡이 없는 일반적인 식물인간상태보다 더 심각한 상태로 뇌사상태에 가깝고 회복가능성은 거의 없다고 하고 있으며, 신체감정의들도 원고가 지속적 식물인간상태로서 회생가능성이 희박하다고 하였으므로, 법원은 환자가 회복불가능한 사망의 단계에 진입하였다고 판단하였다. 또한 환자는 독실한 기독교 신자로서 15년 전 교통사고로 팔에 상처가 남게된 이후로는 이를 남에게 보이기 싫어하여 여름에도 긴팔 옷과 치마를 입고 다닐 정도로 항상 정갈한 모습을 유지하고자 하였던 사실, 텔레비전을 통해 병석에 누워 간호를 받으며 살아가는 사람의 모습을 보고 "나는 저렇게까지 남에게 누를 끼치며 살고 싶지 않고 깨끗이 떠나고 싶다"라고 말하였던 사실, 3년 전 남편의 임종 당시 며칠 더 생명을 연장할 수 있는 기관절개술을 거부하고 그대로 임종을 맞게 하면서 "내가 병원에서 안 좋은 일이 생겨 소생하기 힘들 때 호흡기는 끼우지 말라. 기계에 의해 연명하는 것은 바라지 않는다"고 말한 사실 등 일상생활에서의 대화 및 환자의 현 상태 등 여러 사정을 종합한다면 환자가 현재의 상황에 관한 정보를 충분히 제공받았을 경우 현재 시행되고 있는 연명치료를 중단하고자 하는 의사가 있었을 것으로 추정하였다. 결론적으로 대법원은 환자가 회복불가능한 사망단계에 이른 후 진료행위중단을 요구하는 것으로 특별한 사정이 없는 한 연명치료 중단이 허용될 수 있으며 원심에 헌법위반이나 법률위반이 없다며 상고를 기각하였다.

이후 상황

대법원 결정 후 ○○병원은 병원윤리위원회를 개최하였고 환자가족과 협의하여 2009년 6월 환자의 인공호흡기를 제거하였다. 그러나 환자는 예상과 달리 바로 사망하지 않고 자발호흡이 되살아났으며 이후 특별한 투약없이 혈압, 체온, 맥박, 자발호흡을 유지하다가 약 7개월 후 가족이 지켜보는 가운데 사망하였다.

연명치료의 중단

연명치료의 중단 즉 존엄사[31]는 태생적인 여러 문제점을 가지고 있다. 첫째, 일반적으로 의사들은 무의미한 연명치료를 중단한다고 한다면 인공호흡기만 제거하는 것으로 생각한다. 하지만 연명치료에는 인공호흡기 외에도 인공적 영양 및 수분공급 등도 포함된다. 만약 인공호흡기 치료를 받고 있는 환자의 상태가 상당히 심각하고 회복가능성이 없는 것으로 평가된다면 많은 의사들이 환자의 인공호흡기를 제거하는 것에 대하여 동의할 것이다. 그렇다면 이런 환자들에게 수액이나 음식을 공급하지 않는 것은 어떤가, 그리고 더 나아가 환자에게 극약을 먹이거나 주사하는 것은 어떤가?

둘째는 환자가 죽을 권리를 어디까지 인정하여야 하는가에 대한 문제

---

31) 존엄사는 크게 소극적 안락사, 적극적 안락사, 간접적 안락사로 나눌 수 있다. 환자의 요청에 따라 인공호흡기나 수액, 영양공급을 중단하는 등 생명유지에 필요한 치료를 중단하거나 처음부터 하지 않아 환자의 죽음을 이르게 하는 행위를 자발적 소극적 안락사라고 정의한다. 이에 비하여 환자의 의사가 분명하게 표현되어 그 환자의 요청에 따라 극약을 먹이거나 주사하는 등 적극적인 방법으로 환자를 죽음에 이르게 하는 방법을 적극적 안락사라고 한다. 간접적 안락사란 생명을 단축시킬 염려가 있음에도 불구하고 고통을 완화시킬 목적으로 처치를 한 결과 그 부작용으로 환자를 사망에 이르게 하는 행위를 말한다. 죽음의 주체로 소극적 안락사와 존엄사로 나누기도 하는데 자신이 그 결정을 하는 경우 존엄사라고 하는 반면 타인이 그 결정을 하는 경우 안락사라고 분류한다.

는 사람의 가치관이 모두 다를 수 있다는 데 있다. 즉, 회생가능성이 없는 환자의 연명치료중단의 경우만을 자발적 안락사로 인정하여야 한다고 하는 사람도 있지만 적극적 안락사까지도 허용해야 한다고 생각하는 사람도 존재할 수 있다. 최근에 104세를 맞은 된 호주의 과학자가 불치병은 아니지만 능력이 급격히 쇠퇴함을 이유로 스위스를 방문하여 조력자살을 받았다고 하여 크게 보도된 바 있다.[32] 이런 경우까지도 허용해야 하는가이다. 셋째로 환자의 연명치료의 중단을 법률적으로 허용하게 되는 경우 사회적으로 많은 문제를 일으킬 수 있다는 것이다. 환자 스스로 또는 환자의 가족이 과다한 의료비용과 같은 경제적인 이유로 치료중단을 선택할 수 있으며,[33] 위 사건과 같이 의사들이 환자의 예후 판정에 실패할 수 있다는 것이다.[34] 마지막으로 이 무의미한 연명치료중단의 기준이 점차적으로 확대될 것이라는 우려이다. 즉, 처음에는 회복이 불가능한 환자들에게만 시도되다가 나중에는 장애를 가진 사람들이 심한 감염에 걸린 경우 항생제 투여를 유보하는 것까지 나아갈 수도 있다는 것이다.

---

32) 안락사 택한 104세 호주 과학자, 베토벤 교향곡 들으며 잠들다, 중앙일보, 2018.5.10
33) 환자보호자들은 입원료가 비싼 중환자실에 여러달 입원해 있다면 경제적부담으로 이기적으로 생각할 수밖에 없다. 또한 유산이나 치료비 등 경제적 이유만으로 환자의 의사를 배제하고 가족끼리 연명치료를 중단하는 것을 합의하려 한다면 이를 어떻게 제어할지 아직 논의조차되고 있지 않다.
34) 의사로부터 치료가 불가능하다는 진단을 받은 환자들 중에 몇몇은 여러 해 동안 건강하게 살고 있는 경우도 있다.

해외사례

네덜란드는 2002년 불치병환자에게 안락사를 허용하는 법안이 통과되어 시행 중이다. 이미 법이 통과되기 이전인 1973년부터 "편안하게 생을 마감할 수 있는 권리를 달라"는 운동이 전개되었다. 네덜란드 안락사법안은 1) 환자들이 치유될 수 없고, 2) 환자가 건강한 정신을 잃지 않은 상태에서 안락사에 동의하며, 3) 환자의 고통이 견딜 수 없을 정도로 클 경우 등 세 가지 기준에 부합할 경우 의사가 안락사를 시킬 수 있도록 허용하고 있다. 하지만 안락사를 시행하기 앞서 반드시 이들 세 가지 조건이 충족되었는지 여부를 확인하기 위하여 동료의사와 협의하여야 한다. [35] 현재 네덜란드에서 이루어지는 안락사의 약 90%가 말기 암 환자를 대상으로 한다고 하며, 안락사법이 제정된 이래 매년 두 자리 수 증가율을 기록해 2015년에는 네덜란드 전체 사망 요인 중 3.9%인 5,516건에 이른다고 하였다. 최근에는 불치병이나 말기질환에 고통받지 않더라도 삶을 다 살았다고 느낀 이에게 죽음을 선택할 수 있도록 도와주는 이른바 '조력자살'을 합법화하는 방향을 추진하는 중이라고 한다. 이는 불치병에 걸리지 않고 고통이 없더라도 인생을 마무리했다고 느끼는 이들에게 죽음을 선택할 수 있도록 도와주는 것으로 안락사법과 차이가 있다. [36]

미국은 소극적 안락사 또는 치료중단의 경우에는 이전부터 합법적 권

---

35) 네덜란드, 최초로 안락사법 시행. 법률저널, 2002.4.3
36) "인생 나름 마무리했으니"네덜란드 조력자살 허용 검토. 연합뉴스, 2016.10.13

리로 인정하고 있으나 자살조력이나 적극적 안락사의 경우 연방법에서는 허용되지 않고 오리건주만 예외적으로 법으로 허용하고 있다. 오리건주는 1994년 주민투표를 통해 존엄사법이 통과되었고, 1997년 연방대법원에서 위헌이 아니라고 판결함에 따라 일정한 요건하에서 합법화하였다. [37] 즉, 자살조력이나 적극적 안락사를 위해서는 환자는 의사능력이 있는 18세 이상의 오리건 주민이어야 하며, 시한부 질병을 가지고 있으며, 자의적인 자살조력 요청이 있어야 한다고 하였다. 또한 투약요청서의 형식은 법에 정한 형식을 따라야 하고, 요청서에는 환자가 서명하고 날짜를 기록하며, 환자 외 2명의 증인이 있어야 하며, 주치의는 환자의 상태, 치료방법, 처방할 극약의 효과 등에 대하여 상세히 설명하는 등의 책임을 진다. 또한 환자의 철회권은 철처히 보장되며, 환자는 극약처방을 구두로 요청한 후 15일이 지나서야 극약처방이 이루어질 수 있으며, 이를 가족에게 사전에 통지하여야 한다. 이에 따라 1998년 3월 존엄사법에 따른 최초의 안락사가 시행되어 16명이 의사조력 안락사로 사망하였고, 2002년 12월 31일까지 총 129명의 오리건 주민이 안락사 시술로 사망하였고, 2014년에는 155명의 오리건 거주환자들이 존엄사 처방전을 신청하였다고 한다. 이후 워싱턴, 몬테나, 버몬트에 이어 최근인 2015년 캘리포니아 주에서도 존엄사법을 통과하고 2016년 6월부터 10년간 한시적으로 시행하여 시한부 말기환자들은 의사의 도움으로 극약을 처방받을 수 있게 되었다. [38, 39]

---

37) 한상훈, 안락사의 허용성에 대한 비교법적 고찰, 형사법연구, 제21권, 2004, p158-184

독일은 1984년 독일 연방최고법원이 자살을 기도한 76세 여환자를 방치하여 사망에 이르게 한 비티히(Wittig) 박사 사건을 계기로 독일에서 안락사를 입법화하기 위한 논의가 본격화되었다. 2003년 연방최고법원은 심근경색 후 의사소통이 불가능하게 된 72세 남성환자에 대하여 후견인 아들이 사전의료지시서를 근거로 위장관을 통한 영양공급을 중단을 요청한 뤼벡사건을 계기로 2009년 연방회의에서 '사전지시서에 관한 법률'이 통과되었다. 하지만 '사전지시서에 관한 법률'에서는 사전지시서의 여부와 치료에 대한 거부만을 다룬다는 점에서 안락사를 원하는 사람들의 자기결정권을 완벽하게 보장할 수 없음에 따라 새로운 안락사법의 필요성이 지속적으로 제기되었다.[40] 2015년 독일 연방의회는 상업적 목적의 조력자살을 금지하는 입법을 하여 상업적으로 자살을 도운 이에게 최장 3년 실형을 내릴 수 있게 하였다.[41] 하지만 이는 안락사를 돕는 의사나 조력자살 단체들이 대가를 받고 환자에게 약물을 제공하는 것과 같은 행위만을 불법화한 것으로 의사가 만성질환 환자의 고통을 단축하려는 판단에서 하는 행위에 대해서는 문제삼지 않는다고 한다.

일본은 안락사가 법적으로 허용되지 않지만 생명을 의도적으로 단축

---

38) 가주 합법적 '존엄사' 허용 5번째 주가 되다. 크리스찬 투데이, 2015.10.7
39) 존엄사시행 다음달로… "환자 스스로 판단해야" 한국일보, 2016.5.13
40) 독일은 의사나 제3자가 회생이 불가능한 환자에게 치사량의 몰핀을 투여하여 직접적으로 사망에 이르게 하는 직접적 안락사의 경우 형법으로 처벌을 받지만, 환자의 고통을 경감하기 위하여 투여한 약물이 의도하지 않게 환자의 수명을 단축시키는 간접적 안락사의 경우 법적으로 처벌받지 않는다. 또한 인공호흡기 등 환자의 생명을 인공적으로 연장시키는 장치를 제거하거나 환자가 의식의 잃었을 때 환자의 의식을 되살리는 노력을 하지 않는 것으로 환자의 동의가 있는 수동적 안락사의 경우 법적으로 처벌받지 않는다.
41) 독일 '상업적 목적 조력자살' 형사처벌 입법. 연합뉴스, 2015.11.7

시키는 적극적 안락사가 아닌 산소호흡기 등 생명연장 수단을 제거하는 소극적 안락사는 대체로 용인되고 있다. 일본정부는 2006년 4월 회복의 기미가 없는 환자에 한해 사실상의 소극적 안락사를 허용하는 가이드라인을 제정하였다. 이에 따르면 환자의 의사를 확인할 수 있는 경우 이에 따라 의료팀이 치료 중지 여부를 결정해 합의내용을 문서로 남기게 하였고, 의식이 없는 환자에 대해서는 가족이 환자의 의사를 추정할 수 있는 경우 가족의 의사를 존중해 치료중단 여부를 결정하도록 하고, 가족이 없는 환자의 경우 의료팀이 종합적으로 판단해 존엄사 여부를 결정한다. [42)]

---

42) 일본. 존엄사 가이드라인 제정. SBS. 2009.5.21

기타 여러 나라에서 안락사를 허용하고 있고 이는 표 1과 같다.

표 1 **국가별 안락사 허용현황**43)

국가	적극적 안락사	조력자살	소극적안락사
스위스	허용안함	허용 외국인도 허용	허용
네덜란드	허용 정신적 고통도 인정 12세 이하 허용	허용 고통없이 조력자살 가능법안 고려중	허용
벨기에	허용 전연령허용 부모 동의, 전문의 판단 필요	허용 정신적 고통 인정	허용
룩셈부르크	허용 환자 상태 고려해 허용	허용안함	허용
프랑스	허용 영구수면 처방권 부여	허용안함	허용
캐나다	허용 불치병한정 18세 이상 제한	허용 정신장애 환자 제외	허용
미국	오레곤, 워싱턴, 버몬트, 몬타나, 캘리포니아	오레곤, 워싱턴, 버몬트, 몬타나, 캘리포니아	허용

적극적 안락사: 병자의 생명을 타인이 적극적으로 끊음으로서 죽음의 고통에서 해방시
키는 행위
조력자살: 의료진으로부터 극약을 받아 스스로 목숨을 끊는 경우
소극적 안락사: 생명을 연장하는 치료가 의미가 없어 생명유지에 필수적인 영양공급,
약물투여, 인공호흡기 등을 중단하여 죽음에 이르게 하는 경우

43) 한국인 18명, 스위스 안락사 신청했다. 스위스 안락사 기구 디그니타스 인터뷰, 허핑턴포스트
2017.1.13

사전의료지시서

대법원은 회복이 불가능한 사망단계에 진입한 환자에 대한 치료중단의 허용요건으로 환자의 의사표시를 인정할 만한 객관적 또는 이에 합당한 사유가 필요함을 판시하면서 그 예로 설명한 것이 사전의료지시서이다. 사전의료지시서란 환자가 회복이 불가능한 사망의 단계에 이르렀을 경우에 대비하여 미리 의료인에게 자신의 연명치료 거부 또는 중단에 관한 의사를 나타낸 것을 말하며 환자의 의사가 바뀌었다고 볼 만한 특별한 사정이 없는 한 사전의료지시서는 환자가 자기결정권을 행사한 것으로 볼 수 있다. 하지만 사전의료지시서가 효과를 가지기 위해서는 환자가 의사결정 능력이 있으며, 환자가 의사로부터 직접 충분한 의학적 정보를 제공받은 후 구체적인 진료행위에 관한 의사를 결정하여야 하며, 이와 같은 의사결정 과정이 환자 자신이 의사를 상대로 직접 작성한 서면이나 의사가 진료과정에서 작성한 진료기록 등에 의해 진료중단 시점에서 명확하게 입증되어야 한다는 것이다. 반면 사전의료지시서가 없는 상태에서는 환자의 의사추정에 관한 합리적인 사회상규[44]에 근거하도록 판시하였다. 이 추정의 자료로서 환자가 평소 일상생활을 통하여 가족, 친구 등에 대하여 한 의사표현, 타인에 대한 치료를 보고 환자가 보인 반응, 환자의 종교, 평소의 생활 태도, 환자의 나이, 치료의 부작용, 환자가 고통을 겪을 가능성, 회복불가능한 사망의 단계에 이르기

---

44) 회복불가능한 사망의 단계에 진입한 환자의 의사추정에 관한 합리적 사회상규란 환자의 평소 가치관이나 신념 등에 비추어 연명치료를 중단하는 것이 객관적으로 환자의 최선의 이익에 부합한다고 인정되어 환자가 스스로 결정하도록 하였을 때 연명치료의 중단을 선택하였을 것이라고 볼 수 있는 경우로 그 연명치료 중단을 환자의 의사로 추정하는 것이다.

까지의 치료과정, 질병의 정도, 현재의 환자 상태 등 이와 같은 객관적 사정을 종합적으로 판단하도록 하였다.

사전의료지시는 크게 생전유언과 위임장을 통한 대리인 지정의 두 가지 유형으로 구분할 수 있다. 생전유언이란 자신에 대해 어떠한 진료행위를 시행할 것을 결정하여 문서화한 것을 말하는 것이다. 위임장을 통한 대리인 지정이란 자신이 의사결정능력이 없게 될 경우 의학적 결정을 내릴 대리권을 다른 사람에게 부여하는 것으로, 이는 사전유언과는 달리 대리의사결정권자가 새로운 혹은 예기치 않은 상황에서도 통제력을 행사할 수 있도록 허용하는 것이다.[45] 흔히 볼 수 있는 사전의료지시로는 '심폐소생술 거부(do not resuscitate, DNR)'지시[46]로서 이는 환자의 심장이 멎더라도 심폐소생술을 받지 않겠다는 소망을 나타낸다.

사전의료지시의 한계

상당수의 의료인들과 생명의료윤리학자들은 삶의 마지막 시점에서의 의사결정과 관련하여 사전의료지시의 실효성에 회의적이다. 한 외국

---

45) 현재 연명치료 중단 및 성년후견에 관한 대부분의 입법에서는 사전의료지시 제도만을 도입하고 있으나 연명치료 중단의 목적이 궁극적으로 환자의 자율권 존중과 최선의 이익을 고려하는 데에 있음을 고려한다면 환자의 위임을 통한 지정대리인 제도의 도입 역시 검토할 필요성이 있다. 사람들은 훗날 자신들이 무능력하게 되었을 때 치료받기를 원하는 방법에 대하여 직접 지시하지 않고 자신들을 대신하여 의사결정을 내리는 누군가를 선택할 수 있다. 일반적으로 대리의사결정자는 배우자나 가까운 가족 중 한 명이 되며 변호사를 지정할 수도 있다. 원래 대리인의 지정은 위임권의 수여에 의하여 이루어지게 되는데 대리인 사전의료지시는 종종 생전유언과 경합되어 특정한 치료방법에 대한 사전적인 의사결정을 포함하기도 하지만 반드시 의료처치 방법에 관한 명시적인 지침을 담고 있지는 않다.
46) 심폐소생술 치료는 실패하는 경우가 많기 때문에, 미국에서는 '소생술 시도 거부(DNAR; Do Not Attempt Resuscitation)'지시라고도 불린다.

의 연구[47]에서는 21.2%의 환자만이 연명치료에 대한 의견을 직접 표현하였고, 외국에서 말기암 환자의 85%가 사전의료지시서 작성을 원하지 않는다고 하였다. [48] 우리나라의 경우 서울아산병원에서 2002년 약 7개월 동안 병원에서 사망한 암환자 217명을 대상으로 시행된 연구[49]에 따르면 이들의 85%가 연명치료거부서약을 했는데 이 중 환자 자신이 서약을 한 경우는 없었고 모두 가족이 서약했다. 서약 환자의 80%는 의식상태가 명료하였지만 본인이 하지 않았다. 서울대 보라매병원에서 말기암 환자 165명에 대한 조사에서도 87%가 연명치료거부에 서약하였지만 본인이 서약한 경우는 1명이었다고 보고하였다. [50]

이렇게 사전의료지시서가 잘 이용되지 않거나 변형되어 시행되는 이유에 대하여 환자들은 사전의료요청서에 기술된 사항의 의미를 쉽게 이해하기 어렵고, 대부분의 사람들은 자신들이 진정으로 원하는 것을 잘 모르며, 정확히 표현하지 못하기 때문으로 생각된다. 또한 자신의 목숨과 직접 연관된 것들이라 환자가 쉽게 결정하기 어려운 이유도 있다. [51] 대리인에 의한 의사결정을 하는 경우도 그 유효성, 정확성과 함께 자율성을 침해할 가능성이 훨씬 높다는 현실적인 한계가 있다. 특히 우리나

---

47) Camhi SL, Mercado AF, Morrison RS, Du Q, Platt DM, August GI, Nelson JE. Deciding in the dark: advance directives and continuation of treatment in chronic critical illness. Crit Care Med 2009;37:919-925

48) Kierner KA, Hladschik-Kermer B, Gartner V, Watzke HH. Attitudes of patients with malignancies towards completion of advance directives. Support Care Cancer 2010;18:367-372.

49) 송태준 등. 한 대학병원 종양내과에서 사망한 환자들의 심폐소생술 금지 지시 결정 요소. 대한내과학회지, 2008, p403-410

50) 허대석, 환자의 자기결정권과 사전의료지시서, J Korean Med Ass 2009, 제52권, p865-870

51) 고윤석, 국내 병원의 연명치료 현황, J Korean Med Assoc 제55권, 2012, p1171-1177

라의 경우 환자에게 죽음의 방식에 대하여 묻는 것은 우리의 정서와 문화가 아니기 때문에 가족의 결정이 우선일 수밖에 없다.

대법원 판결에 대한 비판

이 판결의 문제점으로 지적되고 있는 것은 대법원이 제시한 '환자의 신체상태에 비추어 짧은 시간 내에 사망에 이를 수 있음이 명백한 경우'라는 요건이 구체적으로 제시되어 있지 않다. 예를 들어 의식이 있던 환자가 사전의료지시서를 작성한 후 회복이 불가능한 사망단계까지 이르지는 않았지만 의식을 회복할 수 없는 상태에 빠진 상태라면 의사는 그것이 의학적으로 타당하지 않더라도 사전의료지시서의 내용에 따라 치료를 중단하여야 하는가이다.[52]

현재 상황

우리나라에서는 이 사건을 계기로 연명치료 중단을 허용하는 몇몇 법률안들이 발의되었고 사전의료지시에 관한 논의도 본격화되었다. 2009년에는 의료계에서 사전의료지시의 도입을 전제로 한 연명치료 중단에 관한 지침을 제정, 발표하였다. 이 지침은 회복가능성이 없는 환자의 품위 있는 삶을 위하여 연명치료를 적용하거나 중지할 상황에 있는 의료인에게 행위와 범위, 기준을 제시하는 것으로 담당의사는 연명치료의 적용 여부와 범위, 의료 내용의 변경 등을 환자와 그 가족에게

---

52) 박형욱, 세브란스병원 사건의 경과와 의의 J Korean Med Assoc 제52권, 2009, p848-855

설명하고 협의하여야 하고, 연명치료에 관한 의학적 판단은 반드시 다른 전문의사 또는 병원윤리위원회에 자문하도록 규정하여 담당의사 혼자 판단하는 것을 배재하였다.

2013년 대통령직속 국가생명윤리심의위원회는 연명의료결정에 대한 입법을 권고하였고, 2016년 2월 '호스피스 완화의료 및 임종과정에 있는 환자의 연명의료 결정에 관한 법' 이른바 웰다잉법이 제정되어 더는 회복할 가능성이 없는 환자가 자기결정에 따라 무의미한 연명치료를 중단할 길이 열렸다. 이 법은 회생가능성이 없음에도 중환자실에서 인공호흡기 등 특수장비에 의존해 무의미한 연명치료를 받고 있는 환자에 대하여 연명치료를 중단하는 조건과 절차를 구체적으로 담고 있는 것으로 식물인간상태의 경우 대상이 아니지만 만약 식물인간상태가 지속되다가 임종 과정에 있다고 판단되는 경우 대상환자가 될 수 있다. 사전연명의료의향서는 19세 이상 성인이면 병 유무에 관계없이 누구나 상담하고 작성할 수 있으며 연명의료계획서는 말기 및 임종과정 환자가 작성한다. 하지만 사전의료의향서는 복지부가 지정한 등록기관에서 정부가 제공한 양식에 따라 써야 하며 복지단체나 종교단체에서 쓴 사전의료의향서는 효력이 없다.[53] 중단되는 연명치료는 심폐소생술이나 항암제 투여, 인공호흡기 부착 및 혈액투석 등 치료효과 없이 사망시기만 지연하는 의료행위로 제한하였고, 이 4가지 연명의료 중에서 원하는 항목에만 중단 선택을 할 수도 있다.[54, 55] 하지만 통증을 줄이는 진통제나

---

53) 연명치료 거부하려면 공인기관에서 써야 돼요. 한국일보. 2017.3.23

수분 및 산소는 계속 공급하도록 하였다. 또한 복지부장관이 해당 법을 적정하게 관리하기 위하여 국립연명의료관리기관을 두도록 하고 있다. 이 국립연명의료관리기관은 연명의료계획서 및 사전연명의료의향서 데이터베이스 구축 및 관리, 등록기관 관리 및 지도 감독, 계획서 및 의향서 확인 조회 요청에 대한 회답, 연명의료 현황조사, 연구, 정보수집 및 통계 산출 등의 역할을 하게 된다. 이 법은 2년 유예과정을 거쳐 2017년 11월부터 시범사업이 시행되었었고 2018년 2월부터 본격적으로 시행되고 있다. 2019년 1월 3일 기준으로 사전연명의료의향서를 작성한 사람이 101,773명에 이르고 연명의료계획서도 15,233명이 작성하였다. 연명의료계획서가 사전연명의료의향서보다 적게 작성되는 이유로 연명의료계획서를 작성하기 위해서는 임종과정에 있는 환자 판단서, 연명의료중단 등 결정에 대한 환자의사확인서(연명의료계획서, 환자가족 진술), 연명의료중단 등 결정에 대한 친권자 및 환자가족 의사 확인서 등 법정서식을 10여 장 이상 작성해야 하는데 실제 의료 현장에서는 환자보호자들의 요구로 자기 질병을 제대로 모르는 환자도 많은데 환자에게 연명의료계획서를 꺼내기 어렵다는 비판도 있다.[56, 57] 하지만 이 법이 실행되더라

54) '존엄사법' 시행 11개월, 사전연명의료의향서 작성 10만 명 넘어. 경향신문. 2019.1.13
55) 연명 의료결정법 시행령이 2019.3.28일 부로 개정되어 말기환자의 범위가 기존의 암이나 후천성 면역결핍증 등 보건복지부령이 정하는 질병에서 질병의 기준없이 모든 질환이 가능하게 되었고, 기존의 심폐소생술, 인공호흡기 착용, 혈액투석, 항암제투여에서 체외생명유지술, 수혈, 혈압상승제투여, 그밖의 연명치료가 추가되었다. 또한 환자 및 보호자가 연명의료중단 항목을 선택하는 것이 아니라 의사가 결정하는 것으로 변경되었다.
56) 사전연명의료의향서 작성률과 반비례 '연명의료계획서'. 데일리메디. 2017.12.19
57) 김도경. 호스피스 완화의료와 연명의료결정법. 대한내과학회지, 제92권, 2017, p498-493

도 조력자살은 불법이다. 더불어 이 법에 따르면 환자가 의사결정을 할 수 없을 경우 가족이 대리인의 역할을 하는데 독거의 비율이 높아지고 가족의 형태가 다양해지며 가족 내 이해상충이 존재할 수 있는데 대리인 자격을 가족에 국한하는 것은 환자의 이익을 훼손할 수 있다는 비판도 있다.

연명치료시 의사의 역할

우리나라의 경우 의사와 말기환자 사이에 연명치료에 관하여 대화가 잘 이루어지지 않는 경향이 있는데 의사들은 환자나 가족들이 연명치료의 의미를 제대로 이해할 수 있을 때까지 시간과 노력을 들여 설명하여야 하고, 이를 통해 환자 혹은 대리인의 판단을 도와야 한다. 특히 환자의 예후를 정확하게 알기 어려워 가족들에게 분명한 의견을 제시하기가 어려운 경우에도 환자의 예후를 예측하기 어렵다는 것을 가족들에게 설명하여야 한다. 의사는 환자와 연명치료에 대한 논의가 필요하다고 판단이 되면 환자본인과 직접 할 것인지 아니면 환자가 지정한 대리인과 할 것인지 물어보아야 하며, 환자가 스스로 판단할 능력이 없는 경우 적절한 대리인과 협의를 하여야 하고, 만약 환자가 무엇을 선호하는지 알지 못하는 경우 환자의 대리인과 함께 환자에게 최선의 이익이 될 수 있게 결정하여야 한다. 하지만 인공호흡기와 같은 집중치료의 중단이 환자상태를 방치하거나 포기하는 것이 아니기 때문에 의료인들은 사망에 이르기까지 환자의 고통이나 두려움을 완화시키기 위한 노력을 지속하여야 한다는 것이다. 다만 연명치료 중지나 유보를 단지 경제적 논리로 접근하지 말아야 한다. 즉, 연명치료의 중지를 결정할 때 이미 지출하였거나 앞으로 지출할 비용부담을 고려할 수는 있으나 환자에게 최선이 되는 치료가 무엇인지 먼저 생각해보는 것이 우선으로 경제적 관점이 우선되면 안된다는 것이다. 마지막으로 의료진들은 연명치료의 결정과정을 기록하여 보존하여야 한다.[58]

하지만 연명의료결정법이 시행되면서 현재까지 관행적으로 시행되어오던 심폐소생술 금지 요청서(do not resuscitation, DNR)가 법률과 충돌할 우려가 있다는 지적이 제기되면서 실제 환자들을 돌보는 임상의들에게 혼란을 주고 있다. 연명의료계획서에는 연명의료중단 결정내용으로 심폐소생술, 인공호흡기 착용, 혈액투석, 항암치료 등의 항목으로 구성되어 있고 연명의료계획서는 환자 본인이 직접 작성해야 한다. 문제는 현재 통상적인 DNR의 경우 보호자가 서명하는 경우가 많다는 것이다. 한 연구에 따르면 2009년에서 2013년 임종환자 635명 환자의 99.4%가 가족이 DNR에 서명한 것으로 나타났다. 하지만 연명의료계획서의 경우 말기나 임종환자 본인만 서명하도록 되어 있다는 것이다. 이 경우 담당의사가 야간당직 중에 환자에 대한 심폐소생술이 필요한 응급상황이 발생했는데 가족은 옆에서 심폐소생술을 하지 말라고 이야기하면 어떻게 해야 하는가이다. 만약 가족이 서명한 DNR로 인하여 의사가 처벌받을 것을 우려하여 오히려 연명의료가 증가할 수도 있다는 것이다.[59] 이에 대하여 서울대병원 내과 허대석 교수는 '이 경우 연명의료계획서를

58) 고윤석, 국내 병원의 연명치료 현황, J Korean Med Assoc 제55권, 2012, p1171-1177
59) 연명의료중단 절차 위반한 의료인 처벌1년 유예한다. 중앙일보, 2017.11.13

작성하는 것이 불가능하므로 심폐소생술을 하는 것보다 DNR 서식 작성을 통해 환자에게 불필요한 고통을 주지 않는 방향으로 의학적 결정을 하는 것이 윤리적'이라고 이야기하였다. 그러나 보건복지부 답변에 의하면 'DNR은 임상에서 많이 활용되고 있는 문서이기는 하지만 의료기관에서 자체적으로 활용하여 오던 임의서식으로 작성주체 및 작성방법 등이 통일되어 있지 않으며 DNR은 임종과정이라는 의학적 판단을 전제하기 보다는 심정지라는 특수상황에서 활용되는 서식으로 환자의 의사능력에 대한 확인없이 가족 또는 불특정 대리인에 의해 환자에 대한 연명의료 유보 또는 중단을 결정하는 현재의 DNR은 환자의 자기결정을 존중하고 대리결정을 허용하지 않는 연명의료결정법의 입법취지에 부합한다고 보기 어려워 연명의료결정법에 따라 보호받을 수 있는 결정은 아니라고 유권해석하였다.[60]

또한 보건복지부 생명윤리정책과 사무관은 한 집담회에서 현행법에서 저촉되지 않는 범위에서 DNR을 받는 것은 무방하지만 법 시행 후에 DNR을 가족에게 받는 것은 문제의 소지가 있을 수 있다고 하였다. 따라서 이 문제에 대하여 일부러 적발하지는 않겠지만 문제가 발생하는 경우 의료진을 보호할 수는 없다고 하였다.[61] 따라서 앞으로 DNR에 대한 동의과정에 있어서 현재의 관행을 어떻게 수정할지에 대하여 좀 더 많은 고민이 필요할 것으로 보인다.

---

60) "DNR 어쩌나".. 연명의료결정법 혼란, 의료&복지뉴스, 2018.2.5
61) 품위있는 죽음위해… 연명의료결정법 시범사업 내달추진, 쿠키뉴스, 2017.9.20

결론

회복이 불가능한 환자의 치료를 언제까지 연장할 것인지는 매우 어려운 문제이다. 이는 의사는 모든 수단과 방법을 동원해 생명을 연장하거나 구하여야 한다는 의료윤리 기본원칙에 위배되는 것이기 때문이다. 하지만 환자나 환자의 가족은 자신의 의사에 따라 품위 있는 죽음을 선택할 권리가 있는 것도 사실이다. 단지 수명연장 이외에 더는 무의미한 삶을 연장시키는 것이 과연 주체적인 삶인지에 대하여도 회의적이기 때문이다. 하지만 품위 있는 죽음을 말하면서 그 이면에는 경제적인 논리가 숨어 있을 가능성도 있다는 사실은 세상은 이론만으로 살 수 없다는 사실을 깨우쳐 준다.

연명의료결정법에서 제시하고 있는 사전연명의료의향서나 연명의료계획서는 환자의 의료결정권을 보호하는 한 수단으로 처음 시도하고 있지만 많은 결정을 환자 보호자가 대신하고 있는 우리나라의 문화와 잘 맞지 않고 의향서와 계획서와 관련하여 여러 시행착오들이 관찰되고 있다. 더불어 과연 환자가 임종시기를 맞을 때 얼마나 이 문서가 이용될지 여부에 회의적이기도 하다.

하지만 죽음에 대한 문제를 공론화하고 의료진들도 환자 본인에게 직접 이 문제를 다루며 환자들의 의사를 최대한 존중하는 시기가 오기를 기대한다.

환자 대리인이 거부한 연명치료 유지비용의 부담: 대법원 2016.1.28 선고 2015다9769판결

그렇다면 연명치료 중단을 환자보호자가 요구하였는데 병원이 이를 거부하였을 경우 이후 발생한 의료비는 누가 부담하여야 할까? 만약 환자보호자들이 연명치료중단을 요구함으로써 의료계약이 종료된다면 병원은 연명치료중단요구 이후 치료비를 보호자에게 청구할 수 없을 것이다. 하지만 그렇지 않다면 치료비를 보호자에게 청구할 수 있을 것이다. 이에 대하여 최근에 대법원 판결이 났다. 병원은 김할머니 유족을 상태로 환자가 기관지 내시경을 받다가 뇌손상으로 식물인간상태로 된 2008년 2월부터 사망하기까지의 기간인 2010년 1월까지의 진료비를 지급하라고 소송을 제기하였다. 1심에서는 환자와 병원사이의 의료계약은 환자의 진료중단의사가 추정된다는 법원의 판단이 담긴 연명치료중단 제1심 판결이 원고에게 송달된 때인 2008년 12월에 해지된 것으로 보아야 하고 의료계약이 해지된 이상 이후 발생한 의료비는 의료계약에 따른 진료비라 볼 수 없다고 판시하였다. 하지만 2심에서는 환자의 경우 회복 불가능한 사망의 단계에 진입하였고 환자에게 연명치료를 중단하고자 하는 의사도 있었을 것으로 추정된다는 것이 연명치료중단 사건에서의 판단이었던 점 및 연명치료중단 사건당시 제1심 법원은 청구의 성질상 가집행선고를 붙이지 않았고 항소심 법원은 판결의 성질상 확정을 기다려 집행함이 상당하다는 이유로 가집행선고를 붙이지 않았던 점을 근거로 환자의 의료계약해지 의사표시의 효력발생시기는 판결이 확정된 때, 즉 대법원 판결이 선고된 때인 2009년 5월로 보는 것이 타당하다고 판시하였고 더불어 이 판결 이후 병원이 중단하여야 하는 진료행위는 인공호흡기 부착에 한정되는 것으로 최소한의 진료인 수액공급, 항생제 투여, 병실사용 등에 대한 비용은 환자보호자가 내야한다고 판단하였다.

대법원은 환자가 의료인과 의료계약을 체결하고 진료를 받다가 미리 의료인에게 자신의 연명치료 거부 또는 중단에 관한 의사를 밝히지 않은 상태에서 회복불가능한 사망의 단계에 진입하고, 환자 측이 직접 법원에 연명치료 중단을 구하는 소를 제기한 경우에 연명치료 중단을 명하는 판결이 확정됨으로 인하여 연명치료는 더 이상 허용되지 않지만, 환자와 의료인 사이의 기존 의료계약은 연명치료를 제외한 나머지 범위 내에서는 유효하게 존속한다고 하여 유족들은 의료계약에 따라 연명치료중단 소송이 제기된 2008년 6월부터 연명치료중단 판결이 확정된 2009년 5월까지 인공호흡기 유지비용뿐만 아니라 상급병실로 전실된 이후 사망할 때까지 발생한 상급병실 사용료를 포함한 미납진료비를 지급할 의무가 있다고 판시하였다.

이 판결은 환자본인의 사전의료지시가 없는 상태에서 환자 측이 무의미한 연명치료 중단을 요구하고 병원 측이 이에 대하여 다투면서 진료를 계속할 경우 의료계약의 해지시점을 언제로 볼 것인지 및 연명치료 중단을 명하는 판결의 확정에도 불구하고 환자와 병원간의 의료계약은 여전히 유효하므로 환자의 보호자인 유족은 연명치료중단 소송이 제기된 시점부터 연명치료중단 판결이 확정된 때까지 인공호흡기 유지비용뿐만 아니라 판결이 선고되고 인공호흡기가 제거된 이후의 입원비와 진료비도 병원에게 지급해야 할 의무가 있다는데에 의미가 있다.[62]

---

62) 이재경, 연명의료중단과 진료비 채무에 관하여, 의료법학 제18권, 2017, p139-161

02

개인 및 단체의
권리와 공공선에 관한 사례들

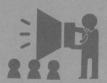

3 의료행위와 환자의 자기결정권

- 종교적 이유로 인한 수혈거부
(대법원 2014.6.26. 선고 2009도14407)

　나는 나의 신체 및 생명에 대하여 자기결정권을 무제한 행사할 수 있는가 아니면 일정한 한계가 있는가? 만약 일정한 한계가 있다면 그 한계는 무엇이고 누가 그것을 결정하는가? 자기의 결정으로 자신을 해하는 것을 막기 위하여 국가가 강제로 개입하거나 의료인에게 이러한 생명을 지키는 의무를 부여하고 이를 위반할 경우 처벌하는 것이 정당한 것인가? 만약 이것이 정당화된다면 자신의 생명을 위협하거나 생명침해의 위험성을 높이는 자기결정권도 제한되는데 국가는 이를 강제할 수 있는가? 위의 여러 질문들은 대답하기 상당히 어렵다. 하지만 병원에서 의료진은 위의 문제에 접할 기회가 다른 사람들보다 많다.

　그 중 대표적인 예가 수혈이 되겠다. 수혈은 출혈로 목숨을 잃을 수 있는 환자들을 살릴 수 있는 매우 중요한 치료수단 중의 하나이다. 하지만 여호와의 증인과 같은 일부 종교에서는 종교적인 이유를 들어 수혈을 거부한다. 그렇다면 만약 종교적인 문제로 수혈을 거부하고 있는 환자가 출혈로 인하여 생명이 위태로운 경우 이 환자에게 환자의 의사를 무시하고 수혈을 하여야 하는가 아니면 환자의 의사를 존중하여 수혈을 하지 말아야 하는가? 이런 어려운 문제에 대답하기 쉽지 않다. 그렇다면 수혈이 무엇이고 수혈과 관련하여 최근에 문제가 되었던 한 사례를 들어보도록 하겠다.

사실관계 [63]

62세 A는 1975년 우측 고관절 부위에 결핵성 관절염을 앓아 골반과 대퇴골의 유합수술을 받았는데 유합된 부위에서 통증이 있자 우측 고관절을 인공 고관절로 바꾸는 수술을 받기를 원하였다. A는 종교적 문제로 인하여 다른 사람의 혈액을 수혈받지 않는 방식인 이른바 무수혈방식으로 시행되는 수술을 받고자 여러 의사에게 문의하였으나 대부분의 병원이 위험성을 이유로 거절하였고, C병원 정형외과 의사인 D만 가능하다고 하였다. 의사 D는 환자 A에게 무수혈 방식의 수술이 가능하지만 수술상황에 따라서는 수혈을 하지 않으면 출혈로 인한 사망에 이르게 될 가능성을 설명하였다. A는 자신의 종교적인 신념에 따라 어떠한 상황에서도 수혈을 하지 말 것을 D에게 요구하였고, 수술 전 책임면제각서를 제출하여 타가수혈을 거부하겠다는 명확한 의사표시를 하였다. C병원 마취과 의사 E는 수술 전날 A와 A의 딸을 만나 수술 도중 대량으

---

63) 김영태, 의료행위와 환자의 자기결정권에 관한 고찰, 의료법학 제15권, 2014, p3-29

로 출혈이 발생할 수 있고, 그러한 경우 타가수혈을 하지 않으면 장기손상 및 부전에 의한 사망가능성이 매우 높다고 설명하였고, 수술 시작 직전에 다시 A에게 타가수혈을 거부하는 의사가 유효한지 확인하였으나 A는 여전히 타가수혈을 강력하게 거부하였다.

D는 A의 요구에 따라 무수혈방식으로 수술하던 도중 과다출혈 및 범발성 응고장애가 발생하여 지혈이 되지 않고 타가수혈이 필요한 상황이 발생하자, 정형외과 전문의 F로 하여금 수술실 밖으로 나가 A의 가족들에게 A의 상태를 설명한 후 타가수혈을 할 것인지 여부를 물었지만 A의 남편은 종교적 이유로 타가수혈을 거부하였고, A의 자녀들은 타가수혈을 강력히 원하는 등 가족 의견이 나뉘어 확실한 대답을 얻지 못하였다. 이에 의사 D는 타가수혈여부를 결정하지 못하고 의료진을 통하여 여호와의 증인 교섭위원회에 이 사건과 관련된 자문을 급하게 요청하였으나 답신을 받지 못하였다. 그러는 중에도 A는 출혈이 멈추지 않고 결국 의사 D는 수술을 중단하고 A를 중환자실로 옮겼다. 결국 A의 남편도 타가수혈에 동의하였고, 가족들 전부가 타가수혈을 원하였으나 수혈동의 당시는 환자 A의 폐울혈 및 범발성응고장애로 인하여 타가수혈이 오히려 상황을 악화시킬 수 있어 의료진은 A에게 타가수혈을 시행하지 않았고, A는 결국 다량의 출혈로 인한 폐부종으로 사망하였다.

1심 법원의 판단[64]

1심 법원은 의사가 자신의 인공고관절 수술에 대한 경험을 믿고 무수

---

64) 광주지방법원. 2009.6.26. 선고 2008고단2679판결

혈방식에 의한 수술이 가능여부에 관한 검토에 태만하여 무수혈방식에 의한 수술이 가능한 것으로 판단한 것이 아닌가 하는 의심이 들기는 하지만, 피해자가 고령이고 우측 고관절파괴 및 주위 조직과의 유착이 심한 상태이지만 무수혈방식에 의한 수술이 가능하고 판단된다는 다른 의사 소견서에 따라 이 수술이 객관적으로 불가능하였다고 단정할 수 없다고 하였다. 또한 의사가 근무하는 병원에서도 그러한 환자를 여러 번 수술하여 성공한 적이 있고, 피해자 고관절 주위의 근육이나 혈관의 유착정도는 어느 정도 예상이 되었지만 실제로 수술에 들어가기 전에는 정확하게 알 수는 없으며, 마지막으로 피해자를 수술할 때 대량출혈이 있을 가능성에 대비하여 여러 지혈제, 항응고제 등을 준비한 점으로 비추어 의사의 과실로 보기 어렵다고 판단하였다.

더불어 피해자는 수술 직전에 의사들로부터 무수혈방식 수술의 경우 대량출혈로 인하여 사망할 수도 있다는 수술의 위험성 등에 관하여 충분한 의학적 정보를 제공받은 후 자신의 종교적 신념에 따라 진지하게 판단하여 타가수혈을 거부하고 자가수혈만을 받기로 결정하였기 때문에 의사가 그와 같은 피해자의 결정을 존중하여 타가수혈을 하지 않은 행위는 피해자의 승낙에 의한 행위에 해당하여 위법성이 조각된다고 판단된다고 하였다.

2심법원의 판단[65]

2심 법원은 의사 D가 자신의 능력과 경험을 과신하여 오판한 것이 아

---

65) 광주지방법원, 2009.6.26. 선고 2008고단2679판결

닌가 하는 의심이 들지만 피고인은 통상적인 방법에 의한 인공 고관절 치환술을 매달 10회 이상 시술하였으며, 각종 무수혈방식에 의한 수술 경험도 풍부하고, 무수혈방식에 의한 인공고관절 치환술은 타가수혈을 하지 않는다는 것을 제외하고 통상적인 인공고관절수술과 어떠한 차이도 없다는 것을 인정하였다. 또한 국내에서도 무수혈방식에 의한 인공고관절수술이 여러 번 성공한 사례가 있으며, 인공고관절수술의 경우 수술 중 출혈의 양은 각 환자에 따라 큰 차이가 있으며 그 차이를 수술 전에 정확하게 예측할 수 있는 정밀한 검사방법이 없어 그 예측이 사실상 매우 어렵다는 사실도 인정하였다. 또한 의사 D는 수술 전에 수술 가능성을 확인하기 위하여 각종 검사를 시행하였고 그 검사결과를 토대로 내과, 마취통증의학과 등 타과의 의료진들과 협진을 통해 수술이 가능하였다고 판단하였으며, 수술에 들어가기 전 수술 중 발생할 수 있는 출혈에 대비하여 가능한 모든 의료기구 등을 준비해 두었으며, 수술 중 혈관의 손상에 대비하여 혈관외과 전문의도 대기시켰던 것으로 추측되었다. 마지막으로 의사 D는 경제적인 목적이나 명성과 같은 사적 이익을 얻기 위해 수술을 결정하였다고 볼 어떠한 정황도 엿보이지 않는 점 등을 종합해 보면 의사 D가 피해자에 대하여 무수혈방식에 의하여 수술하는 것이 가능하였다고 판단한 것에 과실이 있다는 점이 증명되었다고 보기 어렵다고 판단하였다.

더불어 법원은 피해자인 환자는 여호와의 증인 신도로서 타가수혈을 받는 행위를 종교적인 신념에 따라 명백하게 거부하고 있었고, 피해자는 오래 전에 받은 골반과 대퇴골 유합수술로 인한 후유증으로 상당한 통증과 함께 일상생활에도 상당한 지장을 겪고 있었기에 인공고관절 치환술을 받기 원하였고, 수술을 받기 전에 다른 병원에서 수술 중에 상당한 출혈이 발생할 수 있어 무수혈수술은 위험하다는 사실을 고지받았던 점, 그러던 중 의사 D에게 진료 및 수술을 준비하는 과정에서도 수술 중에 출혈의 발생가능성 및 그로 인한 위험성 등에 대하여 충분한 설명과 고지를 받았으며, 피해자 딸은 피해자가 무수혈 수술을 받는 것을 반대하여 피해자를 설득하였지만 피해자는 결국 자신의 종교적인 신념에 따라 무수혈 수술을 결정한 점을 보아 수술과정에서 심각한 출혈이 발생한 것을 제외하고는 의사 D가 예상하지 못한 상황이 발생하거나 피해자가 미리 고려하지 못한 상황이 발생하였다고 보기는 어렵고, 심각한 출혈 자체와 그로 인한 사망의 결과도 피해자가 이 사건 수술 과정에서 발생할 수 있는 최악의 상황으로 가정하고 있었고, 이를 종교적인 이유에서 전부 감내할 의사를 가지고 있었다고 볼 수 있는 점 등에 비추어 보면, 피고인이 피해자의 치료방법의 선택에 따라 수술 과정에서 자가수혈만을 시행하고 타가수혈을 하지 않은 행위는 피해자의 승낙에 해당한다고 판단하였다.

또한 위와 같은 대량 출혈 및 그로 인한 응고장애가 위 승낙의 전제 사실이 아니어서 예상치 못한 상황이 발생한 것으로 보더라도 그 상황 발생 당시 피해자는 의식이 없었고, 이에 의사 D는 원래 피해자의 의사를 존중하는 틀에서 벗어나지 않으면서 승낙의 철회에 대한 유족들의 의사를 물어보기도 한 점, 피고인을 비롯한 의료진이 피해자의 진정한 추정적 의사를 알아내기 위하여 수술실 밖에 있는 유족들의 의사를 확인하였으나 유족들로부터 통일된 의사를 얻어내지 못한 점, 여호와의 증인 교섭위원회에 자문까지 구하였으나 답신을 받지 못한 점, 이후 유족들이 타가수혈을 해달라는 통일된 의사를 가져왔을 때는 이미 수혈이 의미가 없는 시점이었던 점을 종합한다면 의사 D가 타가수혈을 하지 않은 행위는 위법성이 없다고 판단하였다.

대법원[66)]의 판단

대법원은 환자의 명시적인 수술거부의사로 인하여 수혈을 하지 아니함을 전제로 환자의 승낙을 받아 수술하였는데 수술 과정에서 수혈을 하지 않으면 생명에 위험이 발생할 수 있는 응급상태에 이른 경우에 환자의 생명을 보존하기 위하여 불가피한 수혈을 하여야 하지만 환자의 생명보호 못지않게 환자의 자기결정권도 존중하면서 진료행위를 하여야 한다고 하였다. 하지만 의사의 생명보호의무가 환자의 자기결정권보다 우위에 있으며, 환자의 자기결정권은 생명보호와 대등한 가치를 가지는 것으로 평가되는 때에만 존중할 의무가 있으며 그렇지 않은 경우에는 환자의 자기결정권에 구속될 필요가 없다고 보았다.

대법원은 수혈거부에 관한 환자의 자기결정권 행사가 유효하기 위한 전제조건으로 환자의 자기결정권이 생명과 동등한 가치가 있다고 평가되는 경우는 환자의 나이, 지적능력, 가족관계, 자기결정권을 행사하게 된 배경과 경위 및 목적, 환자의 의사가 일시적인 것인지 아니면 상

---

66) 대법원 2014.6.26. 선고 2009도14407

당기간 지속되어 온 확고한 종교적 또는 양심적 신념에 기초한 것인지, 제3자의 이익을 침해할 여지가 없는 것인지 등 제반사정을 종합적으로 고려하여 판단하여야 한다고 하였다. 다만 환자의 생명과 자기결정권을 비교하여 어느 것이 중하다고 하기 어려운 경우에는 의사가 자신의 직업적 양심에 따라 환자의 양립할 수 없는 두 개의 가치 중 어느 하나를 존중하는 방향으로 행위를 하였다면 이러한 행위는 처벌할 수 없다고 하였다.

만약 의사가 환자의 자기결정권을 존중하여 수혈 방법을 택하지 않은 경우 환자가 거부하는 치료방법의 가능성과 안정성 등에 관하여 반드시 의사가 설명을 하여야 하며, 이에 따른 환자의 자기결정권 행사에 어떠한 하자도 개입되지 않아야 하는 점이 전제되어야 한다고 하였다. 즉, 환자는 치료행위 과정에서 수혈의 필요성과 수혈을 하지 않을 경우 야기될 수 있는 위험성, 수혈을 대체할 수 있는 의료방법의 효용성 및 한계 등에 관하여 의사로부터 충분한 설명을 듣고 이러한 의사의 설명을 이해한 후 의사결정을 하여야 하고, 그 설명 및 자기결정권 행사과정에서 예상한 범위내의 상황이 발생되어야 한다고 하였다.

이와 함께 의사는 대체수술방법을 사용하는 경우 그로 인한 위험성을 잘 알고 있으므로 통상적인 경우보다 더욱 세심하게 주의를 기울임으로써 과연 수술을 하는 것이 환자를 위한 최선의 진료방법인지에 대하여 신중히 판단할 의무가 있다고 하였다. 그리고 수술을 하는 경우 수혈 대체 의료방법과 함께 당시의 의료수준에 따라 출혈로 인한 위험을 최대한 줄일 수 있는 사전 준비나 시술방법을 시행하여 위험발생 가능성을 줄이도록 노력하여야 하며, 수술과정에서 다량의 출혈이 발생하는 경우와 같이 예상했던 위험발생이 현실화되었다면 과연 위험을 무릅쓰고 수술을 계속하는 것이 환자를 위한 최선의 진료방법인지 다시 판단하여야 한다고 하였다. 즉 환자가 수혈대체 의료방법을 선택하였다고 하더라도 이는 생명에 대한 위협이 현실화되지 않을 것이라는 전제내지 기대아래서 결정일 가능성이 크므로 위험발생 가능성이 현실화된 상태에서 위험을 무릅쓰고 수술을 계속하는 것이 환자의 자기결정권에 기초한 진료라고 쉽게 단정해서는 안 되고 의사는 환자가 수혈거부를 철회할 의사가 없는지 재확인하여야 한다고 하였다.

요약하자면 대법원 판결은 수술 중 위험을 무릅쓴 환자의 수혈거부는 환자의 의료적 자기결정권과 의사의 생명보호의무가 충돌하는 것으로 보고 의사의 생명보호의무를 보호하기 위하여 단계별 다른 지침을 주고 있다. 1단계로 환자의 의료적 자기결정권 행사를 생명침해의 위험이 없는 한도 안에서만 인정하되 만약 실제 치료 도중에 생명에 위험이 발생한 경우 환자의 의료적 자기결정권은 효력을 잃게 된다. 2단계는 환자의 생명이 위험에 처하게 되는 경우 의사는 환자의 진의를 다시 확인하여 환자의 수혈철회 거부의사를 재확인하거나 환자의 의식이 없는 경우에는 가족들의 의견이나 종합적 상황을 고려하여 환자의 의료적 자기결정권과 환자의 생명을 평가하여 환자의 의료적 자기결정권이 환자의 생명의 소중함과 같은 가치로 인정되는 경우에만 환자의 의료적 자기결정권에 구속된다고 보아 만약 같은 가치로 인정되지 않을 경우 의사는 생명보호의무에 따라 강제수혈을 해야 한다. 3단계는 만약 의사가 전문적

재량권을 행사하여 환자의 자기결정권에 반하는 의료조치를 결정을 한 경우에는 비록 잘못된 의사의 판단으로 인한 나쁜 결과가 발생하더라도 이에 대하여 최종적으로 법원이 판단하여 책임을 물을 수 없게 하는 것이다.

수혈의 역사

인류 최초의 수혈 시도에 관한 보고

1492년 교황 이노첸시오 8세(Pope Innocent VIII)가 뇌사상태에 빠지자 의사의 제안에 따라 소년 세 명의 혈액을 죽어가는 교황의 입에 넣어 주었다고 하였다. [67, 68]

당시 소년들의 나이는 10살이었고 그들은 교황에게 그들의 피를 주는 대신 금화를 받기로 약속 받았다. 그러나 소년들의 피를 받은 교황은 사망했고 피를 준 소년들 역시 모두 사망했다.

1628년, 영국인 의사 윌리엄 하비(William Harvey)가 몸속에서 혈액의 순환에 대한 내용을 논문으로 발표했다. 하비에 의해 혈액 순환의 개념이 정립되면서 수혈에 관한 연구가 비로소 시작되었다고 할 수 있다.

1665년, 영국에서 첫 번째 공식적인 수혈이 진행되는데, 의사인 리처드 로워(Richard Lower)가 개들 간의 수혈을 성공시켰고 이 결과를 통해

---

67) 그 시기에는 혈액의 순환이나 혈관을 통한 수혈의 개념 자체가 존재하지 않는 시기였기 때문에 이런 무모한 시도가 행해진 것으로 보인다.
68) 이것이 역사다/ABO 혈액형의 비밀: 수혈의 역사, www.cafe.daum.net

동물의 혈액을 다른 동물에게 수혈할 수 있는 가능성을 보여 주었다.

　1667년, 프랑스 국왕 루이 14세의 주치의였던 쟝-밥티스트 데니스(Jean-Baptiste Denis)는 발열 및 어지럼증을 호소하던 15살의 소년에게 약 12온스의 양의 혈액을 주입했고 수혈을 마치자 "소년의 무기력증은 빠르게 회복되었고, 살이 통통하게 올랐으며 그를 알고 있었던 모든 사람들이 놀라움을 금치 못했다."라고 보고하였다. 데니스의 두 번째 수혈 대상자는 건강한 45세의 의자 배달원으로 양의 혈액을 수혈을 받았으며 아무 문제가 없었다고 전해진다. 세 번째 환자는 스웨덴의 귀족인 바론 본데(Baron Gustaf Bonde)로 당시 가족과 함께 유럽 여행 중이었는데 갑작스럽게 프랑스 파리에서 병을 얻었고 주치의가 가능성이 전혀 없다고 진단을 내린 심각한 상태였다. 첫 수혈을 받은 본데는 말을 할 수 있을 정도의 기력을 차리는 듯했으나, 짧은 시간 동안만 그 효과가 나타났으며 두 번째 수혈을 받는 도중 사망했다. 네 번째로 정신이상을 보이던 모로이(Antoine Mauroy)에게 소의 혈액으로 수혈을 진행했는데 세 번째 수혈 중 사망하였고 이 사건이후 결국 1668년 파리의약협회의 허락 없이는 수혈을 수행하지 못하게 됐다. 사건의 재판이 진행되는 동안 데니스는 또 한 번의 수혈을 마비 환자에게 진행했다고 하며 재판 결과가 나온 이후 데니스는 환자들에게 수혈을 더 이상 하지 않았다고 한다

　1818년, 영국의 의사인 제임스 블런델(James Blundell)은 출산과정에서 심한 분만 후 출혈을 가진 산모들에게 사람의 혈액을 성공적으로 수혈하였다. 이 사례는 수혈의 최초의 성공적 사례로 알려지며 이 사례를 1818년 런던 외과학 회보에 발표했다. 그는 수혈 시 혈액이 굳는 것을

방지하기 위해 빠른 속도의 처치가 매우 중요하며, 수혈을 받는 사람의 혈관에 공기가 유입되면 안 된다고 주장했다. 또한, 압력을 이용하면 빠르게 수혈이 가능하다고 생각하여 임펠러(Impellor, 압축기의 일종)라 불리는 장치 및 수혈에 필요한 장치들을 고안하였고 이를 통해 압력을 이용하여 수혈을 하였다고 기술하였다. 이러한 제임스의 수혈방법이 현대 수혈 방법의 시초라고 할 수 있다.

1901년, 오스트리아인 의사 칼 란트슈타이너(Karl Landsteiner)는 사람의 혈액에서 A, B, O형의 세 가지 혈액군을 발견하였고, 1907년 미국인 병리학자 루드빅 헥토엔(Ludvig Hektoen)이 혈액기증자와 환자간의 혈액교차적합시험을 통하면 안전한 수혈을 할 수 있다고 발표하였다. 1914년, 구연산나트륨(sodium citrate) 같은 장기 혈액응고 방지제가 개발되어 혈액의 장기간 보관이 가능해짐에 따라 수혈이 치료법으로 보편화되기 시작하였다. 1939-1940년, 칼 란트슈타이너는 비너(Alexander Wiener), 레빈(Philip Levine)과 함께 Rh 혈액군을 발견하였다

1914년에서 1918년까지 지속된 제1차 세계대전에서 많은 인명사상이 발생하였지만 동시에 수혈과 같은 의료적 진보도 가져왔다. 구연산나트륨(1914년) 및 헤파린(1916년)과 같이 오늘날에도 널리 쓰이고 있는 항혈액응고제가 전쟁 중에 개발됨에 따라 혈액의 장기보관 및 원거리운반이 가능하게 되어 환자의 바로 옆에 헌혈하는 기증자가 없어도 수혈이 가능해졌다. 특히 제1차 세계대전 중 캐나다 군의관이었던 로렌스 브루스 로버츤(Lawrence Bruce Robertson)은 혈액교차시험이 되지 않은 혈액기증자와 환자의 정맥을 직접 연결하여 빈사상태에 빠진 수많은 환자를 살

려냈다. 물론 용혈작용에 의하여 사망하는 환자가 소수 있었으나, 당시 대체 혈액으로 사용되던 생리 식염수보다 수혈이 환자를 구하는 데 효과적이라는 사실을 증명하였다. 미군의 군의관이었던 오스왈드 호프 로버츤(Oswald Hope Robertson)은 다양한 기증자로부터 모아진 혈액이 혈액형 및 매독 등의 시험을 거친 후 환자에게 제공될 경우 안전하고 효율적으로 치료에 사용될 수 있음을 보여주었다. 또한 혈액수집에 앞서 혈액보관의 중요성에 대하여 주장하기도 했는데, 이는 "혈액은행"의 시초가 됐다.[69]

자기결정권 존중과 선행의 원칙사이의 갈등

환자의 자기결정권이 환자 본인의 생명을 해할 가능성이 높을 경우 의사가 이를 존중하여야 할지 아니면 환자의 생명을 구하기 위하여 환자의 결정을 무시하고 의사의 자의대로 할지에 대하여 논란이 있을 수 있다. 이는 앞서 말하였던 의료윤리의 원칙인 자율성 존중의 원칙과 선행의 원칙이 충돌하는 대표적인 예라고 하겠다. 자율성 존중의 원칙은 의료윤리의 원칙 중에서 가장 기본적이고 우선되는 원칙 중의 하나이다. 자율성은 생각의 자율성, 의지의 자율성, 행위의 자율성으로 구별할 수 있다. 이런 자율성 존중의 원칙은 본질적으로 다른 사람의 자율성을 존중하라는 도덕적 요구로서 이 자율성 존중의 원칙이 의료와 관련하여 잘 나타내는 것이 충분한 설명에 근거한 동의(informed consent)라

---

69) 수혈, 위키피디아, kr/wikipedia/org/wiki/수혈

고 할 수 있다. 이는 환자에게 어떤 검사나 시술, 수술을 받을 때 의료진은 이 검사나 시술이 필요한 이유와 얻을 수 있는 이익과 위험성을 설명하고 동의를 받은 후에 모든 것을 진행하는 것으로 만약 충분하고 적절한 설명을 함에도 불구하고 환자가 자율적인 선택에 의해 검사나 시술, 수술을 거부하는 경우 의사는 환자의 요구를 받아들이는 등 환자의 자율성을 존중하는 것을 의미한다. 하지만 또 하나의 의료윤리 원칙인 선행의 원칙은 의사는 환자들에게 최선의 이익이 되는 것을 행하여야 한다는 것이다. 이런 선행의 의무는 의사가 언제나 환자가 원하는 대로 하지 않는다는 것이다. 즉 의사들은 환자가 요구나 행동이 자신의 도덕 원칙에 위배된다면 적절하게 그 요구나 행동을 거절할 수 있다. 혹자는 이 선행의 원칙을 실행하기 위하여 환자들에게 최선의 이익이 되는 경우 환자의 즉각적인 소망에 어긋나는 일을 하거나 묻지도 말고, 심지어 속이는 것도 정당하다고 말한다. 또한 환자들은 의학적으로 무지하고 편파적이어서 설명을 하더라도 잘 이해하지 못하고 잘못된 결정을 내리는 경우가 많기 때문에 환자의 의견을 무시하는 것이 정당하다고까지도 말한다.[70]

특히 환자가 치료를 받지 아니하면 생명을 잃을 수도 있는 위 사례와 같은 응급상황에서 환자 자신의 가치관에 근거하여 치료거부의 의사표시를 하였을 때 의료진은 환자의 의사를 존중하여 치료를 하지 않거나 현재 진행 중인 치료를 중단하여야 하는가 아니면 환자의 결정을 무

---

70) 의료윤리의 원칙들―자율성존중의 원칙(1), 후생신보, 2015.5.27

릅쓰고 치료를 유지하는가를 빠르게 결정해야 하는데 쉽지 않은 경우가 흔하다. 즉 만약 적절한 시간을 놓치면 결국 아무것도 하지 못한 채 환자의 상태가 악화되는 것을 지켜만 보고 있게 된다는 뜻이다. 더불어 대리인으로서 환자보호자들의 의견이 일치하지 않거나 환자와 보호자들과의 의견이 일치하지 않는 경우도 종종 경험하게 되는데 의사는 어떻게 해야 할지 판단하는 것이 상당히 어렵다. 위의 판결은 이럴 때 의사가 어떻게 행동해야 하는지에 대한 지침을 주었다고 할 수 있다. 즉, 환자의 자율성 존중은 환자의 의료적 자기결정권 행사를 생명침해의 위험이 없는 한도 안에서만 인정하되 만약 실제 치료 도중에 생명에 위험이 발생한 경우 환자의 의료적 자기결정권은 효력을 잃게 되고, 환자의 생명이 위험에 처하게 되는 경우 의사는 환자의 진의를 다시 확인하여 환자의 거부의사를 재확인하거나 환자의 의식이 없는 경우에는 가족들의 의견이나 종합적 상황을 고려하여 환자의 의료적 자기결정권과 환자의 생명을 평가하여 환자의 의료적 자기결정권이 환자의 생명의 소중함과 같은 가치로 인정되는 경우에만 환자의 의료적 자기결정권에 구속되고 그렇지 않다면 생명보호의무에 따라 치료를 해야 한다는 것이다. 이는 실제 환자를 진료하고 있는 임상의들에게 어려운 일이 발생하는 경우 어떻게 행동하여야 하는가에 대한 행동지침을 주었다고 해도 과언이 아니다고 할 수 있다. 하지만 동시에 의사의 결정이 항상 옳지 않을 수도 있다는 가능성을 인지하고 더 효과적인 의사소통 능력을 가지도록 훈련하여 환자 및 보호자에게 적절한 설명을 통하여 치료에 대한 합의를 이끌어 내는 것이 중요하다고 생각한다.

하지만 이런 환자의 자기결정권을 주장함에 있어서 반드시 선행되어야 할 사항은 환자가 의사결정능력을 가지고 있는지 여부이다.[71] 예를 들어 어린이나 심각한 정신적 장애를 가진 경우에 의사결정능력을 가지고 있는지 여부가 불명확할 수 있다. 이런 경우에는 다른 의료의 원칙에 어긋나지 않는다면 환자의 동의가 없더라도 환자를 이롭게 하는 의료적 행위는 정당화될 수 있다. 하지만 이런 경우에도 환자대신 결정하는 대리인이 필요하며 대리인에게 충분히 설명하고 이에 대한 동의서를 얻는 과정이 필요하다.[72]

위 판결에 대한 비판

실제 의료환경에서 환자의 의식이 없고 신체 활력징후가 급격히 악화되는 응급상황에서 의료인에게 여러 가지 객관적인 사정을 고려하여 환자의 추정적인 의사 또는 가족과 같은 후견인의 의사를 종합적으로 파악하고 이에 따라 치료방법을 선택하라는 것은 거의 불가능하다. 또한 우리나라의 의료현실에서 의료진은 응급상황이 발생하여 결정이 필요한 경우 환자 본인의 의사보다 환자 가족들의 의사가 더 존중받는 경우가 더 많이 볼 수 있다. 이는 나중에 소송을 거는 사람이 환자가 아니라

---

71) 문제는 의사결정능력을 가졌는지 여부를 판가름하는데 명확한 경계가 있지않으며 의사결정 능력을 평가하는 절대적인 도구가 있지도 않다는 것이다. 또한 같은 말이라고 하더라도 의학적 상황과 맥락에 따라 다르게 해석되는 경우도 있으므로 환자의 의사결정 능력을 판별하는 것은 쉽지 않다. 결국 임상에서 환자의 의사결정 능력여부에 대한 최종판단은 주치의가 해야 한다. 주치의는 환자의 선택이 잘못된 믿음이나 망상에 의한 것이 아니라 합리적인 추론에 의한 것임을 반드시 확인해야 한다.
72) 의료윤리의 원칙들–자율성존중의 원칙(2), 후생신보, 2015.6.16

가족들이기 때문이다. 하지만 대법원의 판결은 치료거부로 인하여 환자가 위험한 상황에서 판단에 따른 책임을 누가 질 것인지 및 환자와 보호자, 보호자간, 담당의사와 보호자간에 의견이 다른 경우 누구의 의사를 따라야 할지가 명확하게 지정하지 않아 이 판결에도 불구하고 논란은 여전히 남아 있다.

결론

선행의 원칙은 선행을 목적으로 어떤 사람이 표현한 선호나 그 결정을 의도적으로 무시하는 것이기 때문에 자율성과 충돌하는 것은 당연하다. 따라서 환자의 자율성 존중과 선행의 원칙 중 어떤 것에 비중을 둘 것인가는 환자의 상태, 질병의 종류, 환자가 소속된 사회의 가치관, 이전의 법적 판례 등에 영향을 받으며 사례마다 다르게 적용될 수 있다. 이전까지 우리나라의 경우 치료로 얻을 수 있는 이익이 큰 경우 선행의 원칙이 환자의 자율성 존중에 앞서는 경향이 있었지만, 최근 충분한 정보에 의한 동의의 강조, 사전의료의향서 등의 법률화 등과 함께 자율성 존중이 점점 중시되고 있다. 특히 의사결정 능력이 있는 환자가 자신의 의지로 선택한 것이 환자 자신에게 치명적인 결과를 불러일으키지 않고 타인에게 해를 주지 않는다면 가능한 환자의 결정을 존중하는 방향으로 갈등을 조율해 나가는 것이 옳은 방향이라고 생각된다. 하지만 위의 사례와 같이 자신의 의지로 선택한 것이 환자 자신에게 치명적인 결과를 야기하는 것이 예측되는 경우 환자의 자율성 존중보다는 의사가 좀 더 적극적으로 환자의 생명을 살리기 위해 노력해야 한다. 하지만 선행의 원칙은 자신이 도와주려고 하는 사람의 자율성을 최대한 존중하여야 하며, 자기가 주는 도움이 너무 비싼 대가를 치르지 않아야 한다는 제한점을 가지고 있다는 것을 인식하여야 한다.

11세 환자 어머니가 종교적인 이유로 환자에 대한 수혈을 거부하는 경우 이 주장은 정당한 것인가: 대법원 1980.9.24. 79도1387

환자가 자기결정권에 의하여 자신의 수혈을 거부하는 경우는 위 사례와 같다. 그렇다면 환자가 미성년자이고 그 부모가 종교적 이유로 수혈을 받는 것을 거부한다면 이는 정당한 일인가에 대한 판결이 오래 전에 있었다. 전격성 간염에 걸려 장내 출혈로 인하여 수혈이 필요한 11세 딸에 대하여 수혈이 최선의 치료방법이라는 의사의 권유를 자신이 믿는 종교인 여호와의 증인의 교리 및 후유증 발생의 염려의 이유로 완강히 거부하였고 병실에서 환자에게 수혈을 하려고 하는 의사 앞을 가로막고 고함을 지르면서 소란을 피우고 항의하여 수혈을 방해하여 결국 환자가 사망한 사건에서 법원은 아무리 환자의 부모라고 하더라도 자신의 종교적 신념이나 후유증 발생의 염려만을 이유로 환자에 대하여 의사가 하고자 하는 수혈을 거부하여 사망에 이르게 할 정당한 권리가 있다고는 할 수 없으며 이는 환자를 위험한 장소에 유기한 것과 다름이 없다고 하여 유기치사로 인정하였다. 이때 사리를 변식할 지능이 없다고 보아야할 11세 환자 본인이 비록 그 부모와 마찬가지로 수혈을 거부한다고 하더라도 문제가 되지 않는다고 하였다.

이와 비슷한 예로 2010년 선천성 대동맥 판막협착증, 심방심실중격결손 등의 심장질환을 가지고 태어난 환자에 대하여 병원 측은 수혈방식의 수술계획을 세우고 환자의 부모에게 동의를 구하였지만 부모는 여호와의 증인 신도로서 종교적 신념에 따라 수혈을 거부한 사건에서 법원은 환자의 생명을 유지하기 위하여 가장 적절하고 필수적인 치료방법은 수혈을 수반한 수술이며 종교적 교리에 반한다는 이유로 수혈을 거부하고 있는 부모의 행위는 정당한 친권행사의 범위를 넘어서는 것으로 보았다.[73] 또한 법원은 환자는 생명을 유지하고자 하는 것이 인간의 본성임을 고려한다면 환자는 수혈에 동의하는 의사를 가지고 있다고 봄이 상당하다고 보았다. 따라서 비록 부모들이 종교의 자유를 가지고 있어 수혈에 대한 동의를 강제할 수 없다고 할지라도 생명권은 다른 기본권보다 우선되어야 하고, 긴급한 사정 등을 볼 때 수혈을 시행할 수 있어야 한다고 하면서 병원 측의 진료업무방해금지 가처분신청을 받아들였다.[74]

---

73) 서울동부지법 2010.10.21.자 2010카합2341결정
74) 종교적 이유로 신생아 수혈거부…법원의 판단은?, 오마이뉴스 2010.11.2

4 정신질환자에게 정신병원 강제입원은 필요한 것인가

- 헌법재판소 2016.9.29. 2014헌가9 결정

2016년 정신질환 실태 역학조사에서 우리나라 정신질환 평생 유병률은 남성 28.8%, 여성 21.9%이었고, 1년에 한 번 이상 정신건강 문제를 겪는 일년 유병률은 남성 12.2%, 여성 11.5%로 조사되었다.[75] 하지만 실제로 치료받은 경우는 15.3%에 불과하였다.[76] 이렇게 정신질환에 대한 의료서비스 이용률이 낮은 이유로 우리나라에서는 정신건강의학과(이하 정신과)에서 진료나 상담을 받으면 정신병자라고 생각하는 사회적 분위기와 더불어 민간보험기관에서 생명보험이나 상해보험 가입 시 기존의 정신과 진료여부를 가입가부 판단기준으로 활용하는 경우가 많아[77] 정신과 의사와의 진료나 상담을 꺼리고 있다고 생각된다. 이와 더불어 정신질환자들은 공격적이고 위험하다는 인식을 가지고 있다. 최근

---

75) 늘어나는 정신질환 범죄, 해답은… 조선일보, 2017.4.25
76) 박종익, 전미나, 정신질환에 대한 사회적 편견, J Korean Neuropsychiatr Assoc 제55권, 2016, p299-309
77) 국가정책 조정회의 자료, "정신건강 종합대책", 2016.2.25, p11

에 강남역 살인사건이 조현병환자의 정신병적 증상으로 밝혀지면서 정신질환자에 대한 사회적 편견이 증가될 우려가 있는 것도 사실이다. 독일의 경우 정신질환자들이 예측불가능하다고 응답한 비율이 49.6%이었고, 공격적이고 난폭한 행동을 한다고 응답한 비율은 25%로 조사되었지만 국내에서 2007년 진행된 조사에서는 76.6%의 응답자가 정신질환자들이 일반인보다 위험한 편이라고 응답하여 좀 더 부정적인 인식을 가지고 있는 것으로 나타났다.[78]

그렇다면 정신병을 가졌거나 가졌다고 의심되는 경우 본인의 동의 없이 정신병원에 강제로 입원시키는 것은 어떻게 생각하는가? 일반병원의 경우 강제입원이라는 것은 존재하지 않으며 환자의 자발적인 입원과 치료가 보장된다. 하지만 정신질환자의 경우 본인의 의사와 관계없이 정신과 의사의 소견 및 보호자의 동의만으로도 강제적인 입원치료 및 입원이 연장되는 것이 가능하다. 이는 정신보건법에 근거한다. 정신보건법은 1995년 정신질환자 치료에 대한 체계적인 기준을 마련하기 위하여 만들어진 법으로 여러 법조항에서 최근에 가장 크게 문제가 되었던 부분은 강제입원에 대한 조항이다. 기존 정신보건법 제24조에서는 정신질환자의 보호자가 동의하고 정신과 전문의 1인이 입원을 필요하다고 판단하면 환자 본인의 의사와 관계없이 입원을 시킬 수 있었다. 이는 많은 중증 정신질환자가 자신의 질환을 인지하지 못하고 입원치료를 거부하기 때문이다.[79] 그렇다면 정신질환자에 대한 정신의료기관 강제입원이

---

78) 박종익, 전미나. 정신질환에 대한 사회적 편견. J Korean Neuropsychiatr Assoc 제55권, 2016, p299-309

문제가 되었던 사례를 가지고 논의를 좀 더 이어가도록 하겠다.

사실관계

2013년 11월 환자 A는 자신의 집에서 편안히 자고 있던 중에 갑자기 들이닥친 3명의 남성에 의해 손과 발이 포승줄에 묶였다. 이들은 환자 A를 응급이송단 차량에 싣고 OO정신병원에 입원시켰다. 이는 A의 자녀 2인이 보호의무자로 동의하였고 정신과 전문의 1명의 입원진단에 의하여 정신병원에 강제입원이 된 것이다. [80, 81] 환자 A는 이 일이 있기 한두 달 전부터 갱년기 우울증 때문에 정신과 외래 진료를 받고 있었을 뿐 정신병원에서 입원치료를 받을 정도의 정신질환에 걸려 있거나 자신의 건강, 안전이나 타인의 안전을 해할 염려가 없었음에도 강제로 입원되었다고 주장하면서 서울중앙지방법원에 인신보호법에 따른 구제청구를 하였고, 이 구제청구사건 중에 보호의무자 2인의 동의와 정신과 전문의 1인의 진단에 의하여 정신질환자를 입원시킬 수 있도록 한 정신보건법

---

79) 강제입원 막으려다 10만 정시질환자 치료 놓칠라. 프레미엄 조선. 2017.4.13
80) 환자가 주장한 바에 따르면 그녀는 20억 원 상당의 건물을 가지고 있었는데 큰딸이 건물을 담보로 대출을 권유하여 서류를 건네주었는데 이 돈은 모두 당시 사귀고 있던 남성에게 흘러갔다. 이에 환자는 큰딸에게 혼인빙자간음 및 사기혐의로 남자를 고소하겠다고 한다. 하지만 엄마의 돈이 탐났던 큰딸은 이를 빌미로 동생과 공모하여 엄마를 정신병원에 가두기로 하였다. 큰딸은 환자가 입원해 있는 동안 건물의 임대료를 챙기고 엄마 명의의 신용카드를 사용했다. 이 사실을 알게된 환자는 정신병원 의사에게 퇴원을 호소하였으나 의사는 거부하였다. 외부와의 연락이 차단된 지 두 달이 지나 공중전화에 접근하여 평소 알고 지내던 목사의 부인에게 도움을 받아 법원에 인신보호 구제를 청구하였다. 병원을 나온 환자는 다른 병원에서 받은 심리검사에서는 어떤 정신병적 문제도 없는 것으로 나타났다.
81) 멀쩡한데 정신병원 강제입원… 영화 속 이야기가 아닙니다. 경향비즈. 2017.1.6

제24조가 환자의 신체의 자유 등을 침해한다고 주장하면서 위헌법률심 판제청을 신청을 하였고 서울중앙지방법원은 위 신청을 받아들여 정신 보건법 제24조 제1항 및 제2항에 대한 위헌법률심판을 제청하였다.

결정요지

헌법재판소는 정신건강법의 위 조항이 정신질환자를 신속, 적정하게 치료하고, 정신질환자 본인과 사회의 안전을 지키기 위한 것으로 목적의 정당성을 인정하였고, 보호의무자 두 명의 동의 및 정신과 전문의 1인의 진단을 요건으로 하는 정신질환자의 정신의료기관 강제입원치료는 입법목적을 달성하는데 어느 정도 기여할 수 있다는 점에서 수단의 적절성도 인정하였다.

하지만 강제입원은 정신질환자 신체의 자유를 인신구속에 버금가는 수준으로 제한하므로 그 과정에서 신체의 자유침해를 최소화하고 악용과 남용가능성을 방지하며, 정신질환자를 사회로부터 일방적으로 격리하거나 배재하는 수단으로 이용되지 않도록 해야 함에도 불구하고 현재의 강제입원제도는 입원치료 및 요양을 받을 정도의 정신질환이 어떤 것인지에 대해서는 구체적인 기준을 제시하고 있지 않고 보호의무자 2인의 동의를 강제입원의 요건으로 하면서 정신질환자 사이의 이해충돌을 적절히 예방하지 못하고 있다는 점, 입원의 필요성이 인정되는지 여부에 대한 판단권한을 정신과 전문의 1인에게 전적으로 부여함으로써 그의 자의적 판단 또는 권한의 남용 가능성을 배제하지 못하고 있다는 점, 보호의무자 2인이 정신과 전문의와 공모하거나, 그로부터 방조, 용인을 받는 경우 강제입원제도가 남용될 위험성이 더욱 커지는 점, 강제입원 제도로 말미암아 사설 응급이송단에 의한 정신질환자의 불법적 이송, 감금 또는 폭행과 같은 문제도 빈번하게 발생하고 있는 점, 강제입원 기간도 최초부터 6개월이고 계속적인 연장이 가능하여 강제입원이 치료의 목적보다는 격리의 목적으로 이용될 우려도 큰 점, 강제입원 절차에서 정신질환자들의 권리를 보호할 수 있는 절차들을 마련하고 있지 않은 점, 기초정신보건심의회의 심사나 인신보호법상 구제청구만으로는 위법 및 부당한 보호입원에 대한 충분한 보호가 이루어지고 있다고 보기 어려운 점에 비추어 심판대상조항이 침해의 최소성 원칙에 위배되고 법익의 균형성 요건도 충족하지 못하였으므로 심판대상 조항이 과잉금지 원칙을 위반하여 신체의 자유를 침해하였다고 판단하였다.

조현병(정신분열병) 치료의 역사[82)]

18세기 이전까지 정신과는 전문분야로서 존재하지 않았다. 고대 그리스부터 의사들은 정신병자를 돌봐왔고 이들에 대한 관리법을 기술한 지침서가 전해오긴 했으나 전문분야로 확립된 정신의학은 19세기에 들어서야 나타나기 시작하였다. 정신과가 없던 시절에 소위 광인을 돌보는 주체는 가족이었다. 정신질환자들은 가족에 의해 집안이나 창고에 묶여 있거나 거리를 배회하면서 아이들의 조롱거리가 되었다. 19세기

---

82) 광기와 잔혹의 정신의학 300년사... '정신의학의 역사', 국민일보, 2010.1.28

초에 들어서면서 정신질환자, 치매, 부랑자, 범죄자들까지 뒤섞여 있던 수용소가 정신병자 수용소로 재탄생하게 되었고, 정신질환을 전문으로 하는 의사들이 나타나고 계몽주의의 물결을 타면서 정신병자 수용소는 치료적 수용소로 바뀌게 된다. 하지만 넘쳐나는 정신질환자들로 인하여 수용소가 몰락하게 되었고 이후 정신질환자들은 대중으로부터 혐오의 대상이 되었다.

20세기 전반 정신과 의사들은 수용소와 정신분석에 대한 대안으로 신경매독에 대한 열치료법, 수면연장 요법, 뇌에 전기자극을 주는 쇼크요법과 혼수요법, 전기충격요법, 뇌엽절제술 등을 정신질환의 치료법으로 시도하였지만 큰 효과를 보지는 못하였다. 하지만 1970년대 의학이 점차적으로 발달함에 따라 정신질환의 생물학적인 원인이 점차 규명되면서 환청이나 망상과 같은 정신병적 증상을 조절이 가능한 약물이 개발되었다. 이 과정에서 정신질환의 원인으로 유전적, 생물학적 요소와 함께 환경의 중요성도 동시에 고려되었고, 복지국가 개념의 도입과 인권의식의 점차적으로 제고됨에 따라 정신질환자의 인권에도 관심을 갖게 되었고 사회정신의학과 지역사회정신의학이 대두되었다. 사회정신의학에서는 정신질환이 주변 환경에 의해 생긴다고 주장하면서 치유적 공동체 환경에서 환자를 치료할 것을 주장하였다. 물론 일부환자의 경우 난치성 정신질환으로 장기간 병원에 입원하여야 하나 상당수의 정신질환환자들은 입원치료 후 퇴원하여 적절한 약물치료와 재활치료를 통해 어느 정도의 사회통합이 가능하다는 것이다. 이를 위하여 수용소를 개방하고, 병원과 병실의 자물쇠를 없애고 환자들이 자유롭게 외출할 수 있도록 가퇴원 제도를 도입하였다. 또한 정신보건센터를 설치운영하면서 정신병원에 입원하였던 환자들을 지역사회로 퇴원시켜 거주시설에 거주하면서 정신보건센터를 통해 관리하게 된다.

우리나라에서의 정신병치료의 역사 [83]

우리나라의 경우 1970년대까지는 건강보험이나 시설보호제도가 없었기 때문에 체계적인 정신보건서비스 체계가 존재하지 않았다. 또한 당시 정신의료기관도 거의 없었기 때문에 지역 사회의 격리된 미인가시설에서 정신질환자를 관리하도록 하였다. 이에 따라 일부 기독교나 종교단체가 정신질환자를 격리수용하기 위하여 소위 무허가 기도원을 설립하였다. 하지만 1980년대에 미인가시설에서 비치료적이며 비인권적인 정신질환자 관리가 만연하였는데, 미인가시설에서 격리되어 인권침해를 받던 정신질환자가 탈출하여 정신질환자의 비참한 수용사건을 사회에 폭로한 소위 '기도원사건'이 보도되면서 정신질환자에 대한 비인도적 처우가 사회적인 이슈로 등장하였다. 하지만 당시 보건사회복지부는 정신질환자를 격리하여 사회를 보호하려는 치안목적으로 정신질환자 수용소나 기도원을 양성화하려는 입법을 시도하였으나 전문가 단체들이 반대하여 입법이 보류되었다. 그러다가 1991년 이틀 간격으로 '거성관 나이트클럽 방화사건' 및 '여의도광장 질주사건'이 발생하자 법무부는 이 사건을 정신질환자와 연결시켰고 범죄예방차원에서 정신보건법

---

83) 서동우, 정신보건의 역사적 변화선상에서 본 우리나라 정신보건법의 문제와 개선안, 보건복지포럼, 제123호, 2007, p42–56

제정에 개입하기 시작하였다. 이에 국회에서 계류 중이던 보건복지부가 만든 정신보건법안이 여러 과정을 거쳐 1995년 정기 국회 본회의를 통과하였고 1996년 시행령, 1997년 시행규칙이 각각 공포되어 정신보건법이 시행되었다.[84] 이후 5차례의 개정을 거쳐 정신병원과 정신요양시설 제도를 확대 추진하게 되었다. 1980년대에서 2000년대까지 정신의료기관 수가 점차적으로 확대됨에 따라 정신보건서비스 체제가 장기입원과 수용위주의 서비스체제로 개편되다가 위 헌법재판소 판결 이후 2017년 5월 정신건강법이 대폭 개정되어 정신질환자 강제입원의 경우 2주의 진단입원기간을 두어 입원필요성을 판단하도록 하였고 입원적합성 심사위원회를 총해 최초 입원 후 1개월 이내에 입원 적합성 여부를 판단하는 등 보호자동의에 의한 강제입원제도의 조건을 크게 강화하였다.

강제입원의 유형

현행법상 정신질환자의 입원제도는 크게 4가지로 나눌 수 있다. 1) 정신질환자가 자의로 신청하여 입원하는 자의입원, 2) 정신질환자의 보호의무자가 동의하여 입원하는 보호의무자에 의한 입원, 3) 시장, 군수, 구청장이 정신질환자를 정신의료기관에 입원시키는 시장, 군수, 구청장에 의한 입원, 4) 자상, 타해의 위험이 급박한 경우 경찰관 등의 실력에 의하여 정신질환자의 입원이 이루어지는 임시적 강제입원조치인 응급입원이다.

---

84) 김재경, 이주연, 박한진, 현재 정신보건법의 문제점과 개선방안, ILS law review, 2013, p13-36

강제입원에 대한 통계

2015년 말 국내 정신의료기관 및 요양시설에 입원해 있는 조현병, 조울증 정신질환자는 81,105명이었고 이 중에서 비자의입원자는 55,041명으로 강제입원률이 67.9%이었다. 이는 1994년 당시 96%의 비자의 입원에 비하여 강제입원률은 점차 줄고 있지만 독일의 1%, 영국의 13.5%, 이태리의 12%에 비하여 현격히 높다.[85, 86] 하지만 2010년부터 2015년까지 국가인권위원회에 접수된 정신보건시설의 인권침해 진정사건은 약 1만 여건으로 해당기간 전체 진정사건 중 18.5%를 차지하였을 정도로 매우 높은 편이다.[87]

또한 장기 입원환자수도 어마무시하다. 2013년 국정감사에서 공개된 자료에 따르면 정신요양시설 59개소에 입원한 10,951명 중에서 40년 이상 입원한 사람이 26명, 30-40년이 501명, 20-30년이 1,518명, 15-20년이 1,139명으로 15년 이상 장기 입원해 있는 환자가 전체의 29%였다.[88]

---

85) '억울한 정신병원행' 이중진단으로 막는다. 국민일보, 2017.5.23
86) 유럽연합의 강제입원 또는 비자의입원은 범죄자 마약사범 등 사회적 문제가 예상되는 정신질환자를 법원의 판결등을 통해 강제로 입원시키는 것을 말하며 여기에는 보호의무자에 의한 입원은 포함하지 않고 있다. 즉 자신 또는 가족 등 보호자가 입원을 시키는 것은 자의입원으로 여기고 본인과 가족의 의사와 상관없이 사회격리를 통한 치료가 필요한 사람들에 대하여만 강제입원, 비자의 입원이라는 말을 쓰고 있다는 반론도 있다: (어떻게 생각하십니까)정신병원 강제입원-찬성, 서울경제, 2016.4.21
87) 합법이라던 정신병원 강제입원, 왜 위헌 결정 났을까. 오마이뉴스, 2016.10.10
88) 한국사회가 정신질환에 대처하는 방식, 경향신문, 2016.6.4

강제입원제도 반대론[89]

현재 우리나라에서 가장 문제되고 있는 강제입원은 보호의무자 동의
에 의한 입원이다. 보호의무자에 의한 강제입원제도는 정신질환자가 스
스로 입원의 필요여부에 대하여 분별력을 가지고 스스로 결정하고 그에
따라 행동할 수 없다는 것을 전제로 하고 있기 때문에 보호의무자 2인의
동의와 함께 정신과 전문의가 입원이 필요하다고 인정하는 경우 정신질
환자를 강제입원을 시킬 수 있다. 하지만 여기는 많은 문제점이 제기되
고 있는데 다음과 같다.

1. 강제입원요건의 문제점

정신질환의 경우 신체질환과 달리 건강상태와 질병상태의 경계가 불
분명한 경우가 많으며, 증상이 나타는 양상이나 진단에 있어서 객관적
인 검사보다는 병력청취, 정신상태 검사, 환자 및 가족이나 친구 등 주
위 사람들로부터 얻는 정보 등 주관적인 판단으로 결정되기 때문에 자
의적이고 남용될 여지가 많다.

또한 자신 또는 타인의 안전을 해할 위험성의 정도가 객관적으로 명
확하지 않으며, 위험성의 예측도 가능하지 않기 때문에 위험의 정도가
모호한 경우에도 정신질환자 본인의 의사나 상태와 상관없이 입원조치
가 이루어질 수 있는 가능성이 있고 이로 인하여 정신질환자의 자유가
침해될 가능성이 있다.

---

89) 김나경, '정신질환자 강제 입원'의 법적 문제, 인권과정의, 2011, 제418권, p29-43

마지막으로 치료의 필요성이 존재하지 않더라도 사회의 안전을 위하여 정신질환자들을 강제입원시키는 것이 과연 옳은 것인가이다. 이는 다수를 위해 소수를 희생시키는 것이 옳은가하는 윤리적 판단과 결부된다.

2. 입원절차의 문제점

우리나라의 경우 가족에 대한 부양은 원칙적으로 가족구성원에 의해 이루어지게 되는데 부양의무자가 환자를 직접 돌보는 수고를 피하기 위하여 환자의 강제입원을 요구할 가능성이 있다. 또한 위의 사례와 같이 극단적으로는 정신질환자의 재산을 탈취하려는 목적으로 강제입원에 요구할 가능성이 있다. 이와 함께 환자의 이익보다는 환자 보호자의 이익이나 편익과 함께 수익을 증대하려는 정신의료기관이나 정신과 전문의의 이해관계와 부합하는 경우 정신질환자에 대한 강제입원이 남용될 가능성이 있다.

마지막으로 한번 강제입원을 하게 되면 장기입원을 하게 되는 경우가 많다는 것이다. 이전 법률에서는 보호자에 의하여 강제로 입원되는 경우 최초 입원기간은 6개월 이내로 규정되고 있었다. 만약 이 기간이 지난 후에도 입원을 시켜야 하는 경우에는 정신과 의사의 진단과 보호자의 동의가 있어야 했고, 6개월마다 행정기관장에게 입원 등 치료에 대한 심사를 청구하여야 하며 만약 환자나 보호자가 퇴원을 요구하는 경우에는 지체없이 퇴원을 시켜야 하였다. 하지만 현실에서는 정신의료기관에서 정신질환자가 퇴원하기 위해서는 보호자의 퇴원신청이 있는 경우에만 퇴원이 허용되었고 보호자 동의가 없으면 의료기관이 퇴원을 허용하지 않는 경우가 많았다. 따라서 정신과 전문의가 더 이상 입원치료가 필요하지 않다고 진단을 하는 경우에도 보호자들이 거부하는 경우 퇴원을 못하게 되는 일이 발생하게 되었다.

강제입원제도 찬성론

우리 사회는 정신질환자들에 대한 편견이 존재하여 심지어 사소한 정신과 치료를 받는 것도 꺼리는 것이 현실이다. 따라서 정신질환이 발생하여도 치료받는 것을 기피하기 때문에 어쩔 수 없이 강제입원 비율이 높을 수밖에 없다. 또한 급성기환자 중에서는 자해나 타해 위험이 뚜렷하지 않지만 질병초기에 치료를 통해 증상을 빨리 회복시킬 필요가 있는데 무작정 정신질환자의 입원을 제한하는 것은 조기 치료를 늦추게 되어 오히려 환자 본인에게 해가 될 수도 있다. 또한 보호자 및 정신과 전문의가 경제적 이유 등으로 입원이 불필요한 사람을 강제입원을 시키는 경우는 전체 정신의료기관 중 극히 일부이며, 강제입원제도를 제한하는 경우 강제입원을 통한 빠른 사회복귀를 늦출 수도 있다.[90] 특히 심각한 정신질환자의 경우 빠른 입원을 하지 않으면 가족과 사회에 심각한 피해를 입힐 수 있어서 강제입원제도가 생겨난 것으로, 일부에서 강제입원제도가 악용되어 재산문제나 가족문제가 발생하였던 것을 침소봉대하는 것은 문제가 있으며 우리나라의 경우 강제입원 절차가 너무

---

90) 정신병원 강제입원 위헌, '악용 근절' 환영 속 우려도, 메디파나 뉴스, 2016.9.30

쉽게 이루어졌다는 것이 문제지 강제입원 자체가 문제가 아니기 때문으로 이러한 폐단을 근절하기 위하여 강제입원과정에서 정신과 의사의 도덕성을 강화하는 방안을 모색하는 등 강제입원 절차의 객관성을 유지할 수 있도록 하는 정도로 충분하다.

마지막으로 정신의료기관 장기입원자들 중에서 증상은 좋아졌으나 일상생활의 어려움으로 이를 지지하거나 관리해 줄 가족이나 지역사회 정신보건 서비스가 없어 퇴원을 못하던 환자들의 경우 어쩔 수 없이 퇴원하는 경우 증상재발이나 안전문제가 초래될 수 있다.

외국 사례

정신질환자 강제 입원에서 보호자의 주도적 권한과 정신과 전문의가 입원여부를 최종적으로 결정할 권한을 가지게 하는 우리나라의 제도는 사실상 일본의 제도를 모방한 제도이다. 하지만 동남아시아 국가의 상당수는 가족에게 정신질환자의 강제입원에 주도적인 권한을 주는 대신 정신질환자에 대한 부양의무도 함께 부과한다. 이에 비하여 서구의 경우 가족의 강제입원을 주도하는 권한을 없앤 대신 부양의무와 치료비를 사회가 전적으로 부담하고 있다. 정신과 전문의에 의한 입원 결정여부도 서구의 경우 정신질환자가 강제입원이 될 경우 24-72시간 내에 지역 판사가 정신의료기관을 방문하여 정신과 의사의 의견을 듣고 환자를 면담한 후 입원여부를 판단한다. 일정기간이 지난 후에 입원연장여부도 같은 방식으로 한다.[91] 예를 들어 독일이나 미국의 경우 사법입원제도[92]를 통해 가족의 입원신청에 더하여 법원의 판단을 요구하고 있으며,

영국의 경우 강제입원의 경우 2명 이상의 의사의 결정을 요구한다.

최근의 동향

법원의 결정이후 2015. 5. 30일부터 정신보건법이 개정되어 법명칭도 기존의 '정신건강법'에서 '정신건강증진 및 정신질환자 복지서비스 지원에 관한 법률(이하 정신복지법)'로 바뀌었는데, 바뀐 주요 골자로는 우선 정신질환의 범위를 '망상, 환각, 사고나 기분장애 등 독립적으로 일상생활을 영위하는데 중대한 제약이 있는 환자'로 좁혔고 강제입원 요건도 '치료 필요성'과 '자해 및 타해 위험'의 두 가지 모두 충족시키는 경우로 제한하였다. 또한 보호자에 의한 입원의 경우 입원요건과 절차를 강화하여 입원기간이 2주가 넘는 경우 국공립 소속 전문의 등을 포함한 서로 다른 정신의료기관에 소속된 2명의 전문의가 환자에 대하여 일치하는 소견이 있어야 환자의 계속입원이 가능하게 하는 '2주 진단 입원' 및 '외부 추가 전문의 진단'제도를 도입하였고 '입원적합성 심사위원회'를 신설하였다.

하지만 입원심사를 시행할 정신과 전문의가 턱없이 부족하고, 퇴원환자 보호를 위한 사회시스템이 부재한 현실을 고려하지 않은 채 시행된 정신복지법은 많은 비판을 받고 있다. 또한 개정법에 따르더라도 보

---

91) 서동우, 정신보건의 역사적 변화선상에서 본 우리나라 정신보건법의 문제와 개선안, 보건복지포럼, 제123호, 2007, p42-56
92) 사법입원제도란 의사가 순수하게 의학적 판단만으로 입원여부를 결정하면 사법기관이 환자의 가정환경 등을 고려해 입원적절성을 평가하는 것이다.

호의무자와 정신과 전문의가 입원 및 퇴원결정과 심사 등을 담당한다는 점에서 근본적인 문제는 해결되지 않았다.

또한 특히 입원적합성 심사위원회에서 입원의 적합성 판정을 내리는 의사 두 명 중 한 명은 국공립 정신병원이나 국가에서 지정하는 병원의 정신과 전문의야 하는데 현재 우리나라 국공립 정신병원 정신과 전문의는 140여 명으로 전체 정신병원 중에서 3%에 불과하며, 이들이 10만여 명의 정신질환자 입원심사를 맡아야 하는 문제점이 있다. 이를 해결하기 위하여 정부는 2017년 정신과 전문의 10명을 공중보건의로 배정받아 이들 모두를 4곳의 국립정신병원에 직권으로 배치해서 이 업무를 담당하도록 하겠다고 발표하였는데,[93] 이들은 전문의 자격시험을 겨우 딴 새내기 전문의로서 경험이 부족할 수밖에 없다. 또한 입원심사는 대면진료를 통해 이루어져야 하는데 대면진료가 불가능하다는 현실적인 문제로 입원심사를 서류심사로 대신하게 되었다. 또한 개정된 정신복지법은 치료의 필요성이 있는 정신질환과 함께 자해 또는 타해의 우려가 있는 경우에만 강제치료 요건이 된다고 규정하여 망상과 환청이 있고 이상한 행동을 하더라도 자해나 타해의 우려가 없는 경우 입원치료를 거부하면 치료를 시작할 방법이 없다. 문제는 실제로 강제입원의 대상이 되는 급성기 조현병, 조울병 환자들의 경우 거의 대부분이 본인이 병이 있다고 생각하지 않는다는 것과 함께 경찰이나 구급대는 자해나 타해의 우려가 있는 긴급한 상황이 아니면 개입할 수 없기 때문에 현재의 법을

---

93) 정신질환자 강제입원 방지 대책이 오히려 입원중인 환자 강제로 내쫓아, 미래한국, 2017.4.21

따른다면 진단을 받기위해 병원에 데려오는 것조차 불가능하게 된다.

마지막으로 개정된 법안에 따르면 강제입원을 위해서는 반드시 자해 또는 타해의 위험이 있어야 하는데 만약 자타해 위험을 폭넓게 해석하는 경우 치료의 필요성 기준을 따르는 기존 법과 다를 것이 없게 된다. 따라서 강제입원요건으로 자해 또는 타해 위험기준으로 제한하기 보다는 치료필요성을 기준으로 하되, 치료 필요성에 필요한 기준을 좀 더 구체적으로 명시하였다면 더 좋았을 것이라는 비판도 있다.[94]

신경정신의학회 등 의료계에서는 개정된 법 시행으로 강제입원 조건이 까다로워지게 되면 현재 입원 정신질환자의 최대 13,500명, 알코올 중독자 5,600명 등 모두 19,100명가량이 퇴원할 것이며 이는 사회로 나올 것이라는 예측을 하고 있다.[95]

현재 상황

개정된 법 시행 후 비자발적 입원 비율을 살펴보면 법 시행 후인 2017년 6월23일 현재 비자발적 입원비율은 46.1%로 법 시행 한 달 전인 4월 30일 기준 61.1%와 비교하여 15.0% 감소하였고 법 시행 이후 1개월간 강제입원 환자 중에서 퇴원한 환자는 일 평균 약 227명으로 법 시행 이전 약 202명에 비하여 다소 증가하였다.[96]

법을 시행하는 절차에서도 많은 혼란이 있었다. 개정된 정신보건법

---

94) 윤제식 등. 정신건강복지법의 문제점과 개선방향:입원적합성심사위원회의 역할을 중심으로. J Korean Neuropsychiatr Assoc 제56권, 2017, p146-153
95) '억울한 정신병원행' 이중진단으로 막는다. 국민일보, 2017.5.23
96) Kiri 고령화 리뷰 12호, 개정 정신보건법 시행과 쟁점. 보험연구원

에서 서로 다른 기관에 근무하는 두 번째 전문의의 의견을 받도록 하여 한명의 의사에 의해 잘못 판단되는 위험성을 줄이고자 하였으나 법적 판단을 해야 하는 심사위원회는 한 달에 한번 서류심사로만 가능하도록 법에 명시되어 있다. 또한 법적 책임이 없는 2차 진단의사가 입원 2주 이내로 법적 판단을 하게 규정하여 있지만 현재 입원하려는 환자가 수만 건 이상으로 이 숫자의 환자를 평가하는 것은 현실적으로 불가능하고 이로 인하여 상당수의 환자가 2차 전문의의 판단을 받지 못하고 퇴원하게 될 상황에 놓이자 2주 이내로 2차 전문의가 오지 않으면 같은 병원의 전문의가 판정할 수 있도록 시행방안을 만들에 원래 법의 취지를 무색하게 하고 있다. 또한 2차 진단의사를 파견할 지정병원은 높은 수준의 윤리와 능력을 필요로 하지만 이전 장기간 강박으로 인하여 환자를 사망에 이르게 한 병원이 2차 진단병원으로 지정되어 논란이 적도 있다.[97]

더불어 개정된 정신보건법이 이미 시행되고 있지만 정신질환자에 대한 강제입원은 여전히 사회 문제가 되고 있다. 최근 문제가 된 사건을 보면 다음과 같다. A가 지나친 음주를 이유로 B 정신병원에 강제입원되었고 이후 A는 입원조처가 부당하다며 퇴원심사청구를 냈고 이후 전문의, 변호사 등으로 구성된 대구의 한 자치구 정신보건심의위원회에서 퇴원명령을 받았다. 하지만 퇴원 당일 A씨는 C 정신병원으로 옮겨졌다. 가족들이 퇴원을 해도 일은 하지 않고 술만 먹을 것이라고 하여 집

---

97) (왜냐면) 환자인권 위해 정신보건법 다시 고쳐야/권준수, 한겨레, 2017.6.12

이 아닌 다른 병원으로 보냈기 때문이다. 이에 이 환자는 인권위에 진정을 제기하였고 인권위는 이와 같은 행위는 인권침해에 해당한다고 판단하였다.[98] 이외에도 보호자 동의없이 환자를 강제입원 시킨 모 정신병원 2곳에 대하여 법에 따른 입원절차를 준수토록 하는 내용의 직원 직무교육 시행을 인권위에서 권고하였고,[99, 100] 조현병을 앓고 있는 정신질환자가 보호자 동의없이 강제입원을 시킨 사건으로 정신의료기관에 대하여 법령에 따른 입원절차를 엄격히 준수하도록 직무교육을 시키고 관리감독을 철저히 할 것을 권고한 적도 있다.[101]

98) 퇴원당일 또 강제입원 당한 정신장애인… "인권 침해", 노컷뉴스, 2017.9.8
99) '정신질환자 강제입원'여전… 인권위 대전, 충북 병원 시정권고, 동양일보, 2017.8.9
100) 최근 정신의료기관 관계자들이 보호의무자 동의로 정신질환자를 입원시킬 때 보호의무자임을 확인할 수 있는 증빙서류를 받아야 함에도 가족관계증명서 등을 받지 않은 채 입원시켜 정신보건법 위반으로 의사들을 검찰에서 기소하였는데 이에 대하여 정신과 전문의는 정신의료기관의 장에 해당하지 않아 서류구비의무를 부담하는 자들로 볼 수 없고 병원에서 통상적인 입원수속 절차는 원무과에서 이루어지므로 보호의무자임을 확인할 수 있는 서류를 제출받는 업무를 실제로 집행하는 자에 해당한다고 인정하기 어려워 무죄로 선고하였다. 하지만 기초정신보건심의위원회로부터 퇴원명령을 고지받았음에도 불구하고 퇴원을 지연시켰고, 요양급여비를 받은 의료기관에 대하여 여기서 말하는 '즉시'란 퇴원명령을 받은 다음날을 의미하며 보호의무자의 인계가 지연되었다는 이유로 퇴원명령을 불이행하는 것은 관련 법령상 허용할 근거가 없기 때문에 입원치료의 필요성이 인정되지 않아 퇴원명령을 받은 자들을 즉시 퇴원시키지 않고 계속 입원치료를 한 것은 적법한 입원이라고 할 수 없어 퇴원명령이후 입원치료에 대하여 요양급여를 지급할 수 없고 병원 운영자에 대하여 정신보건법과 국민건강보험법을 위반을 인정하여 벌금형을 선고하였다. : 형사 법정 선 정신병원 봉직의사 39명 모두 '무죄', 의협신문, 2018.1.19.
101) 조현병 환자 퇴원 다음날 강제 입원? … 인권위 "신체의 자유 부당 침해", 메디컬투데이, 2017.8.11

결론

환자가 동의하지 않는 비자발적 강제입원은 환자의 자율성과 존엄성을 침해하는 행위이면서 인권을 침해할 가능성이 높다. 최근 개정된 정신복지법에서는 이런 비자발적 강제입원을 일종의 인신구속으로 엄격하게 해석하여 자신이나 타인을 해할 위험성에 국한하고 있다. 하지만 비자발적 강제입원의 조건을 타인을 해할 위험성에 국한하는 경우 위험하지 않은 환자는 적절한 치료를 받을 수 있는 기회를 놓칠 수 있고 결과적으로 환자의 이익에 반 할 수 있다. 또한 정신질환자들의 가족들은 정신질환자들로 인하여 말 못할 신체적, 정신적 고통을 겪고 있어 이를 정신병원 입원 등으로 해결하기 원하고 있다는 것도 사실이다.

더불어 정신의료기관 강제입원으로 인한 여러 인권적인 문제를 강제입원의 기준을 강화로만 모든 문제가 해결되는 것은 아니다. 정신요양시설이라는 정신의료기관을 대체하는 대안시설이 있기 때문이다. 정신요양시설은 일종의 수용시설로 과거 행려 정신질환자 등 신원이 불분명하거나 보호 의무자를 찾을 수 없는 자들을 강제로 수용하기 위하여 만든 시설이지만 시장 등 행정권에 의해 강제입소가 가능하다. 이런 정신요양시설은 전문의가 상주하지 않고, 간호시설도 부족하고 임상심리사도 없지만 강제입원이 가능하기 때문에 인권의 사각지대가 될 수 있다.[102] 이를 해결하기 위해서는 정부와 지방자치단체의 적극적인 지원

---

102) 의사 없는 정신요양시설, 3000명이 강제입원 중? 메디파나뉴스, 2017.7.26

과 개입을 통해 병원 밖에서도 환자를 돌보고 관리할 정신건강증신센터를 활성화시키고 동시에 사회구성원들의 지속적인 관심과 동참이 필요할 것으로 보인다.

마지막으로 우리사회가 정신질환자에 대하여 가지고 있는 차별적 시선도 한번 다시 고민해야 한다. 인간은 합리적인 정보나 교육에도 불구하고 비합리적인 편견을 가지고 차별행위를 할 수 있고 이를 통해 혐오범죄를 일으킬 수도 있다. 우리들이 현재 정신질환자에 대하여 비이성적인 편견을 가지고 차별대우를 하고 있지 않은가 고민해야 한다.[103]

참고. 1

정신질환자에 의한 범죄

정신질환자의 범죄율은 일반인의 범죄율보다 낮고, 특히 살인과 같은 중범죄의 경우 그 비율이 낮아 정신질환과 폭력성과 상관관계가 없다는 것은 이미 입증된 상태이다. 대검찰청에 따르면 2015년 전체 인구 약 5,100만 명 중 강력범죄자는 약 35,000여 명인 반면 전체 231만 명의 정신질환자들 중 강력범죄 정신질환자는 781명으로 인구 10만 명당 강력범죄자 수로 환산하면 일반인의 경우 68.2명인 반면 정신질환자들의 강력범죄자는 33.7명으로 절반에 못 미치고 있다.[104] 하지만 언론에서

---

103) 최기홍, 범죄와 정신질환의 관계, 사회적 편견은 어느 정도인가? 헬스커뮤니케이션 연구, 제16권, 2017, p19-28
104) (팩트 체크)정신질환자 강력범죄율 일반인 10배?...일반인 절반도 안돼, 동아일보, 2017.4.15.

정신질환자는 주로 사회 안전을 위협하는 가해자로 그려지기 때문에 정신질환자들의 범죄는 '정신질환'이라는 특이성으로 인하여 사회적 문제가 되는 경우가 일반인에 의한 강력범죄의 경우보다 흔하다. 특히 조현병과 같은 정신질환자가 범죄를 유발하게 되는 주요 요인인 환청이나 망상의 경우 약물치료를 꾸준히 받으면 범행가능성이 5% 이하로 크게 줄어들지만 상당수의 정신질환자들이 치료제 복용에 대한 편견이나 의식부족으로 인하여 약물복용을 중단하게 되고 이후 범죄를 저지른다고 한다. 따라서 나와 다르고 이들이 위험하다는 이유만으로 사회로부터 격리하고 외면할 것이 아니라 사화에서 보호받을 인권과 사회에서 함께 살아갈 권리가 있음을 이해하고 제대로 치료받을 수 있는 환경을 우선적으로 조성해주어야 한다. [105]

---

105) 하지만 이에 대한 반론도 있다. 2014년 12월 3일 부산에서 19대 후반의 발달장애인이 만 한 살 된 아기를 3층 건물 아래로 던졌고 아이는 결국 뇌출혈로 사망하는 사건이 발생하였다. 사건 당일 재활치료를 위해 활동보조인과 함께 복지관을 찾았고, 활동보조인이 잠시 자리를 비운 사이에 모르는 아이를 난간 밖으로 던진 것이다. 또한 2016년 강남역 묻지마 살인사건의 경우 조현병을 앓고 있던 범인이 모르는 여성을 흉기로 찔러 살해하여 사회적 문제가 된 적도 있었다. 대검찰청 범죄분석 보고서에 따르면 정신질환자가 저지른 범죄는 2006년 4,889건에서 2015년 7,016건으로 10년간 43% 상승하였고, 흉악범죄 비율도 2006년 4%에서 2015년 11%로 가파르게 증가하고 있다고 보고하였다. 하지만 정신질환자들은 강력범죄를 저지르고도 심신미약을 이유로 무죄판결을 받거나 감형되기도 한다. 피해자 유족 입장에서는 억울할 수 있다. 우리 사회는 이런 불안감을 가지고 살아가기 보다는 사고예방을 위하여 정신질환자들을 사회에서 격리해야 한다고 주장하는 사람들도 있다.

참고. 2

정신질환자 격리 및 강박제도
(서울고등법원 2016.12.8.선고 2015나2015007)[106]

정신질환자 인권과 관련하여 정신질환자 강제입원제도 이외에 문제가 되는 것 중의 하나는 정신의료기관 내에서 벌어지는 정신질환자 격리 및 강박제도이다. 강박처치란 환자의 신체적 활동을 제한하거나 구속하는 처치로서 병원에서는 주로 의식이 떨어져 있는 노인환자의 안전이나 영양섭취를 보장하기 위하여 중환자실에서 활용되곤 한다. 하지만 정신질환자에 대한 강박처치는 심한 초조와 불안을 가진 정신질환자의 치료목적으로 사용되기보다는 인력과 자원이 부족한 정신의료기관에서 공격적인 정신질환자에 대한 현실적인 대처법으로 광범위하게 시행되고 있다.[107] 하지만 2005년도 경기도의 한 사설 정신보건시설에서 정신질환자를 124시간 묶고 방치하여 급기야 사망한 사건이 벌어져 사회적 논란이 되었었다.[108]

사건개요

정신분열병을 앓은 A는 여러 차례 국립B병원에 입원하여 치료받은 적이 있는 사람으로 2012년 12월 정신분열병이 재발하여 국립 B병원에

---

106) 정신질환자 격리 강박 때 설명의무 다해야, 의협신문, 2017.12.1
107) 유상호, "임상에서 정신건강의학과 의료윤리의 실제"에 대한 논평: 강박 처치의 윤리적 쟁점, 한국의료윤리학회지, 제18권, 2015, p50~55
108) 정신병원 환자 124시간 묶어둬 사망, 한겨레, 2006.10.16

다시 입원하여 치료를 받았다. 입원 중 A가 뛰다가 바닥에 몸을 던지는 등 행동조절이 되지 않자 B병원 의료진은 11일 동안 총 9회에 걸쳐 최소 2시간에서 최대 13시간 동안 강박치료를 실시하였다. 강박을 시행한 마지막날 B병원 의료진은 병실에서 엎어진 상태로 쓰러져 있는 A를 발견하였고 A는 외상은 없지만 대답을 하지 않고 의식이 없는 상태였다. 이에 의사C는 상태를 확인 후 상급병원으로 전원하기로 하면서 심폐소생술을 시행하였다. 하지만 전원된 병원에 도착하였을때 A는 이미 사망한 상태였다. 부검결과 A는 폐동맥혈전 색전증으로 판명되었다. 이에 A씨 가족은 치료과정에서 의료상 과실로 인하여 사망에 이르게 한 잘못이 있고 설명의무도 위반하였기 때문에 B병원은 A씨 가족에 대하여 손해배상을 청구하였다.

재판부는 B병원 의료진이 강박을 시행할때 최소 2시간 간격으로 환자의 팔과 다리를 움직여주어야 하는데 이 지침을 준수하지 않았고 폐동맥혈전색전증을 예방하기 위하여 압박스타킹을 착용하게 하거나 항응고제를 사용하는 등의 추가적인 조치를 취하지 않았으며 환자의 상태는 즉시 강박을 시행하지 않으면 생명이 위독할 정도로의 응급상황이었다거나 심신상의 중대한 장애를 가져오는 경우에 해당한다고 인정하기 부족하고 의료진이 강박치료 실시에 대하여 망인 또는 망인의 가족에게 승낙받지 않았음을 이유로 병원은 A씨 가족에서 손해배상을 하여야 한다고 결정하였다. 하지만 망인의 경우 정신분열병 치료를 위해 입원치료가 필요하였고, 강박치료는 흡인성 폐렴이나 혈액순환장애를 유발할 수 있고, 강박치료를 시행후 한시간 간격으로 환자의 상태와 체위를 기재하고, 환자가 깨어 있는 동안은 한시간 간격, 수면을 취하는 경우는 3시간 간격으로 활력징후를 체크하였고, 약물이나 정신분열병 증세가 폐동맥 혈전색전증의 발생에 일정량 기여함을 인정하여 피고의 손해배상책임을 30%로 제한하였다.

격리와 강박

격리란 비자의적으로 방 안이나 구역에 가두어 행동을 제한하고 감독하는 것으로 정의된다. 다시 말해서 격리란 정해진 제한된 공간에 비자의적으로 혼자 머물거나 열쇠로 문을 잠근 채 행동공간을 제한하는 것으로, 문을 잠그지 않더라도 비자의적으로 제한된 격리공간에 혼자 머물거나, 자의적으로 머물더라도 문을 외부에서 잠근 채 있으면 격리에 해당한다고 할 수 있다.[109] 이에 비하여 강박은 개인의 팔, 다리, 몸통, 또는 머리를 자유롭게 움직이지 못하게 하는 것이다. 신체적 강박이란 직접적인 신체접촉으로 자해 및 타인을 위협하는 것으로부터 예방하기 위해 일정 기간 동안 움직임을 제한하는 것으로, 한 명 이상의 병원 직원이 환자가 움직이지 못하게 잡고 있거나 자리를 떠나지 못하게 가로막는 것을 말한다. 도구를 이용한 강박이란 손목이나 발목을 강박대로 고정시키거나, 벨트를 사용하거나, 보호복을 착용시키거나 의자에 고정시키는 방법 등 기구를 이용한 강박을 말한다. 이에 비하여 화학적 강박이란 개인의 행동조절 및 움직임을 제한하기 위한 목적으로 약

---

109) 전남대학교병원, 정신의료기관 내 격리 및 강박 지침 개발, 연구용역, 2016.12, p58

물을 사용하는 것으로 주로 근육주사나 정맥주사로 약물을 주입하여 환자를 급격하게 안정시키는 것을 말한다.

국가인권위원회의 격리 및 강박과 관련된 2009년 보고서에 따르면 정신병원 내에서 격리 및 강박을 경험한 정신질환자의 비율은 45.0%에 이르고 그 과정에서 강박의 이유와 설명을 듣지 못한 비율은 34.7%에 이르고 있어 입원환자들에게 격리와 강박이 인권침해의 수단이 되었음을 보여주고 있다. 이 정신의료기관에서의 격리와 강박의 비율은 점차적으로 늘어나 국가인권위원회의 2015년 보고서에 따르면 격리 및 강박의 경험이 있는 정신질환자의 77.4%가 격리를 경험하였고 10회 이상을 경험한 경우도 22.6%이었다. 격리를 경험한 시간은 4시간 이상이 59.8%이었고 14시간 이상인 경우도 19.3%이었다. 강박의 경우 83%가 경험하였고, 10회 이상을 강박당한 경우도 11.0%이었고 24시간 이상을 강박을 당한 경우도 10.9%이었다. 화학적 강박에 대하여 의료인과 직원들은 23.1%가 대부분 사용한다고 대답하였고 가끔 사용한다의 경우 56.9%로 대답하여 화학적 강박이 빈번하게 사용되고 있었다. 정신질환자들에게 격리 및 강박의 이유를 물어 본 결과 타해 27.8%, 병동규칙 위반 24.9%, 원인을 모르겠다는 경우도 17.4%이었다.[110] 또한 격리나 강박을 당하면 그 이유에 대하여 시행 전후 환자나 보호자에게 이유를 설명하도록 되어 있으나 28.8%는 전혀 듣지 못하였고, 가끔 듣는 경우는

---

110) 황태영, 김성완, 정신의료기관에서 격리 강박의 인권 및 법리적 고찰, 사회정신의학, 제22권, 2017, p1-8

14.1%인 반면 자주 설명을 들었다는 응답은 9.4%이었다. 22개 정신의료기관을 현장조사한 결과에서도 폭언이나 욕설, 투약거부, 음주상태로 입원, 문을 세차게 여닫음 등 병실질서유지를 위한 사소한 원인으로도 격리나 강박이 실시되고 있었다. 이는 정신의료기관 또는 정신의료기관 종사자의 재량권 내지 판단으로 정신질환자가 일방적인 격리나 강박을 당할 우려가 있다는 것을 보여준다. 또한 정신의료기관 중 10개 기관의 격리실이 병동 내에 위치하여 격리실 창을 통해 다른 환자들에게 격리된 상태나 신변처리까지 그대로 노출될 수 있었고, 격리실 평균 면적도 큰 차이를 보여 심각한 경우 한 명이 들어가 웅크리고 앉아도 비좁았고 격리 중 환자의 안전을 위하여 격리실 벽면에 충격완화쿠션을 부탁하거나 침상높이를 50cm 이하로 제작한 기관은 일부에 불과하였다. 이에 따라 최근 국가인권위원회는 정신의료기관 내의 격리나 강박으로 인한 인권침해를 최소화하기 위한 정책적 권고를 하였다.[111]

현재 격리 및 강박제도의 문제점

현재 정신의료기관에서 시행되고 있는 격리 및 강박제도의 문제점으로 강박실시에 대한 설명이 부족하고, 공개된 장소에서 강박하며, 오랜 시간 강박을 시행하고, 의료진의 접근이 미흡하고, 강박 중 가혹행위가 발생할 수 있다는 것 등을 들 수 있다.

---

111) 인권위 "정신병원의 환자 격리, 강박 절차 법령으로 강화해야" 라포르시안, 2016.10.27

1) 법적 규정상의 문제점

1995년 제정된 정신보건법 제48조에서 격리에 대한 일반적인 규정을 두고 있으나 정신과 전문의의 지시와 진료기록부 기재 이외의 다른 제한을 규정하고 있지 않고 있었다. 1997년 개정된 법률에서도 이전의 규정을 유지하였고, 2008년 개정된 법률에서는 제46조에서 강박을 대한 내용을 추가하였고 그 외에는 큰 변화를 보이지 않았다. 하지만 2017년 5월 개정된 정신보건법에서는 격리와 강박을 '치료 또는 보호의 목적하에서 정신과 전문의의 지시에 따른 경우'로만 제한하고 있고, 시행에 있어서도 요건을 더욱 엄격하게 제한하는 태도를 취하고 있지만 이전의 지침과 일치하지 않고, 구체적인 기준이 불명확하고, 구체적 기준의 마련을 위한 하위법령에서 위임규정을 두고 있지 않다는 문제를 가지고 인하여 논란이 되고 있다. 즉, 개정된 정신보건법 제75조 제2항에서는 환자의 증상을 보아 본인 또는 주변 사람이 위험에 이를 가능성이 현저히 높은 경우에만 시행하도록 규정하고 있지만, 현행 보건복지부 격리 및 강박지침에 따르면 격리나 강박은 1) 자해 또는 타해의 위험이 있는 환자를 보호하거나, 2) 치료 프로그램이나 병실환경을 심각하게 훼손할 우려가 있거나, 3) 환자가 동의하는 행동요법으로, 4) 환자가 받는 과도한 자극을 줄여주거나, 5) 환자가 스스로 충동을 조절할 수 없다고 느껴 격리 또는 강박을 요구하는 경우에 시행할 수 있다고 하여 격리나 강박의 조건과 범위가 일치하지 않는다. 또한 법령에서 제시하고 있는 '본인 또는 주변사람이 위험에 이를 가능성이 현저히 높은 경우'가 언제인지에 대하여 기준이 구체적으로 제시되고 있지 않다는 문제점이 있다.[112]

2) 격리나 강박의 지시자

더불어 우리나라의 정신보건법상 격리나 강박의 지시는 정신과 전문의에 의해서만 가능하다고 되어 있는데 만약 정신과 전문의가 병동에 부재시 응급상황이 발생하여 격리나 강박이 필요할 경우 즉각적인 대처 및 관리가 어렵다는 것이다. 외국의 경우 원칙적으로는 정신과 전문의의 지시에 의하도록 하고 있지만 미국 연방법에서는 PRN[113] 처방은 금지하고 있고, 호주나 영국의 경우 응급시에 의사를 대신하는 간호사에 의하여 조치될 수 있지만 즉시 등록된 의사나 당직의사에게 고지하여 승인받도록 하고 있다.

3) 격리나 강박의 시간제한

현재 보건복지부의 격리, 강박지침은 구체적인 격리나 강박 허용시간이 명시되지 않아 남용 가능성이 있다. 격리나 강박시간에 대하여 각 나라들은 4시간 이상의 강박을 금지하는 규정을 두고 있으며 격리나 강박을 해제하거나 연장하기 위하여 주기적으로 평가절차를 하도록 한다. 미국의 연방규정집의 경우 격리나 강박시행시간은 24시간을 넘기지 않도록 제한하고, 영국의 경우 8시간 연속 또는 48시간 중 12시간 이상을 격리하는 경우 다학제 위원회가 열려야 한다. 호주의 경우 강박은 최대 4시간, 격리는 최대 12시간을 넘지 않도록 제한하고 있다. 특히 호주나

---

112) 전남대학교병원, 정신의료기관 내 격리 및 강박 지침 개발, 연구용역, 2016.12, p62-64
113) PRN은 라틴어 Pro Re Nata'의 약자로 필요시란 뜻임

미국의 경우 최초 강박 1시간 내에 의사가 환자를 직접 면대면으로 적절성에 대하여 평가하도록 하고 있으며, 호주는 매 24시간마다 치료팀 단위로 연장을 검토하며, 해제나 연장은 정신과 전문의가 결정하되 격리나 강박과 무관한 다른 의사의 자문을 구할 것을 권고하고 있다.

더불어 각 나라들은 격리나 강박의 과정을 철저하게 기록할 것을 규정하고 있는데, 호주의 경우 모든 격리나 강박과정에서 사건 경위서, 경과기록, 명부를 작성하도록 하고 있다.

4) 격리실의 구조적 문제점

현재 복지부의 격리 강박 지침에는 격리실 크기에 대한 규정이 전혀 없다. 일반적으로 격리실이 너무 적어도 문제가 있고 너무 넓으면 관찰의 사각지대가 발생하기 때문에 좋은 것은 아니므로 적절한 크기의 규정이 필요하다. 또한 격리실이 간호사실 외부에 위치하는 경우 다른 환자들이 격리된 환자를 볼 수 있기 때문에 환자 사생활 보호를 위하여 격리실은 간호사실 내부에 위치해야 하고 외부에 있더라도 다른 환자의 접근이 어려운 구조여야 한다. 또한 격리 조치된 환자의 안전을 위하여 필요한 충격완화 벽면도 설치가 필요하다. 마지막으로 어떤 격리실의 경우 화장실 접근성이 없어 대소변기가 방치되어 있고 외부 환기창이 없어 악취가 심한 경우가 있는데 이는 해결해야 한다. 하지만 현재 정신의료기관에서 이런 정도의 시설을 갖춘 곳은 많지 않다.[114]

---

114) 그들이 묶인 정신병원에 인권은 없었다. 청년의사, 2015.11.30

5) 강박 중 가혹행위

정신병원 내 폭행사건은 해마다 급증하는 추세로 인권위에 접수된 정신의료기관 진정 중 병원 내부에서 발생한 가혹행위, 폭력으로 인한 진정은 전체의 14.3%으로 강제입원에 이어 두 번째로 많았다.[115] 중증의 정신질환을 가지고 있는 피해자들은 가족과 함께 생활하지 못하고 시설 생활에 의존하는 경향이 크기 때문에 자기보호능력이 거의 없고 대부분 폐쇄병동으로 인하여 보호자들도 잘 들어가지 못하여 내부제보가 아니면 잘 드러나지 않고, 보호사들도 정신질환자에 대한 이해나 공감이 부족하여 동등한 인격체로 인식하지 않아 환자들이 보호사들의 말을 잘 듣지 않으면 강박을 하고 그래도 잘 듣지 않으면 폭행 등의 가혹행위를 하기 쉽다.[116]

결론

원칙적으로 강박이나 격리는 폭력적 행동을 보이는 환자 자신과 병동의 다른 환자 및 의료진의 안전을 보호하기 위한 제도이다. 하지만 이 제도는 인권유린의 가능성도 내재하고 있다. 따라서 정신의료기관 내에서 행해지는 격리와 강박은 치료적으로, 그리고 마지막 수단으로 시행되어야 하며 이를 위하여 여러 적절한 대안을 마련해야 하며 만약 강박이나 격리가 반드시 필요한 경우 정적한 기준을 마련하여야 한다. 또한

---

115) 정신 나간 정신병원… 18시간 묶여 있던 노인사망, 한국일보, 2015.1.28
116) 환자 때리고 성적 학대한 정신병원 보호사들, 국민일보, 2018.3.20

의료인이 정신질환자를 대하는 방식이나 생각도 달라져야 할 것으로 생각된다.

5 병원에서 행해지는 임의비급여

- 대법원 2012.6.18. 선고 2010두27639, 27646 전원합의체 판결

우리나라 건강보험제도는 전 국민이 의무로 가입하여야 하며 이를 통해 입원이나 외래 및 입원하여 시행되는 처치나 시술뿐만 아니라 입원 시 제공하는 식사비용 및 약제비에 대하여 할인혜택을 받을 수 있다. 하지만 이 제도가 완벽하다고는 볼 수 없다. 우리나라는 1977년 의료보험 제도를 도입하였는데 짧은 기간 안에 의료보험 제도를 안정시키고 가입자들에게 평준화된 서비스를 제공하기 위하여 낮은 보험료, 낮은 급여 혜택, 낮은 수가로 제도를 설계하였기 때문에 많은 문제점을 내포하고 있다. 예를 들어 환자 측에서는 대학병원과 같은 종합병원에 입원하는 경우 새로운 진단 방법이나 치료방법, 신약과 같은 상당수의 처치나 시술, 약제비 등이 비급여항목으로 지정되어 건강보험혜택을 받지 못하여 가정에 많은 경제적인 부담을 주며 최악의 경우 가정경제 파탄의 주 원인이 되기도 한다.[117] 의료서비스를 제공하는 의료인 측도 현재 건강보험에서 제시하는 보험수가가 일률적이고 너무 낮아 의원이나 병원 경

영에 많은 어려움을 겪고 있다고 불평을 하고 있다. 이런 불만이 가중되던 와중에 크게 문제가 되었던 것이 임의비급여이다. 비급여는 크게 임의비급여와 법정비급여로 나눌 수 있다. 법정비급여란 병의원에서 진료나 치료를 받는 경우 법에서 보험재정 등의 이유로 건강보험에서 건강보험의 혜택을 받지 못하고 환자가 모든 진료비용을 부담하는 것으로서 건강보험에서 어떤 이유로든 건강보험 급여로 인정이 되지 않기 때문에 문제가 될 소지가 적다. 임의비급여란 건강보험급여로 인정되는 치료나 시술이지만 여러 가지 이유로 인하여 의료서비스를 제공하고 있는 의료기관에서 건강보험급여적용을 하지 않고 비용을 모두 환자에게 부담시키는 것을 말한다. 이런 병원의 비급여 진료나 치료는 건강보험의 적용을 받지 않고 병의원이 임의로 가격을 정하기 때문에 병원에서는 보험급여항목의 낮은 수가를 보충하는 역할을 하였다.

우리나라의 경우 요양기관은 요양급여비용 내역서 및 청구서를 건강보험심사평가원(이하 심평원)에 제출하면 심평원은 건강보험법 시행규칙에 의하여 요양급여비용의 내역이 심사기준에 적합한지를 심사하여 심평원의 심사기준에 벗어나는 부분에 대하여 삭감하고 요양기관에 요양급여비용을 지급하는 구조이다. 하지만 의료기관이 환자에게 의료비를 직접 청구하지 않고 건강보험에 청구하는 현재의 보험료 청구구조로 인하여 환자, 의료인, 심평원 간의 갈등이 끊이지 않았다. 특히 최근까지 요양기관들은 국민건강보험 관계 법령상 요양급여 대상 또는 비급여

---

117) 김계현 등. 본인이 동의하여 직접 부담하는 진료행위(임의비급여)를 사회보험체계에서 적용하는 방법에 관한 연구, 대한의사협회지 제54권, 2011, p332-341

대상 어느 것으로 규정되어 있지 않은 의료행위이거나, 요양급여 대상이 되지만 요양급여가 삭감될 우려가 있는 경우 심평원에 요양급여 신청을 하지 않고 모두 환자에게 청구하는 관행 즉, 임의비급여를 하는 관행을 가지고 있었는데 이런 요양기관의 비급여 관행이 표면화되면서 크게 사회적 문제가 된 적이 있다. 여기서는 대학병원의 관행적인 임의비급여에 대한 정당성 문제로 사회적 논란이 되었던 사건을 살펴보고 임의비급여에 대하여 좀 더 논의해 보도록 한다.

사건개요

사실관계

보건복지부는 여의도성모병원(이하 성모병원)에 대하여 건강보험 요양급여 전반에 관한 현지조사를 실시하였는데, 그 결과 2006.4.1일부터 2006.9.30일까지 백혈병 등 혈액질환에 대한 약제의 처방·투여 급여기준이나 허가사항을 위반하고 그 비용을 본인부담금으로 징수한 것으로 확인하였다. 이에 국민건강보험공단은 성모병원이 구 국민건강보험법 제52조 소정의 '속임수 기타 부당한 방법으로 요양급여비용을 받은 행위'를 하였다는 이유로 환자들로부터 지급받은 본인부담금에 대해 1) 허가사항을 위반하여 처방·투여한 의약품 비용을 본인부담금으로 징수한 사례, 2) 보건복지가족부 고시(행위수가고시)에 치료재료, 방사선 치료 비용 등이 포함되어 별도로 징수할 수 없음에도 행위수가고시로 정한 금액에 더하여 치료재료, 방사선치료 비용을 본인부담금으로 징수한 사례, 3) 요양급여사항으로 요양급여비용 청구 대상임에도 종전 진료비 심사 과정에서의 삭감사례를 토대로 진료비심사 과정에서 삭감될 것을 우려하여 건강보험공단에 요양급여비용을 전혀 청구하지 않고, 환자로부터 건강보험공단에 청구하여야 할 요양비용을 포함한 모든 비용을 징수한 사례로 나누어 이에 대한 부당이득환수처분을 내렸다.

이에 성모병원은 백혈병 등 혈액질환은 난치병으로 급여기준이 정한 범위 내의 진료만으로 환자의 생명이나 건강을 구하는 것이 곤란하고, 요양기관으로서는 급여기준을 위반하더라도 환자에게 최적의 진료행위를 하여야 할 의무가 있는 만큼 위와 같은 비용을 환자로부터 징수하지 못한다는 규정도 없으므로 그 치료방법이 의학적 타당성과 불가피성을 갖춘 경우에는 그 비용을 본인부담금으로 환자에게 청구할 수 있다고 주장하면서 법원에 소를 제기하였다.

제1심 판결

제1심 판결은 1), 2) 유형의 경우 예외적인 요건을 충족하면 허용할 수 있다고 보았다. 즉, 국민건강보험법의 관련 규정과 판례에 의하면 요양기관이 요양급여를 한 후 요양급여를 받은 자로부터 관계 법령에서 정한 기준과 절차와 다르게 그 비용을 징수하는 경우에는 특별한 사정이 없는 한 '속임수 기타 부당한 방법으로 가입자 등으로부터 요양급여비용을 받거나 부담하게 한 때'에 해당한다. 그러나 '해당 진료행위의 의학적 타당성이 인정되고 병원이 그 진료행위를 하기 전에 환자 측에 급여기준을 위반한 진료행위의 의미에 대해 충분히 설명하고 그 시행에 대한 사전 동의를 받은 것으로 인정될 경우에는 예외를 인정하여야 한다'고 하였다. 이 사건의 경우 환자의 생명을 구하기 위한 치료를 위하여 필요한 경우에 한하여 투약이 이루어졌고, 급여기준이나 허가사항이 위 병원이 치료방법으로 택한 범위대로 변경되는 등 의학적으로 타당성이 인정되므로, 그 비용을 환자 측으로부터 징수한 것을 '속임수기타 부당한 방법으로 가입자 등으로부터 요양급여비용을 받거나 부담하게 한 때'에 해당하지 않는다고 보아야 한다고 판시하여 복지부가 부가한 과징금 처분과 공단이 내린 진료비 환수 처분을 모두 취소한다고 주문하였다.[118)]

제2심 판결

보건복지부와 보험공단은 1심에 불복하고 항소하였지만 제2심은 제1심과 마찬가지로 의사의 진료행위가 요양급여기준이나 의약품허가사항을 위반했다 하더라도 환자치료를 위해 꼭 필요한 것이었다면 부당한 것으로 볼 수 없다는 취지로 항소를 기각하였다.

대법원 판결

보건복지부는 성모병원이 제출한 증거자료만으로는 정당한 과징금과 부당이득금을 판단할 수 없는 영역이 존재하고 병원이 공단에 청구해야

---

118) 배병일, 임의비급여 진료행위에 관한 민사법적 검토, 의료법학 제18권, 2017, p75-103

하는 진료비를 환자에게 바로 청구한 점 등을 이유로 들어 대법원에 상고하였다.

대법원은 대상판결에서 '속임수 기타 부당한 방법'의 해석에 관한 종래의 판결을 변경하여 예외적인 경우에는 '임의비급여 진료행위'가 허용된다고 하였다. 즉, 임의비급여 진료행위는 원칙적으로 허용되지 않는 것으로 '속임수 기타 부정한 방법에 의하여 보험급여비용을 받은 경우'에 해당하나, 예외적으로 특정한 요건을 구비한 경우에는 허용되고, 그에 관한 비용의 징수는 부당징수에 해당하지 않지만 그에 관한 증명책임은 요양기관에게 있다고 하면서 원심판결에서 1), 2) 유형에 관한 부분은 파기, 환송하였지만 3)의 경우 인정하였다.

2017년 4월 서울고법에서 열린 파기환송심에서 성모병원의 일부승소판결을 내렸다. 재판부는 대법원이 제시한 임의비급여 예외적 허용기준을 통해 임의비급여 28억여 원 중 선택진료비인 7억여 원과 함께 의약품과 치료재료와 관련해 요양급여기준을 초과하여 징수한 13억여 원 중에서 요양급여기준을 초과한 약제비에 대한 보험급여 1억6천여만 원 및 의료급여 1억여 원의 경우 의학적 타당성이 인정되어 취소하였다.[119) 재판부는 '요양기관은 법정비급여 진료행위가 아닌 한 원칙적으로 관계법령에서 정한 기준과 절차에 따라 가입자 등에게 요양급여를 제공한 후 비용을 지급받아야 하고, 요양급여에 해당하는 진료행위를 비급여대상인 것처럼 하여 비용전부를 환자로부터 청구하는 것은 어떠한 경우에도

---

119) 10년에 걸친 임의비급여 소송 일단락…여의도성모병원, 일부 승소, 청년의사, 2017.4.25

허용할 수 없다'고 하였다.

요양급여와 비급여

우리나라의 국민건강보험은 요양급여의 내용을 법으로 정하도록 하는 요양급여기준 법정제를 채택하여 의료기관이 행한 진료행위 중 건강보험의 대상에 해당하는 경우 건강보험공단에 그 비용을 청구하고 일부 본인부담금 부분만 환자에게 징수할 수 있도록 하고 있는 반면, 건강보험의 대상이 아닌 것, 즉 법정비급여 사항에 대하여는 그 대상을 법으로 정해놓고 그 정해진 사항에 대하여만 그 비용을 환자에게 징수할 수 있다고 하고 있다.

비급여는 크게 법정비급여와 임의비급여로 나눌 수 있다. 건강보험법상 법정비급여 진료는[120] 그 유형으로 1) 단순 피로 및 권태, 주근깨, 사마귀, 여드름 등과 같은 피부질환, 발기부전, 단순 코골음, 단순 포경 등 보건복지부 장관이 정하여 고시하는 질환으로서 업무 또는 일상생활에 지장이 없는 경우에 실시 또는 사용되는 행위, 약제 및 치료재료, 2) 쌍꺼풀 수술, 코성형 수술, 유방확대수술, 지방흡인술 등 미용목적의 성형수술과 그 후유증 치료와 같이 신체의 필수 기능개선 목적이 아닌 경우에 실시 또는 사용되는 행위 약제 및 치료재료, 3) 예방접종, 건강검진과 같이 질병부상의 진료를 직접 목적으로 하지 않는 경우에 실시 또는 사용되는 행위, 약제 및 치료재료, 4) 3인 이하 병실이용,[121]

---

120) 국민건강보험 요양급여의 기준에 따른 규칙 별표2

치과 보철 및 임플란트[122] 등 보험급여정책상 요양급여로 인정하기 어려운 경우 및 그 밖에 건강보험급여 원리에 부합하지 않는 경우로 되어 있다. 신의료기술의 급여여부를 결정하는 과정에서 발생하는 비급여도 여기에 포함된다. 이에 비하여 임의비급여는 앞서 말한 바와 같이 법정비급여항목에 대한 진료가 아닌 보험급여항목인데도 기존의 요양급여기준에 의하면 보험급여로 청구할 수 없거나 또는 다른 이유로 요양기관이 임의로 수진자들에게 진료비를 부담시키는 경우를 의미한다.

임의비급여의 유형

임의비급여의 유형으로 1) 신의료기술의 경우 요양급여 대상 또는 비급여 대상으로 결정하는 절차가 마련되어 있지만 이를 거치지 않고 요양기관에서 임의로 시행 후 그 비용을 수진자에게 징수하는 경우, 2) 요양급여기준에 정해진 요양급여의 진료행위 비용(수가)에 이미 그 진료행위에 필수적인 치료재료나 장비 등의 비용 등이 포함되어 치료재료비용 등을 별도로 환자에게 징수할 수 없지만 의료기관이 그 비용을 수진자에게 임의로 징수하는 경우, 3) 요양급여 기준을 초과하거나 열거되지 않은 진료행위에 관한 비용을 환자에게 부담시키는 것으로, 관련 법령에 의한 요양급여 대상이라고 하더라도 급여로 인정하는 적응

---

121) 2018년부터는 2-4인실의 경우에도 건강보험 요양급여 대상에 포함되었다.
122) 2014년 75세 이상의 노인에서 임플란트 치아를 2개까지 50%의 보험적용을 받다가 2016년 7월부터 65세 이상에서 임플란트 치아 2개까지, 2018.7월부터는 임플란트시술 본인 부담률이 30%로 낮아져 보험급여 적용대상을 넓혔다.

증, 수량, 가격, 산정방법 등이 제한이 되어 있는데 요양급여기준에서 인정되는 범위를 초과한 진료행위나 열거되지 않은 진료행위를 하고 그 비용을 수진자에게 부담시키는 경우, 4) 요양급여 대상임에도 불구하고 요양급여 비용심사과정에서 심사삭감이나 낮은 치료수가로 인하여 환자에게 부담시키는 경우 등이다.[123]

임의비급여는 다시 첨단 의학기술 및 약학의 발전으로 인하여 아직 요양급여 항목이나 비급여 항목에는 포함되어 있지 않지만 환자에 대한 최선의 진료를 하기 위하여 신약이나 첨단기술을 사용하는 의학적 임의비급여와 요양급여의 적용대상이지만 기준이 되는 용량이나 방법을 지키지 않아 추후 요양급여비용이 삭감되거나 환수될 수 있는 경우를 대비해 환자에게 모든 비용을 전가하는 불법적 임의비급여로 나누기도 한다.

최근에 건강보험공단은 2016년 12월 임의비급여를 포함한 모든 비급여 항목을 5가지 유형으로 분류해 분석하기 시작하였다. 항목비급여(등재비급여)란 로봇수술, 충치치료 등과 같이 신의료기술 신청절차 등을 거쳐 장관이 고시한 '건강보험 행위 및 치료재료 급여, 비급여 목록표'에 등재된 것으로 비급여 등재코드를 가진 것을 말한다. 기준초과 비급여(기준비급여)란 급여항목이기는 하지만 의학적 타당성과 보험급여 원리 등을 고려하여 급여 적용대상에서 제외한 것으로 구체적으로 약제 또는 치료재료 사용 횟수 또는 용량과 같은 요양급여기준을 초과한 것

---

123) 이화연, 법경제학의 관점에서 본 임의비급여의 허용문제, 법경제학 연구 제13권, 2016, p40-41

을 말한다. 이는 다시 척추 MRI와 같이 2회까지 급여를 인정하고 3회부
터는 비급여로 받을 수 있는 합법적 비급여와 요양급여기준상 초과분에
대한 비용을 비급여로 받을 수 있다는 조항이 없어 환자에게 비용을 전
가하면 불법이 되는 임의비급여로 나눌 수 있다.[124] 항목비급여와 기준
초과 비급여를 합하여 치료적 비급여라고 한다. 합의비급여(선택비급
여)란 미용, 성형수술, 영양주사 등과 같이 일상생활에 지장이 없는 경
우, 신체의 필수 기능 개선 목적이 아닌 경우와 같이 환자가 동의해 시
술되는 비급여를 말하는 것으로 법정비급여와 유사하다. 제도비급여란
제도적 규정에 따라 비급여로 정한 경우로 상급병실료 차액과 제증명수
수료가 해당된다.

통계

2006년 건강보험 보장률은 64.5%였고 비급여 부담률은 13.4%이었
지만 2014년에서도 건강보험 보장률은 69.2%이었고 비급여 부담률은
17.1%로 비급여 부담률은 큰 변화 없이 유지되고 있다.[125] 이는 OECD
국가 중에서 최고수준으로 2014년 본인부담비중은 한국은 36.5%, 헝가
리 28.4%, 핀란드 19.1%이었다. 비급여 발생을 유형별로 보면 법정비
급여가 32.9%(선택진료비 57.7%, 상급병실료 35.5%), 기준초과 비급
여가 32.7%, 항목비급여는 21.9%를 점유해 전체 비급여비용의 88.5%
를 차지하였다. 또한 과중한 의료비부담으로 가계재정이 파탄하는 재난

---

124) 공단도 '의학적' 비급여 인정. 메디게이트 뉴스, 2016.12.8
125) 건강보험환자 진료비 실태조사. 국민건강보험, 2016

적의료비[126)]의 발생 비율은 2010년 3.68%에서 2013년 4.39%까지 증가하였는데 이 비용부담의 주 원인은 비급여 진료비이었다.[127)] 보험공단에서 조사한 결과 일반 비급여진료라고 여겨지던 합의비급여는 종합병원급 이상에서 6.1%로 조사되었다.[128)]

현재 임의비급여에 대한 정확한 현황은 알 수 없으나 심평원에서 이루어지고 있는 진료비 확인 민원에 따르면 2009년 한 해 동안 심평원이 진료비 확인민원으로 환자에게 진료비를 환불해준 유형으로 급여대상 진료비를 임의로 비급여 처리한 경우가 전체의 46.2%로 가장 많고, 다음으로 별도산정 불가항목의 비급여 처리가 35%로 나타났다.

임의비급여 발생원인[129)]

우리나라 임의비급여 발생원인은 크게 법률의 구조적인 문제와 건강보험 정책상의 문제로 볼 수 있다. 국민건강보험은 공적보험으로 보험재정에 한계가 있고 보험재정의 안정성을 고려하기 때문에 요양급여 수준이 의료기관의 기대에 미치지 못한다. 특히 단기간에 국민 건강보험을 확대하여 실시하는 과정에서 저보험료, 저급여, 저진료수가 정책을 시행하였고 요양급여기준과 진료수가가 보험재정 안정을 위한 수단으로 활용됨에 따라 새로운 의학적 진단이나 치료 방법, 신약, 신재료에 대한 보험급여 인정이 제한되었다. 이에 따라 의학적 필요에 의해 불가

---

126) 개계의 의료비 지출이 연간 소득의 40% 이상인 경우
127) 공진선, 국민의 적정 부담을 위한 비급여 관리 방향, 건강복지포럼, 2017, p18–29
128) 공단도 '의학적' 비급여 인정, 메디게이트 뉴스, 2016.12.8
129) 이화연, 법경제학의 관점에서 본 임의비급여의 허용문제, 법경제학 연구 제13권, 2016, p41–42

피하게 요양급여기준을 초과하거나 열거되지 않은 진료행위가 필요한 경우에 임의비급여를 시행하는 경우가 있다.

또한 요양급여기준 등재시스템의 구조적 한계로 인하여 모든 의료행위를 상대가치점수 고시에 전부 기재하는 것은 거의 불가능하다. 또한 빠르게 발전하고 있는 의학기술에 비하여 요양급여기준의 개정속도는 이에 따라가지 못하기 때문에 원칙상 급여대상으로 포함되어야 함에도 불구하고 급여 대상에 포함되지 않은 항목이 있을 수 있다.

임의비급여 진료행위에 대한 상반된 입장 [130)]

임의비급여를 원칙적으로 허용해야한다는 입장

첫째, 현재의 우리나라 건강보험은 의료행위의 질이 규격화, 평준화되어 있기 때문에 경쟁적 시장이 제공할 수 있는 양질의 서비스를 제공하지 못하고 있으며 현재의 낮은 수가를 의사에 강요하는 것은 의사들에게 의료행위에 대한 재량권을 박탈하는 것이다. 둘째, 임의비급여를 직접적으로 금지하는 법률조항이 없으며 요양급여기준이 반드시 강행기준이라고 볼 수는 없고, 국민건강보험법상 부당이득환수처분의 근거규정을 임의비급여을 금지하는 규정이라고 해석할 수 없다. 셋째, 특히 진료계약을 체결한 요양기관과 환자 사이에 진정한 합의가 있었다면 임의비급여는 부당한 방법이 아니기 때문에 부당이득 징수처분의 대상

---

130) 정철, 건강보험상 임의비급여 허용의 문제점, 법학논총 제24권, 2011, p324-326

이 아니며, 특히 요양기관과 환자간 합의에 의하여 환자가 지불한 진료비를 다시 징수하여 환자에게 반환하는 것은 환자들이 부당이득을 얻게 하는 것이다. 마지막으로 환자는 건강보험급여에 상관없이 최선의 진료를 받을 권리가 있고, 요양기관은 진료행위에서 재량권을 가지며 환자에 대하여 최선의 진료를 할 주의의무가 있는데 이는 요양급여기준을 준수할 의무에 비하여 결코 가볍다고 볼 수 없다.

임의비급여를 원칙적으로 제한해야한다는 입장

첫째, 국민건강보험은 재정이 허용하는 범위 내에서 최대한의 요양급여가 이루어지게 하고, 나아가 진료행위의 의학적인 안전성, 유효성 및 필요성과 경제성 등을 종합적으로 고려하여, 합리적인 요양급여 인정기준 및 요양급여비용의 산정기준을 정하고 있고 그렇지 않은 경우에 한하여 법정비급여로 인정하고 있다. 만약 환자와 요양기관사이의 사적계약을 허용하여 요양기관이 국민건강보험 밖에서 임의로 비급여 진료행위를 하고 그 진료비를 수수할 수 있다면, 굳이 비급여 진료행위에 대한 법령이 있을 필요가 없을 것이다. 둘째, 보건의료서비스의 경우 정보가 매우 비대칭적으로 공급자 우위에 있고, 치료결과가 불확실하며, 의료진의 경우 면허로 인하여 경쟁시장의 원칙이 아닌 법적인 독점을 가지고 있고, 외부효과 등의 일반 재화와 다른 특성이 있어 이를 전적으로 사적 영역에 맡기는 경우 의료수요 유발, 고가 서비스 추구, 의료인력의 과도한 전문화 등으로 국민의 의료비 부담이 증가하고 오히려 사회적 후생이 감소되는 역효과를 초래할 가능성이 있다. 즉, 보건의료서비스의 경우 전문적인 지식과 기술을 가진 요양기관이 전문지식이 없고 질병 등으로 곤궁한 상태에 있는 환자를 상대로 정보우위를 통한 악용가능성[131]이 있으므로 치료의 내용 및 비용 부담을 당사자의 계약으로 정하도록 방치할 수는 없는 것이다. 셋째, 국민건강보험제도는 보험료를 보험사고의 위험성이 아닌 가입자의 경제적 능력에 따라 차등 부과하며, 보험사고가 발생한 경우 가입자의 보험료 부담수준과 관계없이 건강보험법이 정한 바에 따라 요양급여를 균등하게 실시하여 소득재분배 및 사회보장원리를 달성하고자 한다. 이러한 상황에서 임의비급여 진료행위를 전면적으로 허용하는 것은 헌법이 보장하는 국민의 의료권을 방해할 우려가 있다. 넷째, 비급여 진료행위는 요양급여대상 진료행위와 달리 요양기관이 환자와 계약에 따라 진료비를 정할 수 있으므로 요양기관의 이윤추구가 상대적으로 용이할 뿐만 아니라, 진료행위의 의학적 적정성이나 비용대비 효과성에 대한 사후 심평원 심사 등 어떠한 통제도 받지 않기 때문에 요양기관들은 요양급여 진료행위보다 비급여 진료행위를 선호하며 따라서 임의비급여 진료행위를 전면적으로 허용하는 경우 요양기관들은 이를 유도할 가능성이 높다. 따라서 요양기관의 임의비급여 진료행위를 일률적으로 규제하여 보험재정의 건전성과 요양급여의 확실성을 유지해야 한다.

---

131) 환자의 경우 진료방법의 선택과 관련하여 요양기관에 비하여 전문적인 지식이나 정보가 부족할 뿐만 아니라, 자신의 생명·신체·건강이 걸려 있는 절박한 상황에서 해당 진료행위가 안전성이나 유효성, 비용 대비 효과성이 검증되었는지, 해당 진료행위가 의학적으로 불필요하거나 과도한 비급여 진료행위에 해당하지는 않는지에 관하여 판단력을 가지고 충분히 숙고한 후 이를 받을지 여부를 결정하기가 쉽지 않다.

임의비급여를 예외적으로 허용해야한다는 입장

국민건강보험은 한정된 보험재정의 범위에서 요양급여를 제공하므로 그 보장수준이 보편적 또는 일반적이라는 한계가 있고 요양급여규칙 등 요양급여 관계법령은 발전된 의료기술, 치료재료 등을 즉시 반영하지 못하기 때문에 최신의 의료기술이나 약제의 경우 건강보험 급여행위에 해당되지 않을 수 있다. 따라서 요양기관이 구체적 진료현장에서 환자의 생명유지나 건강회복 등 치료목적을 달성하기 위하여 불가피하게 요양급여기준을 벗어나거나 열거되지 않은 진료행위를 해야 할 경우가 발생할 수 있다. 또한 환자의 경우 진료과정에서 요양급여기준에 따른 진료행위보다 진단이나 치료효과에서 조금이라도 더 효과적이고, 고통이 덜한 진료행위를 원할 수도 있다. 따라서 임의비급여 의료행위를 전혀 허용하지 않는 경우 요양기관으로서는 국민건강보험공단이나 환자 측으로부터 어떠한 재정적 보전도 받지 못한 채 비용을 지출하면서 최선의 치료를 하거나, 아니면 통상적인 방법에 의한 치료를 할 수밖에 없을 가능성이 높다. 따라서 환자들은 보편적이고 일률적인 요양급여를 받는 수준에서 더 나아가 자기의 비용으로 특별하고 특수한 진료를 선택할 수 있는 결정권도 가지므로 예외적으로 요건을 갖춘 경우에 한하여 임의비급여 진료행위를 허용하는 것이 필요하다. 따라서 특정 진료행위가 정당한 진료행위임에도 불구하고 국민건강보험법상 요양급여기준에 벗어났다는 이유만으로 금지하는 것은 헌법상 과잉금지원칙을 위반하여 의사의 직업수행의 자유 등을 침해한다고 볼 수 있으므로 예외적으로 임의비급여 진료행위를 허용하는 것은 환자가 최선의 진료를 받는 길을 열어 주는 결과가 된다고 할 수 있다.

법원 판결에 대한 비판[132]

첫째, 현재 건강보험제도에서는 식약청 허가사항 초과 의약품 사후 승인제도, 암질환심의위원회의 사전승인제도 등 여러 절차를 통하여 개별 의료기관 등이 아닌 전문기관에서 공정한 절차에 의해 유효성과 안전성에 대한 의학적 판단을 확보하려고 하는 것인데 생명이 문제되는 긴급한 상황이라는 이유만으로 이 절차를 무시하고 의료기관이 급여기준이나 절차 등에서 정한 범위를 벗어나는 진료를 행할 수 있고, 그 후 환자에게 그 비용보전을 받을 수 있도록 허용하는 것은 그러한 판단을 각 의료기관에 의해 이루어지게 하는 것으로 이런 최신의료기술이나 약품이 과연 얼마나 안전성과 유효성이 확보되어 있을지 알 수 없다. 둘째, 요양기관 측의 설명의무 및 환자의 동의 부분은 현실적으로는 사문화될 가능성이 존재한다. 즉, 요양기관 측의 설명은 의학적으로 전문적인 내용이 될 가능성이 높고 환자 측의 생명이 위급하거나 치료 가능성이 낮은 경우라면 요양기관의 설명의 정도나 예측되는 결과와 상관없이 환자 측이 동의할 가능성이 크기 때문이다. 셋째, 대상판결이 제시하고 있는 불가피성, 의학적 필요성, 요양기관 측의 설명의무 수행, 환자 측의 동의라는 요건들이 구체적이지 않기 때문에 논란의 요지가 있다.

---

132) 노호창, 임의비급여의 허용조건, 노동법학, 제44호, 2012, p336-342

심평원 심사삭감 방지를 위한 임의비급여(소위 불법적 임의 비급여)

대법원판결에서는 소위 의학적 임의비급여에 대하여 많은 관심을 가지고 구체적으로 어떤 경우에 합법적인 임의비급여가 될 수 있는지 상세히 설명하고 있지만 소위 불법적인 임의비급여에 관심을 기울이지 않았다. 하지만 임상에서는 주로 심평원 심사삭감을 위한 불법적 임의비급여가 문제가 되었다. 불법적 임의비급여는 요양급여 적용이 되는 것이지만 용량이나 용법 등을 지키지 않아 나중에 심평원에서 삭감될까봐 환자에게 부담을 지우는 것으로 이런 불법적 임의비급여 진료를 하는 이유는 환자의 상태가 중한 상황에서는 의사는 환자를 살리기 위해서 여러 조치를 취하는데 대표적인 예가 명확한 의학적 근거는 없지만 의약품이나 검사를 건강보험에서 허가한 이상으로 사용하는 것이다. 이렇게 보험허가이상의 약물이나 처치를 사용한 경우 과다치료 또는 불필요한 치료를 이유로 삭감되며 이에 대한 이의를 신청하여도 기각되는 경우가 흔하다. 따라서 이런 번거로운 절차와 함께 삭감으로 인한 병원의 손해를 줄이기 위하여 임의비급여로 환자들에게 모든 비용부담을 돌리는 것이다.[133] 하지만 환자단체들은 건강보험이 적용되는 급여사항을 비급여로 징수한 것은 환자들의 건강보험 혜택을 받을 권리와 재산권을 침해하는 비도덕적 행위라고 강하게 항의한다.

이런 조치들은 비윤리적 의료행위인가 아니면 환자를 살리기 위한 최선의 조치인가와 더불어 누가 비용을 부담할 것인가에 대하여 논란이

---

133) 제2의 기술, '임의비급여'로 후려치기, 한겨레21, 2007.7.12

있을 수 있다.

최근상황

　최근 국회에서 의료법 일부개정 법률안을 발의하였다.[134] 정춘숙 의원은 비급여진료를 하는 의료기관은 매년 2회 보건복지부에 비급여진료비용, 제증명수수료의 항목, 기준, 금액, 진료내역 등에 관한 사항을 보고하도록 하였고 이를 위반하는 의료기관에 대하여 과태료를 징수하는 법안을 제출하였다. 이 법안을 제출한 정춘숙 의원은 '국민의 건강문제를 정확히 파악하는 일은 보건당국이 반드시 해결해야 할 과제로서 이번 개정안을 통해 국민건강 증진을 위해 행해지는 진료실태를 정확히 파악하는 근거를 마련하기 위함'이라고 밝혔다.

　문재인 정부는 2018년 8월 건강보험 보장성 강화대책을 통해 비보험급여의 의료급여화를 추진하기 시작하였다.[135] 주요 내용으로 의료비 증가와 환자 부담의 주요원인인 비급여 대상을 급여 항목으로 전환하는 비급여 해소 및 발생 차단정책, 고액비용 발생방지를 위한 의료비 상한액 적정관리 정책, 의료빈곤에 대한 긴급위기 상황 지원 강화정책으로 구성되어 있다. 여기서 비급여 해소 및 발생 차단 정책은 모든 비급여 항목을 제도권 내부에 두고자 하는 방안으로 의학적 필요성이 있는 비급여를 건강보험 급여항목으로 전환하는 것이다. 우선 비급여 대표 항목인 선택진료제도를 2018년부터 없애고 2-6인실의 병실료를 급여

---

134) 비급여 진료비,진료내역 연 2회보고 의무화 법개정 추진, 라포르시안, 2017.9.19
135) 강희정, 문재인 케어의 쟁점과 정책방향, 보건복지포럼, 제255권, 2018, p23-37

에 포함시켰다. 또한 간병 대체를 위해 급여항목인 간호간병통합서비스 제공 병상을 확대하는 방안을 제시하였다. 앞서 언급된 비급여의 경우 의학적 비급여로 분류되는 항목을 중심으로 '예비급여'라는 제도를 통해 점차적으로 급여로 진입시키는 것으로, 필요하지만 비용효과 측면에서 떨어지는 비급여에 대하여 본인부담률을 30-90%까지 차증하는 예비급여를 시행하겠다고 발표하였고 예비급여는 3-5년 평가를 거쳐 급여로 완전 편입하거나 비급여로 돌릴지에 대하여 결정하게 된다. 이를 통해 국민건강보험 보장률을 70%까지 올리는 것을 목표로 한다고 발표하였다. [136)]

결론

제도와 법령은 현실을 뒤따라가면서 보완되고 그 간극을 좁혀가듯이 국민건강보험제도 역시 의료현실을 바로 반영하는 것이 쉽지 않아 많은 문제가 된다. 임의비급여 문제는 건강보험 재정, 의료인의 진료재량권, 국민의 건강보험수급권 등 서로 대립되는 헌법적 가치와 복잡한 이해관계 때문에 매우 어렵고 복잡한 난제이다.

---

136) 비급여 16.5% 그리고 '3800개 예비급여' 항목, 데일리메디, 2017.10.11

선택진료비 포괄위임- 대법원 2013.1.11. 선고 2001두7854판결[137]

이제는 없어진 선택진료비란 환자는 일정한 자격을 지닌 의사의 진료에 대하여 건강보험수가의 20-100%를 추가 지불해야 했다. 해당병원은 선택진료신청서 양식에 '진료지원과의 선택신청은 별도 신청없이 동 신청서로 갈음함을 동의합니다'라는 문구를 추가하여 환자가 단지 주 진료과에 대하여만 선택진료를 신청하더라도 영상의학과나 마취통증의학과와 같은 진료지원과에서도 선택진료비를 징수하였다. 이에 공정위는 환자가 결정해야 할 선택진료를 의사가 대신하도록 하는 것은 병원이 사실상 부당하게 진료비를 추가하는 것으로 불공정 거래행위라고 판단하였다. 특히 공정위는 일부 선택의사들의 선택진료비가 해당 의사의 해외연수 기간 또는 선택진료의사로 지정되기 전에 징수된 것을 확인하였고 이는 일반의사의 진료를 선택진료로 가장하여 비용을 징수한 것으로 판단하였다.

대법원은 선택진료행위 중 선택진료 자격이 없는 전임강사대우가 시행하였거나 해외연수 등으로 부재중인 의사가 시행한 것으로 처리하거나 선택진료의사로 지정되지 않은 의사가 시행한 것은 거래상의 지위를 부당하게 이용하여 거래 상대방인 환자 등에게 불이익을 주었다고 보아 이에 대한 시정명령은 적법하다고 보았다. 하지만 환자의 실제 의사에

---

137) 최승재, 2013년 경제법 중요 판례, 인권과 정의, 2014, 제440권, p240-253

따라 주 진료의사를 선택한 후 그에게 진료지원과목에 대한 선택진료를 지정할 수 있도록 한 것은 일종의 포괄위임형태로 환자의 의사선택권을 보장함과 함께 정선된 의료서비스를 받을 수 있는 법적 지위를 실질적으로 보장하려고 노력한 것으로 보아야 하고 병원의 선택진료제도가 공정한 거래를 저해한 것으로 보이지 않으므로 공정위의 시정명령과 부과한 과징금 납부명령이 위법하다고 판시하였다.

6 여성의사의 전공의(수련의) 모집에서의 성차별

- 전주형사지방법원 1991.8.19 선고(약식명령)

　차별이란 비교대상자에 비하여 특정인 내지 특정집단을 우대 또는 배제하거나, 구별하여 불리하게 대우하는 행위이다. 이러한 차별은 악의적이거나 의도적일 수도 있지만 모두에게 동일한 요건을 적용하였음에도 결과적으로 법에서 보호하는 특정인이나 특정집단에 차별적으로 작용하는 경우도 발생할 수 있다.[138]

　현재 법에서 금지하고 있는 차별은 여러 종류가 있지만 그 중에서도 의료계에서 가장 오래 문제시되는 차별 가운데 하나가 성별에 따른 전공의 모집 관행이다. 이런 종류의 성차별은 이미 오랫동안 의료계에 존재했음에도 불구하고 이제까지 형성되어 온 관행이나 조직문화로 인하여 별다른 문제의식을 가지고 있지 않았지만 최근 들어 이와 관련된 문제점을 인식하고 고치려는 많은 노력들이 있었다. 하지만 아직도 소수

---

138) 이수연, 고용상 구조적 차별의 시정과 적극적 조치, 젠더법학연구, 제8권, 2016, p193-240

의 과에서는 성적이나 능력이 아닌 지원자의 성별에 의해 전공의를 선발하거나 이런 차별을 당연하게 생각하는 일부과가 존재하는 것도 사실이다. 그렇다면 성차별이란 무엇이고 이에 대한 판례에는 어떤 것이 있는지 좀 더 깊이 생각해보자.

사건개요

1989년 12월 전주OO병원에 인턴과정 수련의 15명을 모집하면서 여성인턴 합격자를 4명으로 제한함에 따라 남성 합격자보다 높은 점수를 받고도 탈락하게 된 여성응시자가 구 남녀고용평등법(현재 남녀고용평등 및 일가정양립지원에 관한법률) 제6조 위반을 이유로 위 병원을 1990년 5월에 전주지방검찰청에 고소하였다.

전주지방검찰청은 기소장에서 전공의 임용시험에서 남녀차별 없이 성적순으로 합격자를 선발하여야 함에도 불구하고 응시자 33명 가운데 9위를 차지하여 합격권 안에 충분히 든 여성응시자를 불합격처리를 한 것은 성차별이며 "외과 등은 여성으로서 감당하기 어렵고 레지던트 과정에서 외과인력 수급문제가 발생할 수 있다"는 병원 측의 주장은 병원 경영상 여성을 달리 취급해야 할 불가피한 사유로 볼 수 있는 합리적인 이유는 아니라고 밝혔다. 이에 대하여 전주형사지방법원은 1991년 8월 19일 해당 병원장에게 남녀고용평등법 제6조를 위반하였다고 하여 1백만 원의 벌금형을 부과하였다.

차별의 종류

차별은 크게 직접차별과 간접차별로 나눌 수 있다. 직접차별이란 합리적인 이유 없이 성별, 신앙, 연령, 신체조건, 사회적 신분, 출신지역, 학력, 출신학교, 혼인, 임신, 병력 등을 이유로 다른 특정인에 비하여 다르게 대우하거나 불리하게 대우하는 것으로 정의된다. 이러한 직접차별은 반드시 차별에 대한 악의나 의도가 있을 필요는 없고 단지 다른 특정인에 비하여 불리하게 대우하였다면 차별로 인정된다.[139] 이에 비하여 간접차별이란 모두에게 동일한 규정, 기준 또는 관행을 적용하였으나 결과적으로 특정 개인이나 집단에게 차별적인 결과를 야기하는 경우를 말한다. 예를 들어 소방관 채용과 관련하여 성별과 상관없이 체력규정에 5km를 20분 이내에 통과할 것을 규정하는 경우 이를 통과할 수 있는 남녀 비율에는 차이가 있을 수 있다. 이런 일괄적인 기준은 장래에 지원하고자 하거나 지원이 가능한 여성에게 일종의 장벽이 되며 동시에 이러한 직무는 남성의 직무로 인식되어 여성의 고용에 부정적인 영향을 미치게 되므로 간접차별이라고 할 수 있다.[140]

차별은 모집이나 채용에서 주로 문제가 되지만 배치, 승진, 교육 등에서도 발생할 수 있다. 이외에도 복장과 같은 것에서도 발생할 수 있다. 최근에 한 병원에서는 여성의료인에게 화장을 강요하는 등 의사 용모 복장매뉴얼을 만들어 사회적 비난을 받은 적이 있다.[141] 이러한 차

---

139) 반면, 우리의 차별금지법제에서 벌칙 규정을 두고 있는 경우 그러한 벌칙 규정을 적용하기 위해서는 의도성이 요구될 수 있고, 차별로 인한 손해배상을 청구할 경우 과실이나 고의를 요구할 수 있다.
140) 이수연, 고용상 구조적 차별의 시정과 적극적 조치, 젠더법학연구, 제8권, 2016, p193-240

별은 결국 상대적으로 취약한 계층의 사회진입 및 승진기회를 박탈한다는 점에서 보이지 않는 장벽으로 작용하게 된다. 문제는 차별로 인하여 모집이나 채용, 승진에서 떨어졌다 하더라도 차별의 원인과 유형이 복잡하고 다양할 뿐 아니라, 합리적 이유에 의한 것인지 실질적인 차별로 인한 것인지를 구별하기 쉽지 않기 때문에 차별의 의도가 표면적으로 드러나지 않고 은폐되는 경우가 많다.[142]

현재 우리나라의 근로기준법은 근로계약과 근로관계에 기초한 근로조건 보호에 초점을 맞추고 있었지만 최근에 들어오면서 모집과 채용에서 발생하는 차별을 예방하고 문제점을 시정하기 위하여 여러 차별금지 규정을 도입하였다.[143] 하지만 이들 법령은 단순히 법에서 보호하는 사유에 대한 차별을 금지하거나 법위반에 대한 벌칙을 규정하는 것으로 실질적인 기회에서의 차별을 예방하기는 부족한 것으로 보인다.[144] 최근 국가인권위원회가 발간한 기업채용과정에서 차별관행에 대한 실태조사에 따르면, 기업에서 모집과 채용에서 직무수행능력이나 요건과 관

---

141) 여성의료인은 화장하라고? 성차별적 매뉴얼 '경악', 청년의사, 2017.5.23
142) 고용정책기본법 제7조에서는 사업주에게 근로자 모집 및 채용 시 합리적인 이유 없이 성별, 신앙, 연령, 신체조건, 사회적 신분, 출신지역, 학력, 출신학교, 혼인 임신 병력 등을 이유로 하는 차별을 금지하고 균등한 취업기회를 보장할 의무를 부과하는 것으로 하고 있다.
143) 예를 들어, 남녀고용평등 및 일·가정 양립지원에 관한 법률 (이하 남녀고용평등법), 고용정책기본법, 국가인권위원회법 등이 있다. 남녀고용평등법 제2조 제1호는 차별에 성별, 혼인, 가족 안에서의 지위, 임신 또는 출산 등의 사유로 인한 고용상 차별을 금지하고, 제7조에서는 모집과 채용에서 성을 이유로 한 차별을 금지하고 있다. 고용정책 기본법 제7조의 경우 성을 포함한 10개의 사유를 이유로 한 차별을 금지하고 취업기회의 균등한 보장을 규정한다. 국가인권위원회법의 경우 성별, 기혼, 미혼, 별거, 이혼, 사별, 재혼, 사실혼 등 혼인여부, 임신 또는 출산, 가족상황 또는 가족형태 등과 같은 사유를 이유로 한 모집과 채용에서의 차별을 금지한다.
144) 이수연, 여전히 계속되는 기회의 제한: 채용시 성차별과 개선방향 모색, 이화젠더법학, 제7권, 2015. p103-145

계없는 가족의 학력, 직업, 재산상황 및 키, 몸무게와 같은 신체조건, 학력 및 출신학교명, 임신출산에 대한 계획 등에 대한 정보를 요구하는 경우가 많았다고 보고하였다.[145] 이는 법적인 규제에도 불구하고 여전히 능력보다는 성별과 같은 여러 불합리한 차별이 줄지 않았다는 것을 간접적으로 보여준다고 할 수 있다.

병원에서 여성전공의에 대한 차별

의사의 성적인 구성은 점차 다양해지고 있는 추세이다. 1950년대 전체 의사 중에서 여성의사는 7.4%에 불과하였고 1990년에는 조금 증가하였지만 15%에 불과하였으나 1999년 의과대학/대학원의 여학생 비율은 25.3%[146]에서 2011년 29.6%으로 점차적으로 증가하였다. 2008년 종합병원/대학병원에 근무하는 여성 인턴은 26.3%이었으며 전공의 3년차와 4년차는 각각 31.9%, 29.6%이었다.[147]

종합병원에 근무하는 남녀의사를 대상으로 한 연구에 따르면, 남녀의사 모두 종합병원에서 여의사에 대한 차별이 존재한다고 인정하였다. 하지만 이러한 차별이 존재하는 이유에 대하여 여의사의 경우 여성에 대한 사회적 편견, 임신, 출산, 육아 등의 문제가 성차별의 원인이라고 지적한 반면, 남성의 경우 능력부족, 전문직업의식의 부족 등을 그 이유로 들어 다른 양상을 보였다. 성차별의 타당성에 대해서도 남자의사

---

145) 박귀천 외, 기업 채용과정의 차별관행에 대한 실태조사(2011), 국가인권위원회
146) 김상현, 한국의료체계 내 여의사의 지위와 성차별, 여성학연구, 제11권, 2001, p21~44
147) 안재희, 젠더가 여성수련의의 직업정체성 형성에 미치는 영향, Korean Journal of Medical Education, 제24권, 2012, p153~162

의 경우 병원에서 행해지는 성차별이 어느 정도 타당하다고 대답한 경우가 44.9%인 반면, 여의사의 73.7%는 타당하지 않으며 반드시 시정되어야 한다고 답하였다. 2015년 보건의료분야 여성종사자에 대한 인권상황 실태조사에 따르면 모집과 채용에서 신체적 조건, 미혼 조건 등에 차별을 받는다고 느끼는 응답자는 77.8%로 여전공의 다수가 전공의 선발에서 여의사에 대한 차별이 존재한다고 느끼고 있었다.[148] 또한 교육, 배치, 승진에서 성차별이 존재한다고 응답한 비율은 53%이었다.[149]

특히 여의사들 중 대부분이 전공의 선발과정에서 성별이 영향을 미치는 것으로 인식하고 있다. 한국여자의사회의 설문조사에 따르면 참여한 여전공의의 40.5%가 전공의 선발과정에 성차별이 아주 많이 나타난다고 응답하였고, 51.6%는 약간은 있다고 응답하였다.[150]

병원에서 여성전공의 선발이나 모집에서 구조적 성차별의 발생원인

1. 의료인 양성의 특성인 도제제도

전문의제도는 국민에게 양질의 서비스를 제공하고자 의료 인력의 질적 향상을 도모하는 의료정책의 일환으로 나날이 건강과 질병에 대한 욕구가 다양해지고 변하는 현대 의료의 특성상 특정분야에 고도의 지식과 의료서비스를 제공할 수 있는 의료인력을 양성하는 제도이다. 의사는 의과대학생, 인턴(수련의), 전공의(레지던트), 전임의(펠로우), 스텝

---

148) 인권위, 보건의료분야 여성종사자 인권 실태조사 발표, 국가권익위원회 보도자료, 2016.1.19
149) 간호직 여성전공의 "자유롭게 임신어려워", 복지연합신문, 2016.1.21
150) 여의사의 결혼과 출산육아 환경 개선방향에 대한 연구, 2011, 여성가족부

(교수, 전문의)으로 이어지는 도제제도[151]를 통해 사회화 과정 즉, 전문의가 만들어지며 또한 이 기간도 과에 따라 3-4년 이상의 많은 시간이 요구된다. 이 시간 동안 주 평균 근로시간이 90시간을 상회하는 장기간 업무[152]와 대체인력의 부족으로 인한 충분하지 못한 휴식 등의 열악한 수련환경은 여의사에게 체력적으로 힘들 것이라는 선입견이 존재한다. 이런 열악한 수련환경과 특징적인 도제제도는 육체적으로 남자의사보단 약한 여의사를 기피하는 경향을 만들어 낸다.

2. 임신과 출산, 육아문제

여의사는 결혼생활로 인하여 직업의식이 남자보다 약하다는 인식과 함께 여성을 계승자로 인정하는 것에 대한 심리적인 거부감 및 여의사는 집단 내 친밀감과 유대감이 약할 것이라는 선입견이 존재한다.

일반적으로 전공의 시기와 임신과 출산시기가 상당부분 겹친다. 2001년 모성보호관계법 개정을 통해 산전후휴가가 60일에서 90일로 확대되었지만 의료계는 2007년에서야 임신 중인 여전공의들이 90일간의 산전후휴가를 보장받았다. 문제는 최근에 근로기준법 적용의 강화로 인하여 3개월의 출산휴가기간과 함께 임신기간 동안 야간근무 소위 당직을 설 수 없고 산후 1년까지 제한된 범위 내에서 연장근로가 가능하다

---

151) 특정 전문분야에서 스승-제자의 관계를 통해 스승인 후원자가 제자인 계승자를 선택해서 자신의 특정분야를 훈련시켜 자신의 전공을 계승, 발전시켜 나가는 것을 말한다.
152) 최근에 '전문의의 수련환경 개선 및 지위 향상을 위한 법률(이하 전공의 특별법)이 시행되어 주당 근무시간을 80시간 이하(교육훈련 8시간 제외)로 개선되었다.

는 것이다.[153] 하지만 전공의의 경우 사실상 대체인력을 구할 수 없고 전공의가 연장근로나 야간근로를 할 수 없는 경우 다른 동료전공의들의 업무강도가 높아지기 때문에 아무래도 신경외과나 정형외과와 같은 노동강도가 높은 의국에서는 같은 조건이라면 여전공의를 꺼리는 것이 사실이다. 또한 여성의 경우 출산과 더불어 육아의 책임을 지고 있다는 것이다. 아직 우리나라에서 육아의 책임 대상은 여성으로 생각되고 있으며 이로 인하여 여전공의에게 일과 가정의 균형을 유지하여야 하는 부담이 남성전공의보다 크다. 하지만 병원에서는 여전공의를 위한 보육이나 탁아시설은 거의 마련되어 있지 않고, 있다고 하더라도 시설부족으로 인하여 보육시설의 경우 대부분 정규직 간호사나 행정직원에게 돌아가게 된다. 결국 여성전공의들은 회식이나 야근보다는 이른 퇴근을 선호하고 그렇지 않으면 결국 부모님에게 육아부담이 돌아가거나 아니면 자비로 가사도우미를 사용하여야 한다.[154] 하지만 이런 구조적인 문제는 생각하지 않고 단지 여의사들은 병원근무에 소홀하며 동료간 친밀감과 유대감이 능력이 부족하다고 느끼거나 아니면 전문직업의식이 부족하다고 생각하는 경우가 많다.

---

153) 근로기준법은 사용자가 임신 중의 여성 근로자에게 시간외근로를 하게 하여서는 안된다고 하여 임산부의 연장근로는 원칙적으로 금하고 있다. 또한 임산부 근로자의 야간근로 및 휴일근로도 원칙적으로 금지되나 근로자가 명시적으로 청구하고 고용노동부장관의 인가가 있는 경우에는 임산부인 근로자라 할지라도 임산부의 야간, 휴일근로는 가능하지만 연장근로를 금지하는 것은 어떠한 경우에서도 1일 8시간을 초과하는 과중한 근로 자체를 금하고자 하는 취지이다. 마지막으로 출산일로부터 1년을 경과하지 아니한 근로자의 동의가 있는 경우 1일 1시간, 주 6시간, 1년 150시간을 초과하지 않는 범위 내에서 연장근로가 가능하다.
154) 일반적으로 전공의 경우 공사립 어린이집 이용을 거의 못하게 된다. 이는 당직 문제가 가장 크다. 어린이집의 경우 8:300에서 18:30분 정도까지만 운영을 하는데 전공의 경우 당직이 있고 이 시간에 퇴근은 엄두도 못내기 때문이다.

3. 병원시스템

종합병원은 최대한의 입원공간을 만들다 보니 전공의를 위한 편의시설 공간이 매우 부족하다. 또한 이전부터 남성의사 중심적인 병원의 공간구조로 인하여 여전공의를 위한 독립된 화장실, 탈의실, 샤워실, 당직실을 위한 공간을 확보하는 되어있지 않거나 있다고 하더라도 매우 열악한 상황이다. 특히 전공의 모집인원이 적은 과(의국)일수록 이런 문제가 더욱 심각해진다. 이로 인하여 이전에는 혼숙이나 남녀공용 샤워실 등 여러 문제가 발생하는 경우도 있었다.[155]

4. 전공의 선발에서의 성별에 따른 모집관행: 군보/비군보 모집

종합병원이나 대학병원에서 인턴과 전공의 선발에서 성별에 따라 인원을 다르게 구분하여 선발하는 것은 일종의 오래된 관행으로 가장 대표적인 것은 군보와 비군보[156] 로 나누어 모집하는 것이다. 이런 군보/비군보제도가 도입된 이유로 1990년대까지 의과대학생들 중에서 여학생 비율이 매우 낮았고 남성의 경우 주로 병역의무를 마치지 않은 남성으로 구성되어 있었기 때문에 이와 같은 임용방식이 특별한 문제의식없이 진행되었던 것으로 보인다. 군보/비군보 비율의 결정은 처음에는 국방부와 보건복지부가 먼저 필요한 군의관, 공중보건의 인력을 종합병

---

155) 여의사 40% 육박… 현실은 임신순번, 전공차별, 성폭력, 메디파나뉴스, 2017.6.9
156) Kim's plan이 대표적이다. Kim's plan이란 1959년 당시 국방장관이었던 김정렬씨의 이름을 딴 것이며, 의과대학내 수련의와 군대의 전문의료인력을 동시에 확보하기 위하여 국방부와 각 의과대학 학장들이 만나 협의한 상황으로 졸업생 중 일정인원의 군입대를 유보한다는 것을 그 내용으로 한다. 이때 군대를 보류한 사람은 군보이고, 군대를 마쳤거나 면제된 사람과 여학생은 비군보에 포함된다.

원/대학병원에 제시하면 이에 따라 군보/비군보의 수를 맞추어 인턴이나 전공의를 선발하던 것이 관례였다. 하지만 이 비율책정은 각 병원에서 임의로 인원수를 정하여 국방부에 신청하는 것으로 드러났다.[157] 병원은 병역의무를 마치지 않은 남성의사를 많이 선발하기 위하여 군보/비군보의 비율을 2-4:1 정도로 유지하고 있었고 비율이 낮은 경우도 1:1 정도의 수준이었다. 전공의를 한 명만 모집하는 일부 수련병원의 특정 과의 경우 해당과 정원을 모두 군보 요원으로 채용신청을 하는 등 여의사 지원을 막기 위한 제도로 악용되기도 하였다. 하지만 군보/비군보로 나누어 전공의를 선발하는 제도는 여의사가 지원할 수 있는 기회를 원칙적으로 봉쇄하는 역기능이 있음이 지적되어 왔다. 더불어 군의관이나 공중보건의로 병역의무를 마친 남성의사의 경우 전공의선발에 있어서 5-10% 정도의 군가산점을 주는 제도가 있었는데 이 제도는 사실상 여의사에게 남성의사와의 경쟁을 뚫고 선발되기에 큰 장애물이 되었던 것이 사실이었다.

그렇다면 이 군보/비군보제도가 최근 들어 갑자기 사라진 원인은 무엇일까? 앞서 말한 바와 같이 군보/비군보제도를 도입 당시에는 국방부와 보건복지부가 먼저 필요한 군의관, 공중보건의 인력을 종합병원/대학병원에 제시하고 이에 따라 군보/비군보의 수를 맞추어 인턴이나 전공의를 선발하던 것이 관례였다. 하지만 이 비율책정은 각 병원에서 임의로 인원수를 정하여 국방부에 신청하는 것으로 드러났고 이에 따라

---

157) 즉, 이 비율을 각 종합병원/대학병원에서 임의적으로 책정하고 있다는 뜻한다: '킴스 플랜' 여자의대생 발목을 잡는다. 여성신문, 2005.5.12

대통령직속 여성특별위원회가 전공의 및 수련의 모집에 있어서 수련병원의 군보/비군보 구분채용이 남녀차별에 해당하는지 실태조사에 들어감으로써 표면위로 떠오르게 되었다.[158] 이에 국방부는 2000.11.25일부터 '군 외 수련기관의 장은 매년 국방부 장관에게 채용계획을 보고한다'는 조항을 폐지하고 채용계획에 대한 보고를 받지 않기로 결정함에 따라[159] 2001년부터 일부 병원에서 군보/비군보로 구분된 전공의 모집요강을 폐지하였고 2002년부터 거의 모든 병원에서 명시적으로 모집요강에서는 군보/비군보로 나누던 종래의 관행이 사라졌다.[160] 그럼에도 불구하고 남성을 선호하는 종래의 관행은 상당수의 과에서 암묵적으로 존재하고 있었다. 이런 현상이 크게 바뀌기 시작한 계기가 되었던 것 중의 하나가 2005년 의과대학이 의학전문대학원(이하 의전원)으로의 전환이다. 의과대학의 상당수가 의전원으로 학제개편이 이루어짐에 따라 입학하는 남학생의 상당수가 이미 군복무를 마친 상태에서 의전원에 입학하였고 더불어 여의전원생이 급격하게 증가함에 따라 군의무를 마치지 않은 남의전원생의 수가 급격히 줄어 결국은 군보/비군보에 따른 모집이 불가능하게 되면서 거의 사라지게 된 계기가 된 것으로 보인다. 이에 따라 내과나 소아과와 같이 다수의 전공의를 모집하며 이미 많은 여전공의가 존재하며 근무에 크게 문제가 없는 과의 경우 전공의 선발과 관

---

158) 정부, 전공의 남녀 구분모집 관행 제동, 데일리메디, 2000.12.15
159) 군보-비군보 폐지, 여전공의 선발 '벽'제거, 청년의사, 2000.12.7
160) 이에 따라 2003년 대형병원서 2000년대 전후 20% 를 약간 웃돌았던 여의사의 전공의 합격률이 30% 대로 증가하게 되었다: 레지던트 여자 합격률 급증, 메디컬 업저버, 2003.12.19

련한 남녀차별이 사실상 거의 사라졌지만[161] 정형외과나 신경외과와 같이 상당한 노동력과 장기간의 근로시간을 필요로 하거나 성형외과나 피부과와 같이 소수의 전공의를 모집하는 소위 인기과의 경우 아직도 암묵적으로 남녀비율을 정해 놓거나 아니면 아예 여의사를 뽑지 않는 것이 사실이다. 또한 기존의 남성 영역이라고 여겨지던 일부 전공과에도 여성들이 입문하는 경우도 있지만 이는 아직 토큰현상[162] 에 머물고 있다고 할 수 있을 정도라고 할 수 있을 정도로 소수일 뿐이다. [163]

최근의 상황

국가인권위원회는 지난 2005년과 2009년 대한병원협회를 대상으로 출산전후 휴가사용을 하는 경우 추가수련을 금지하고, 2회 이상 출산휴가를 사용한 전공의의 경우 추가수련기간을 탄력적 적용하는 것을 권고하는 등 여의사들의 수련과정개선의 필요성이 제기되었다. 이에 따라 인턴 및 전공의의 경우 90일 출산휴가를 1회 사용할 경우 추가 수련기간이 없도록 조정되었으며 2회 이상 사용하는 경우에 한하여 90일을 제외한 출산휴가 사용기간 만큼 추가적으로 수련을 하는 것으로 개선되었다. [164] 하지만 두 번 이상 출산휴가를 사용한다면 결국 1년의 수련기간

---

161) 출산에 따른 여성전공의 수련환경 실태와 개선방향, 의료정책연구소, 2013.2. p34.
162) 토큰이란 차별이라는 사회적인 비판을 피하기 위해 소수집단의 상징적인 인물을 고용, 임명하는 관행을 말한다.
163) 이는 기존의 남성중심적인 조직이 여성을 받아들이고 있다는 것을 대외적으로 홍보하거나 이용하려는 목적이므로 실질적으로 여성들에 대한 차별이 사라졌다고 볼 수는 없다고 생각한다.
164) 인권위 차원서 여전공의 출산 등 관심. 데일리메디. 2010.10.11

이 연장되는 것은 사실이며 이는 전문의 경력이 1년 늦어지는 것을 뜻하는 것으로 이로 인하여 많은 여전공의들이 전공의 기간 동안 두 번 이상의 출산을 꺼리고 있는 실정이다. 또한 출산휴가로 인한 인력부족을 해결하기 위하여 수련병원에 호스피탈리스트 등이 대안으로 제시되고 있기는 하지만 여전공의의 임신에 있어서 출산휴가와 수련과정의 불이익에 대한 근본적인 해결책은 아니며 이와 더불어 전공의 수련기간 인정 및 대체 인력충원 등 여러 문제가 함께 해결해야 하는 상황이다.

최근 복지부는 '전문의의 수련 및 자격인정 등에 관한 규정 일부 개정안'을 입법하여 2014년 3월부터 시행에 들어갔다. 이에 전공의는 주당 최대 수련시간 80시간(당직시간 포함, 교육적 목적을 위해 8시간 연장가능), 최대 연속 수련시간 36시간 초과 금지(응급상황의 경우 40시간), 응급실 수련시간 12시간 교대(예외시 24시간 교대), 당직일수 주 3일 초과 금지, 관련법령에 따라 당직일수에 다른 당직비 지급, 수련간 최초 휴식시간 10시간, 4주 평균 주당 1일 휴식, 연가 14일 등이다.[165] 또한 이 법령으로 인한 인력부족분을 채우기 위하여 호스피탈리스트 제도를 시범운영하고 있다.[166] 이를 통해 전공의 근무시간의 단축과 내과 환자 관리의 공백을 메우기 위한 제도이지만 이에 대한 문제점들[167]도 제기되고 있어 좀 더 개선이 필요할 것으로 보인다.

하지만 이런 조치들은 병원에서 아직도 발생하고 있는 전공의 모집

---

165) 전공의 근무시간 상한제 앞두고 수련병원 깊은 한숨. 라포르시안, 2014.1.13
166) 장성인, 장석용, 박은철, 미국의 호스피탈리스트 흐름과 한국형 호스피탈리스트 도입방안,
    대한내과학회지, 제89권, 2015, p1-5

에 있어서의 차별을 시정할 수 있는 실질적인 조치들은 아니며 단지 여전공의 선발로 인하여 발생하는 문제점을 조금 해결해주는 수준에 불과하다.

결론

현재 종합병원 및 대학병원에서 근무하고 있는 여전공의의 비율은 급격히 증가하고 있다. 이렇게 여전공의가 양적으로 늘고 있지만 질적 수준은 여전히 개선되고 있지 못하다. 병원에서 여성에 대한 차별로 인하여 여전공의는 병원의 전공의 모집, 근무조건, 및 수련시스템 그리고 교수임용이나 취업 등 여러 방면에 걸쳐 불이익을 받고 있는 것으로 보인다. 이는 이런 차별의 원인이 개인의 심리적 요인과 함께 병원 조직의 문화적 요인이 복잡하게 얽혀 있기 때문으로 여전공의에 대한 차별을 근본적으로 해결하기 위해서는 현재의 병원의 조직문화에 대한 근본적인 재검토가 필요하다.

앞으로 걱정이 되는 것은 상당수의 의전원이 의과대학으로 다시 전환되었고 이에 따라 학생들의 상당수가 군대를 해결하지 않은 남성으

---

167) 호스피탈리스트는 전문의를 입원환자를 보는데 사용하는 제도로 한국의 대학병원의 경우 전공의가 입원환자의 담당의 역할을 하고 있는데 호스피탈리스트제도에서는 그 역할을 전문의가 한다고 보면 된다. 이는 입원환자 치료의 전반적인 질이 높아질 수 있다는 것 외에도 세부전문의의 입원 환자에 대한 부담이 줄어들어 전문분야에 집중할 수 있다는 장점이 있다. 하지만 이 제도를 운영하는데 상급종합병원을 기준으로 재원 1일당 약 27,000-35,000원의 추가 비용이 들 것으로 예상되고 있다. 이런 추가적인 비용에 대하여 구체적인 추산 및 보상 방식에 대한 연구와 합의가 필요할 것으로 보인다.

로 변한다는 것을 의미한다. 이로 인하여 그나마 현재까지 정착되고 있는 전공의 선발에 있어서 여전공의 차별이 다시 악화되지 않기를 기원한다.

7 대학병원 교수에 의한 전공의 성희롱과 성추행[168]

- 동부지방법원 2016.12.22 판결 2016가단103225

기존의 남성중심 직장문화를 가진 여러 곳에서 여성을 성적대상으로 여겨 무례한 언어적 행동과 성적 자율성을 해치는 이른바 성희롱 문제가 사회적인 이슈가 되고 있다. 우리나라에서 성희롱이 사회적인 문제로서 표면화된 것은 1993년 10월 소위 '서울대 조교 성희롱사건'과 관련된 민사소송에 의해서이다.[169] 이를 계기로 우리나라에서 직장 내 성희롱의 문제가 여성노동자들에 대한 개인의 인격권 침해로 인식하던 차원에서 성차별에 따른 고용환경의 문제로 인식되기 이르렀으며 국가도 성희롱 개념을 국가의 법령으로 규정하기에 이르렀다. 이는 병원도 예외가 아니다. 최근에 한 대학병원에서는 교수가 여성 전공의들을 상대로 "오빠라고 부르라", "사랑한다"라고 시키고 전공의의 손을 잡거

---

168) 이 글은 저자가 2018년도 의료윤리학회지에 발표했던 논문을 요약한 글입니다.
논문은 '박창범, 대학병원에서 교수에 의한 전공의 성희롱. 의료윤리학회지 제21권, 2018, p32–53' 을 참조하세요.
169) 대법원 1998.2.10. 선고 95다39533 판결

나 어깨를 주무르고 자신의 허벅지에 전공의의 손을 올리게 하는 등의 부적절한 신체접촉을 했다는 의혹이 제기되었고,[170, 171] 다른 한 사건에서는 회식자리에서 교수가 전공의의 옷 사이로 손을 집어넣고 가슴을 만지는 성추행을 저질러 민사소송에서 배상판결을 받아 사회이슈가 된 적이 있다.[172] 여기서는 대학병원 교수에 의하여 전공의가 성희롱을 당했던 실제사례에 대한 사례를 살펴보고 대학병원에서 교수에 의한 전공의 성희롱에 대하여 이야기해보자 한다.

사실관계

피해자인 모 병원 여성인턴은 2013년 OO대학병원에 정신건강의학과(이하 정신과)를 지망할 것임을 밝히고 인턴 근무를 신청하였고, 이후 2013. 3.부터 1개월간 정신과 인턴 근무를 하게 되었다. 피해자는 2013년 3월 초경 OO대학병원의 정신과 과장을 비롯한 정신과 전공의들에게 인사를 하였고, 이후 정신과 인턴 근무가 끝나는 날 저녁 무렵부터 그 다음날 새벽까지 정신과 과장을 비롯한 정신과 전공의들과 서울 용산구 이태원동에 있는 술집 등에서 4차에 걸쳐 회식을 하였다. 회식 당시 여성인턴에게 술에 취해서 주사가 있는지 확인해야 한다는 취지로 말을 하고, 평소에도 옷을 잘 입는 등 예쁘게 꾸미고 다니라는 취지에서 화장을 하고 다른 옷을 입고 다니라는 말을 하고, 이후 4차 회

---

170) '얻어맞는 전공의들' 육성 들어보니, 주간조선, 2019.9.3
171) 폭행, 성추행에 노출된 전공의들, 메디게이트뉴스, 2017.3.22
172) 인턴 근무중 성추행 겪었던 의사 "가해자였던 교수 전혀 반성하지 않았다", 라포르시안, 2016.4.7

식 장소에서 여인턴이 테이블에 기대어 졸고 있는 사이에 셔츠 앞 단추들 사이에 손가락을 넣는 방법으로 원고의 가슴을 만졌을 뿐만 아니라 귀가하는 과정에서도 여인턴의 손을 끌면서 다른 한 손으로 원고의 가슴을 계속 찌르는 행동을 하였다. 이후 여인턴은 OO대학병원의 내과의 인턴 등으로 계속 근무하다가 위의 사건으로 인한 정신적 충격으로 인하여 인턴 과정을 수료하지 못한 채 사직서를 제출하고 퇴직했다.

판결요지

회식 때의 성희롱 및 강제추행에 대한 판단

피고는 위 회식 장소에게 원고에게 술에 취해서 주사가 있는지 확인해야 한다는 취지로 말을 하고, 평소에도 옷을 잘 입는 등 예쁘게 꾸미고 다니라는 취지에서 화장을 하고 다른 옷을 입고 다니라는 말을 한 사실, 이후 피고는 4차 회식 장소에서 원고가 테이블에 기대어 졸고 있는 사이에 셔츠 앞 단추들 사이에 손가락을 넣는 방법으로 원고의 가슴을 만졌을 뿐만 아니라 귀가하는 과정에서도 원고의 손을 끌면서 다른 한 손으로 원고의 가슴을 계속 찌르는 행동을 한 사실을 인정할 수 있고 따라서 원고가 피고의 위와 같은 성희롱 및 강제추행으로 인하여 정신적 손해를 입었을 것임이 경험칙상 분명하므로, 피고는 원고에게 원고의 정신적 손해를 위자할 의무가 있다.

손해배상의 액수에 관한 판단

피고는 위 추행사건이 공론화된 이후 원고와 합의를 시도하면서도 다른 한편으로는 당시 회식에 참석하였으나 그 상황을 잘 기억하지 못하는 전공의들로 하여금 거짓 진술서를 제출하도록 하는 등 전혀 뉘우치지 않은 모습을 보이고 있다. 이러한 사정에다가 위 추행사건 당시의 원고와 피고의 나이, 성별, 신분, 그리고 위 추행사건에서의 피고의 원고에 대한 성희롱 및 강제추행의 정도, 경위를 비롯하여 이 사건 기록에 나타난 제반사정들을 종합하면, 피고가 원고에게 지급할 손해배상의 액수는 15,000,000원으로 정함이 상당하다.

이후 정신과 과장은 2015. 12.경 OO대학병원의 남자 인턴 등에게 성희롱 발언을 하는 등의 문제로 OO대학병원의 윤리위원회에 회부되었는데, 여기에는 원고가 OO대학병원에 인턴으로 근무할 당시 원고에게 성희롱과 강제추행을 하였다는 사유가 포함되어 있었으며, 이후 징계위원회에 회부되었다. OO대학교 징계위원회는 3차례의 회의를 거쳐 파면의 징계를 의결하였고, 그에 따라 피고는 파면처분을 받았다.

성희롱

성희롱 정의[173]

성희롱과 성폭력은 남성과 여성 사이에 성적인 말과 행동을 수단으로 하여 발생하는 폭력행위라는 점과 주로 여성을 대상으로 발생하는 원하지 않는 성적 언동을 받지 않을 성적 자기결정권 및 평등권을 침해하고 육체적, 정신적, 심리적 손상을 초래하는 공통점이 있다. 그러나 성희롱의 경우 업무와 관련하여 발생하고 형사법에서 말하는 성폭력 범죄에 해당하지 않는 비교적 경미한 행위까지 포함한다. 하지만 성폭력은 형법상의 사건으로 '성폭력범죄의 처벌 및 피해자보호 등에 관한 법률'의 적용을 받으며 형사소송법이 규정하는 증거가 있어야 인정되는 범죄를 말한다.[174, 175]

미국의 경우 성희롱을 남녀불평등한 권력관계에서 여성에 대하여 원치 않는 성적 요구를 강요하는 행위로 정의하였고, 여성을 성적 대상으

---

173) 법령에서 사용하는 성희롱의 개념은 직장에서 성에 따른 차별행위를 금지시키고 안정적인 직장생활을 만들기 위하여 제정되었기 때문에 성희롱을 비교적 좁게 해석하고 있지만 일상생활에서 사용하는 성희롱은 법제에서 사용하는 성희롱보다 더 넓은 의미로 성희롱 피해자의 성적 자기결정권과 인격권을 침해하는 행위를 모두 성희롱으로 본다. 따라서 이 논문에서는 언어적, 시각적, 성적, 스토킹, 추행, 강제추행, 강간 등 '성'을 희롱한 모든 언행과 함께 형법에 의해 규제되지 않는 성적 언동뿐만 아니라 강간 등 형법에 규제되는 성폭력범죄를 포함하는 본인의 의사와 무관하게 타인에 의해 행해지는 성과 관련된 행위양식을 성희롱의 범주에 포함하기로 하겠다.

174) 김엘림, 직장 내 성희롱의 법적 개념과 판단기준, 노동법학, 제32권, 2009, p309-347

175) 1) 명시적이든 암시적이든 그런 행동을 수용해야 개인의 고용이 보장될 때, 2) 그런 행동의 수용여부가 고용을 결정하는 근거로 사용될 때, 3) 그런 행동을 통해 부당하게 개인의 작업능력을 방해하거나 위협적이고 적대적이고 불쾌한 작업환경을 만들려고 하거나 만들었을 때 성희롱으로 간주된다고 하였다.: 조주현, 대학내 교수성희롱의 성차별적 특징: 세 대학 사례를 중심으로, 젠더와 문화, 제1권, 2008, p219-258

로 삼아 괴롭힘과 성적 부담을 주어 업무성과에 관계없이 동일한 조건의 남성보다 불리한 상황에 처하게 하는 일종의 차별대우로 규정하였다. 이에 비하여 유럽에서는 성희롱을 인간의 존엄을 해치는 성적언동 또는 직권남용으로 발생하는 성범죄로 보는 경향이 있다. UN은 성희롱과 성폭력, 가정폭력, 강제적 성매매 등의 폭력피해자의 절대다수가 여성이라는 문제를 중시하고 미국과 유럽의 성희롱에 관한 관점을 통합하여 성희롱과 성폭력 등의 여성에 대한 폭력은 성에 기초한 폭력행위로서 남녀불평등한 관계에서 발생하여 여성의 종속적인 지위를 심화시키며 여성의 인권을 침해하므로 이는 여성에 대한 차별에 해당한다고 하였다.[176]

미국 고용기회평등위원회(equal employment opportunity commission, EEOC)는 성희롱을 조건형 성희롱과 환경형 성희롱으로 구분하였다. 조건형 성희롱이란 성적 호의나 서비스의 제공여부를 고용, 업무, 학업평가 등의 조건으로 삼아 모종의 이익이나 불이익을 주는 형태이며, 환경형 성희롱은 상대방에게 성적 굴욕감이나 혐오감을 불러일으킴으로써 업무의 지장을 초래하거나 교육 및 학습 환경을 열악하게 만드는 것을 말한다.

성희롱의 주요특성

성희롱은 권위주의적인 사회에서 사회경제적으로 우월한 사람들이

---

176) 김엘림, 대학의 성희롱 성폭력 관련법의 현황과 입법과제, 대학 양성평등문화확산과 성폭력예방정책 세미나 자료, 2016.9.29

사회적 약자를 대상으로 권력을 남용하여 성적으로 희롱하는 문제이며 동시에 성희롱 가해자의 절대 다수는 남성이며 피해자의 절대 다수는 여성인 특성을 가진다. 즉, 성희롱은 여성을 성적 욕망의 대상으로 여기며 여성을 남성의 성적 언동에 순응하는 존재로 여기는 남성중심적 여성관을 기반으로 발생한다고 할 수 있다.

직장내 성희롱의 정의

남녀고용평등법 제2조에서 직장 내 성희롱이란 사용자, 상급자 또는 근로자가 직장 내의 지위를 이용하여 업무와 관련하여 다른 근로자에게 성적인 언어나 행동 등으로 또는 이를 조건으로 고용상의 불이익을 주거나 또는 성적 굴욕감을 유발하게 하여 고용환경을 악화시키는 것이라고 정의하고 있다. 양성평등기본법에서는 제3조에서 성희롱이라 함은 업무, 고용 기타 관계에서 공공기관의 종사자, 사용자 또는 근로자가 그 지위를 이용하거나 업무 등과 관련하여 성적 언동 등으로 성적 굴욕감 또는 혐오감을 느끼게 하거나 성적 언동 기타 요구 등에 대한 불응을 이유로 고용상의 불이익을 주는 것으로 정의하였다. 국가인권위원회법은 제2조에서 업무, 고용, 그 밖의 관계에서 공공기관의 종사자, 사용자, 근로자가 그 직위를 이용하여 또는 업무등과 관련하여 성적 언동 등으로 성적 굴욕감 또는 혐오감을 느끼게 하거나 성적 언동 또는 그 밖의 요구 등에 따르지 않는다는 이유로 고용상의 불이익을 주는 것으로 정의하고 있다.

직장 내 성희롱 및 문제언동 판단기준[177]

직장 내 성희롱의 판단기준으로 당사자의 관계(사업주나 상급자 이어야 한다), 당사자의 성별(남, 여 모두 포함), 발생경위(업무관련성이 있어야 한다), 행위수단(남녀 간의 육체적 관계나 남성 또는 여성의 신체적 특성과 관련된 육체적 행위, 언어적 행위, 시각적 행위 및 기타 행위), 행위에 대한 상대방의 명시적 또는 추정적인 반응의 내용, 성적 동기나 의도의 유무, 행위의 내용 및 정도, 행위가 일회적 또는 단기간의 것인지 아니면 계속적인 것인지의 여부 등이다. 문제는 직장 내 성희롱에서 관련된 문제의 언동이 직장 내 성희롱에 해당되는지를 제3자가 판단하는 것이 쉽지 않다는 것으로 이는 첫째, 성희롱 행위는 일반적으로 피해자 및 가해자 둘 사이에 발생하는 경우가 많아 증인이 없고, 둘째, 성희롱 행위의 피해자가 성적 굴욕감을 느낀 경우 피해를 인정할 유형적, 가시적인 증거가 없는 경우가 많다. 셋째, 성별에 따라 사회문화적인 차이로 인하여 남성에게는 재미로 또는 단지 직장분위기를 즐겁게 하기 위하여 하였다거나 경미한 것으로 볼 수 있는 성적인 말과 행동이 여성에게 심한 성적 굴욕감이나 혐오감을 느끼게 하는 경우가 있기 때문이다. 넷째, 같은 여성에서도 동일한 행위에 대하여 느끼는 바가 다를 수 있다. 마지막으로 법에서 말하는 성희롱 개념이 구체적이지 못하고, 권리구제기관에 따라 판단기준이 다르며, 마지막으로 동일한 권리구제기관에서도 판단기준이 달라지는 경우가 있기 때문이다. 예를 들

---

177) 김엘림, 직장 내 성희롱의 법적 개념과 판단기준, 노동법학, 제32권, 2009, p309~347

어, 국가인권위원회는 주로 피해자들이 진정을 하며 이들의 인권을 가능한 보호하기 위하여 비교적 성희롱의 성립을 쉽게 인정하고 있는 경향이 있는 반면, 노동위원회는 주로 성희롱 행위 당사자들을 사용자의 징계처분에 대하여 보호하기 위하여 성희롱에 보다 엄격한 기준을 사용하는 경향이 있다.

성희롱의 문제 언동에 대한 판단기준으로 합리적 인간의 관점[178] (그 사회의 평균적인 도덕적, 정서적 수준 및 판단력을 가진 가상적인 사람이 문제의 성적 언동이 성적 굴욕감 또는 혐오감을 느끼게 하는지 여부를 판단하는 것으로 일반적으로 사법심사에서 객관성과 중립성, 공정성을 인정받기 위하여 오래 전부터 보편적으로 사용해온 판단기준이다), 합리적 여성의 관점[179] (피해자의 절대다수가 여성이라는 점을 가만하여 합리적 여성의 입장에서 문제의 성적 언동을 판단하는 기준이다. 현재 우리나라에서는 국가인권위원회에서만 이 기준을 사용하고 있다). 합리적 인간과 피해자의 관점[180] (합리적 인간의 관점과 합리적 여성의 관점의 대안으로 합리적 인간을 기준으로 하되 피해자의 입장이나 사정을

---

178) 대법원 1998.2.10. 선고 95다39533 판결에서 '성적 표현행위의 위법성 여부는 사회공동체의 건전한 상식과 관행에 비추어 볼 때 용인될 수 있는 정도의 것인지 여부, 즉 선량한 풍속 또는 사회질서에 위반되는 것인지 여부에 따라 결정되어야 한다'고 하였다.

179) 여성의 입장을 중시하는 여성편향적인 기준으로 여성을 특별한 법적 보호가 필요한 피해자로 간주하여 성별위계질서를 강화하며 실무적으로 남성이 피해자인 사건에 적용할 수 없으며 남성판사들은 합리적 여성을 분명히 이해할 수 없어 성별에 대한 정형화된 가치관에 기초할 수 밖에 없다는 비판이 있다.

180) 대법원 2007.6.14. 2005두646 판결, 대법원 2008.7.10. 2007두22498 판결 등에서 '객관적으로 상대방과 같은 처지에 있는 일반적이고 평균적인 사람에게 성적 굴욕감과 혐오감을 느낄 수 있게 하는 행위가 있고 그로 인하여 행위 상대방이 성적 굴욕감이나 혐오감을 느꼈음이 인정되어야 한다'고 하였다.

충분히 고려하자는 것으로 이는 성적으로 중립적인 용어를 사용하여 객관성을 높이면서 동시에 여성이 피해자인 경우 피해자의 입장을 고려하기 위하여 제시되었고 현재 법원에서 주로 사용되고 있다.) 등이 제시되고 있다. [181]

교수에 의한 성희롱

교수에 의한 성희롱 특징

교수는 대학구성원 중에서 가장 큰 권력자로서 대학의 핵심기능인 고등교육과 학술연구, 인재양성을 직접 담당하는 가장 핵심적인 인력으로 대학운영에 관한 의사결정에 주도적으로 참여하며, 학생에 대하여 입학, 수업, 시험문제출제, 성적평가, 장학생, 진학-취업 추천, 논문심사, 졸업 후 사회진출까지 막강한 영향력을 행사한다. 이에 따라 대학은 교수중심의 권위주의적 위계구조를 가지고 있다. [182]

교수에 의한 대학 내 성희롱의 특성[183]으로는 첫째, 발생공간은 학교 내외를 불문하며, 학교 내 강의실이나 연구실에서도 문제가 발생한다. 둘째, 교수에 의한 성희롱의 경우 교수는 피해자인 학생에게 의도적으

---

181) 여성 피해자를 기준으로 할 경우 동일한 성적 언동이라 하더라도 피해자마다 이에 대해 느끼는 감정은 다를 것이므로 국가의 판단과 그에 따른 법집행이 피해자의 일방적인 의사에 전적으로 좌우되는 결과를 초래하는 문제점이 있다. 개인적으로는 평균적인 합리적 인간과 피해자의 관점으로 성희롱 문제를 보는 것이 타당하다고 생각한다.

182) 송인자, 대학 성폭력 예방교육 현황과 특성화방안, 대학 양성평등문화확산과 성폭력예방정책 세미나 자료, 2016.9.29

183) 김엘림, 대학의 성희롱 성폭력 관련법의 현황과 입법과제, 대학 양성평등문화확산과 성폭력예방정책 세미나 자료, 2016.9.29

로 학교 외에서 사적 만남을 요구하는 경우가 많다. 이 경우 피해자는 지도교수에 대한 예우, 혹은 학사와 관련된 상담에 대한 기대 등으로 거절하기 어렵다. 셋째, 가해자인 교수는 사건이 문제화된 모든 성희롱의 유형에서 부인하는 경향이 있다. 넷째, 피해자인 학생이나 조교는 그 자리를 회피하거나 거부의사를 직접 표현하지 못하는 경우가 대부분이다. 마지막으로 교수에 의한 성범죄의 경우 특성상 신고접수가 어려운 한계가 있다.

교수의 성희롱에 관한 통계분석

2006년 우리나라 대학 내에 설치 및 운영되고 있는 성희롱 성폭력 상담소와 조사심의위원회의 상담 및 조사사건을 분석한 연구[184] 에 따르면 총 상담접수건수 중 학생-교수간 사건은 28.0%를 차지하였고 조사사건 접수건수에서 학생-교수간 사건은 28.5%를 차지하였다. 또한 교수-학생 간의 사건이 해결에 가장 어려움을 겪었는데 이는 피해가 심각한 반면에 피해를 구제하고 조정하는 절차나 자원이 확보되지 못하기 때문으로 분석되었다.[185] 한국사회의 성폭력범죄 신고율이 실제 발생 건수의 7-10%에 머문다는 연구결과[186]를 고려한다면 실제적으로는 교수-학생 간의 성희롱 및 성폭력 사건이 더 많을 것으로 생각된다.

---

184) 하혜숙, 박성혁, 대학 성희롱성폭력 상담 및 조사사건 현황분석연구, 상담학연구, 제9권, 2008, p405-419
185) 이에 대하여 피해자인 학생이 가해자인 교수를 대학 공동체에서 배제해 줄 것을 요구하지만 관련 법제나 행정기준에서 그 사건의 심각성이 해고의 사유에 미치지 못하는 경우가 있었고 교원 징계의 경직성 및 복잡한 절차로 인하여 사건 해결을 어렵게 만들기도 한다고 하였다.
186) 나윤경, 노주희, 대학 내 성폭력 가해자 연구, 여성학논집, 제30권, 2013, p169-203

대학교수의 성희롱에 관한 판례와 결정례를 분석한 한 연구[187]에 따르면 학교에서 발생한 성희롱 중에서 대학에서 발생한 성희롱 관련 판례는 66.0%를 차지하였다. 대학의 성희롱에 관한 판례에서 교수에 의한 성희롱에 관한 판례는 93.5%이었고 이 중 교수에 의한 성희롱을 인정한 경우는 80.4%로 대다수는 전임교수와 관련이 있었다. 대학에서 발생한 성희롱에 관한 인권위 결정례 중 교수와 관련된 경우는 77.8%이었고, 가해자는 모두 남성교수이었다. 피해자 중 95.4%가 여성이었는데 이중 여성대학원생은 32.1%, 여성학부생은 69.9%였다. 시기적으로는 1994년부터 1998년까지는 5례에 불과하였지만, 1999년 7월부터 2005년 6월까지 35례, 2006년부터 2010년까지는 49개, 2011년부터 2016년 2월까지는 74례로 계속 증가하는 추세를 보인다.

교수의 성희롱에 대한 법적분쟁 처리 [188]

교수에 의한 성희롱의 법적분쟁 처리기관으로 국가인권위원회, 교원소청심사위원회, 법원 등이 있다.

국가인권위원회의 분쟁 처리

인권위는 국가인권위원회법에 따라 인권침해와 평등권침해 등의 차

---

187) 하혜숙, 박성혁, 대학 성희롱성폭력 상담 및 조사사건 현황분석연구, 상담학연구, 제9권, 2008, p405-419
188) 김엘림, 교수의 성희롱에 관한 법적 분쟁, 법학논집, 제20권, 2016, p281-320

별행위에 대하여 피해자와 그 사실을 알고 있는 사람이나 단체의 진정을 받거나 직권조사를 하여 합의권고, 조정, 시정권고, 고발, 징계권고, 법률구조요청 등의 방법으로 피해자를 구제한다. 대학은 인권위의 처리대상이 되지만 인권위는 시정명령권을 가지고 있지 않아 시정권고를 할 수 있을 뿐이며, 인권위의 권고를 이행하지 않아도 제제수단을 가지고 있지 않아 교수와 대학에 대한 권고의 실효성이 적다는 문제점이 있다.

교원소청심사위원회의 분쟁처리

교수의 성희롱에 대한 분쟁처리제도가 직장 내 성희롱과 가장 다른 특성은 교원소청심사제도이다. 교수는 교원소청에 관한 규정에 따라 대학으로부터 징계처분과 그 밖의 의사에 반하는 불리한 처분에 불복할 때에는 그 처분이 있었던 것을 인지한 날로부터 30일 이내에 교육부에 설치된 교원소청위에 소청심사를 청구할 수 있다.

법원의 분쟁처리

교수에 의한 성희롱과 관련한 법원 판례에서 행정소송 판례가 44.2%, 형사소송 판례는 30.1%, 민사소송에 관한 민사판례는 25.2% 이었다. 이 중에서 교수의 성희롱을 인정한 판례는 80.4%이었다. 성희롱으로 청구된 민사판례에서 교수에게 손해배상책임을 인정한 판례는 66.7%이었고 손해배상금액은 500만 원에서 3천만 원 사이었다.

형사판례 중 피해자가 교수를 성폭력 범죄로 고소한 경우는 78%이었다. 형법의 적용규정은 제298조 추행이 가장 많았고, 그 다음으로는 성폭력처벌법 제10조 제1항인 업무상 위력 등에 의한 추행이었으며 이외에도 형법 제297조 강간, 형법 제299조 준강간, 준강제추행죄와 형법 제305조의 2 강제추행죄의 상습범, 제201조 강간 등 상해치상죄 등이 있었다. 징역형의 경우 5월부터 3년 6월까지이며 3백만 원부터 8백만 원의 벌금을 부가한 경우도 있었다. 성폭력치료강의의 수강명령 및 신상정보 공개를 선고한 판례도 있었다.

대학병원에서 발생하는 성희롱

대학병원에서 발생하는 교수에 의한 성희롱의 특징

현재 대학병원에서 근무하는 교수는 병원에서 진료를 담당하고 있는 전문의임과 동시에 대학생 및 전공의의 수련을 담당하는 교육자라는 이중적인 신분을 가지고 있다. 전공의들은 병원에서 해당 과에서 필요한 여러 수기 및 지식을 전수받고 있는 피교육자신분이지만 동시에 이미 대학을 졸업하고 의사 면허를 취득한 상태로 병원과 계약을 체결하여 근로를 하며 월급을 받고 있어 근로자성도 가지고 있는 이중적인 신분으로, 의사임에도 불구하고 병원에서 취약한 위치에 속한다. 이런 특수한 구조로 인하여 병원에서 발생하는 교수에 의한 전공의 성희롱은 직장 내 성희롱과 대학교수에 의한 성희롱의 복합적인 특징을 가진다.

첫째, 대학병원 교수의 성희롱은 직장 내 성희롱을 발생시키는 인권문제와 근로권 침해를 포함한 노동문제이면서 동시에 전공의의 수련권을 침해하고 대학병원의 신뢰를 훼손하는 교육문제도 발생시킨다.

둘째, 상당수의 대학병원 교수에 의한 전공의 성희롱의 경우 일반적인 교수의 학생 성희롱과 달리 근무시간이나 회식 중에 발생한다.

셋째, 대학병원 교수는 교원의 지위 향상 및 교육활동 보호를 위한 특별법에 의하여 예우와 신분을 보장받고 있어서 만약 성희롱 등의 비리로 대학병원으로부터 징계나 기타 불이익을 받으면 교육부에 설치된 교원소청심사위원회에 취소를 청구할 수 있다. 대학병원은 이런 법적 분쟁이 종료될 때까지 교수에게 제재조치를 가하기 어렵다.

넷째, 직장 내 성희롱이 사업장에서 발생하면 사업주는 행위자를 전근이나 업무의 재배치 등의 징계 전 조치를 통해 피해자와 즉각 분리할 수 있지만 대학병원 교수가 전공의를 성희롱 하더라도 그 교수에 대하여 전근이나 업무재배치를 시킬 수 없고, 당연퇴직에 해당하는 형이나 징계가 확정되지 않으면 피해자와 완전히 분리할 수도 없다. 따라서 성희롱피해자인 전공의는 3-4년의 수련완료기간까지 가해자인 교수의 밑에서 교육수련을 받아야 하거나 파견병원으로 이리저리 옮겨 다니는 경우가 많이 발생한다. 따라서 피해자 전공의는 문제를 제기한 후 보복, 비난 등의 불이익을 받는 소위 성희롱 2차 피해를 받거나 결국 이를 견디지 못하고 퇴사하는 경우가 자주 발생한다.

다섯째, 전공의들은 3-4년간의 수련을 마치고 그 병원에서 전임의가 되지 않으면 대학병원을 떠나게 되는데 이러면 교수의 성희롱 사건은 묻히기 쉽다. 이에 따라 가해자 교수가 파면이나 해임이 되지 않는 한 징계가 끝나면 대학에 복귀함으로 인하여 차후 성희롱이 재발될 소지가 크다.

여섯째, 대학병원은 여러 전문과를 관리하는데 있어서 '의국'이라는 제도를 이용한다. 의국은 인사권 및 교육수련 관리를 하는데 이에 따라 각 과별 전공의, 전임의 선발과 교수채용에 실질적인 결정권을 가지면서 동시에 이들에 대한 교육수준과 업무범위도 결정한다. 문제는 이 의국의 결정권을 가지는 사람들이 바로 교수들이다. 이에 따라 전공의와 전임의는 교수에게 충성을 다할 수밖에 없고 교수들은 이들을 통해 세력을 키우고 헤게모니를 쥐려고 한다. 따라서 성추행 사건을 고발한 전공의의 경우 현재 근무하는 병원은 물론이고 낙인효과로 인하여 타 대학병원에서 전임의 과정에 합격하여 지속적인 수련을 받기도 쉽지 않다.

전공의들의 수련과정 중 폭행이나 성희롱경험에 대한 통계

여성가족부에서 2015년 7,844명의 공공기관 및 민간사업체의 일반직원을 대상으로 시행한 조사에 따르면 본인의 성희롱 피해경험은 6.4%이었지만 여성 근로자의 경우 9.6%가 성희롱 경험을 한 것으로 나타났고 그 피해자는 행위자에 비하여 직위가 낮거나 계약직, 수습사원 등 조직 내 취약한 위치에 있는 지원인 경우가 대부분으로 조사되었다.[189]

이에 비하여 대한의사협회 의료정책연구소가 2015년 전공의를 대상으로 조사한 결과 전공의의 33%가 성희롱 피해경험이 있다고 보고하였

---

189) 2015년 성희롱 실태조사, 여성가족부, 2015.12.22

다.[190] 가해자는 환자가 14.4%이었고, 교수와 상급전공의의 경우 각각 8.1%, 6.5%이어서 환자에 의한 성희롱을 제외하고도 교수에 의한 성희롱의 빈도수가 일반기업과 비교하여 절대로 적지 않음을 알 수 있다. 성희롱을 당한 경험은 여성 전공의가 남성전공의에 비해 높게 나왔다 (54.6% vs. 23.0%). 연차 별로는 인턴 43.2%, 전공의 1년차 34.9%, 2년 차 32.8%, 3년차 32.6%, 4년차 31.8%로 연차가 낮을수록 성희롱을 당한 경험이 많은 것으로 조사되었다. 또한 응답자의 13.7%가 성추행을 당한 경험이 있었고 교수에게 3.6%, 상급전공의 2.1%이었으며 여성수련의가 남성수련의에 비해 높게 나타났다(23.7% vs. 9.6%). 2017년도에 같은 조사를 시행한 결과[191] 전공의의 28.7%가 성희롱을 당한 적이 있다고 하였는데 이 중에서 교수에 의한 성희롱이 9.5%, 상급전공의에 의한 성희롱이 6.9%로 조사되었다. 또한 전공의 중에서 10.2%가 성추행을 당한 경험이 있다고 하였고 이 중 교수에 의한 성추행은 3.0%로 전체 중 30% 정도를 차지하고 있어 2015년과 큰 차이를 보이지 않았다.

대학병원에서 교수에 의한 성희롱의 원인

대학병원에서 발생하는 성희롱의 원인을 명확하게 정의하기는 매우 어렵다. 하지만 가능성이 있는 원인들을 모은다면 아래와 같이 예시할 수 있을 것으로 보인다.

---

190) 오수현, 김진숙, 이평수, 2015년 전공의 수련 및 근무환경 실태조사, 대한의사협회지, 제58권, 2015, p1179-1189
191) 2017년 전공의 수련 및 근무환경 실태조사, 의료정책연구소, 2017.9

교수의 권위주의적 위계질서

권위란 한 개인이나 조직이 사회 속에서 일정한 역할을 담당하며 구성원들에게 인정을 받는 정당한 권력으로 어떤 분야에서 남이 신뢰할 만한 뛰어난 지식이나 실력을 말한다. 하지만 권위주의란 직위나 권력을 이용하여 자신의 권위를 맹목적으로 복종하거나 남을 억누르려고 하는 사고방식을 말한다.[192] 즉 권위가 존경과 신뢰를 표현하는 것이라면 권위주의란 공포와 불안을 표현하는 단어이다. 권위주의를 유지하기 위해서는 명령과 복종의 위계질서를 중시하며 권위를 얻기 위해 노력하기보다는 직위를 통해 권력이나 명예를 획득하는 것을 더 중요하게 생각한다. 대학병원 교수들은 병원 내 다른 직종종사자들에 비하여 높은 수준의 전문성을 보유하고 병원의 핵심기술을 보유하기 때문에 다른 직종보다 높은 정도의 신분 및 소득상의 위치를 차지한다. 또한 교수들은 병원에서 많은 의사결정권을 가지고 있기 때문에 지배적인 위치에 있다. 따라서 교수들은 병원에서 자기중심적이고 자신이 우월하다는 생각을 하는 경향이 있다.[193]

이러한 권위주의적인 전통은 의과대학 내에서 소위 학번으로 통해지는 서열로 규율되고 학습된다. 현재 의과대학에서부터 이러한 권위주의는 팽배해 있으며 이 권위주의적인 전통은 대학병원조직 말단까지 이어져 온다. 특히 엄격한 도제문화와 위계질서가 존재하고 있는 대학교수와 전공의 관계 및 전공의 간의 관계에서 교수의 말이나 상급전공의의

---

192) 김준수, 권위와 권위주의, 철학탐구, 제17권, 2005, p:27-46
193) 한은경, 배병룡, 병원조직내 개인간 갈등의 경로분석, 한국정책연구, 제12권, 2012, p631-657

말에 순응하는 것이 미덕이라고 생각하며 위에서 내린 결정이 옳고 그름에 상관없이 자신의 의사와 반하더라도 우선적으로 받아들이고 그 지시에 따른다. 이런 경직된 구조에서 권위주의적인 교수들이나 상급 전공의들에 의한 성희롱에 대항하거나 거부하지 못하는 경우가 발생하며, 발생하더라도 신고하기를 꺼리게 된다.

반말문화

  대학병원교수들은 전공의에게 존댓말을 쓰는 경우가 거의 없다. 한국어의 존댓말은 말하는 사람의 위치를 표현해준다. 즉, 한국사회에서 불평등은 반말을 자유롭게 쓸 수 없다는 문제와도 연결되어 있다. 교수들은 존댓말과 반말을 자유롭게 쓸 수 있는 특혜를 가진다. 가령 교양 있는 모습을 보이고 싶을 때는 자기보다 어리거나 신분이 낮은 사람들에게도 공손한 존댓말 쓰기를 선택한다. 하지만 자기의 권위를 보여야 하거나 일을 빨리 진행하여야 하는 경우 반말쓰기를 선택한다. 이런 반말의 사용은 한 집단에서 위계가 존재한다는 것을 보여주는 대표적인 것이라 할 수 있다. 이런 반말은 군대와 같이 위계성이 강하게 조직된 사회에서 잘 유지되지만 학회와 같이 위계성이 약한 사회에서는 유지되기 어렵다. 또한 이런 반말은 교수들의 불필요한 우월감을 심어준다. 즉 우월감이 반말을 하고 이것이 다시 우월감을 증가시키는 역할을 한다. 이로 인하여 도가 지나친 행동이 유발되기도 하는 것이다.[194]

---

194) 김혜미, 존댓말과 상호존중, 새가정, 제62권, 2015, p45-49

반 강제적 회식 및 접대문화

우리 사회에 있어서 회식은 조직에서 빠질 수 없는 조직문화의 하나로 여겨지고 있다. 조직에서 일반적인 회식의 개념은 업무의 능률을 저하시킬 수 있는 업무 스트레스, 조직 갈등 등을 제거하고 팀워크 또는 유대감을 높이기 위하여 술과 음식을 먹거나 모임을 가지는 행위라고 할 수 있다.[195] 이런 일반적인 회식과 달리 우리나라의 대학병원에서는 반 강제적인 회식과 접대문화라는 독특한 특질을 가지고 있다. 대학병원에서 회식이란 전공의와 교수들이 함께 식사하는 자리를 갖는 것으로 각 과에서 근무하고 있는 교수들과 전공의, 전공의와 전공의 사이에 긴장을 풀고 서로 친밀감을 높이고 조직의 화합 등 자연스러운 인간관계를 만들기 위한 수단이다. 문제는 이 회식이 조직 구성원이 원하지 않더라도 참석해야 하는 반 강제적 회식인 경우가 많으며 개인적 사정이나 자의적으로 불참하는 경우 조직원들의 눈총과 앞으로의 불이익을 감수해야 한다.

접대문화는 병원에서 사용되는 약이나 기구에 대한 선택권을 가진 교수와 제약회사 및 기구회사간의 관계에서 기인한다. 일반적으로 제약회사는 교수들과 좋은 관계를 만들고 친밀한 관계를 유지하면서 동시에 판매실적을 증강하려는 목적으로 적극적으로 술자리와 같은 접대를 하며, 경우에 따라서는 조직 내 회식에도 일정부분 기여를 하는 경우가 있다. 문제는 이러한 제약회사와 교수간의 접대문화가 병원 내 회식에 흘

---

195) 이혜림, 최구상, 반 강제적 회식이 직무만족과 이직의도에 미치는 영향: 개인–조직 적합성의 조절효과, 경영컨설팅연구, 제17권, 2017, p47–56

러 들어오면서 발생하게 된다. 예전 접대문화는 주로 남성교수와 제약 회사 직원간에 일어났고, 이런 접대문화를 통해 남성교수들이 여성을 성적으로 대상화 및 상품화하고 재생산하는 메커니즘을 인지하고 형성 하게 되었다.[196] 이런 일상화된 접대문화에 길들여진 교수들이 여성 전 공의들에게 회식 시 주로 교수 옆에 앉게 하며 술을 따르거나 안주를 집 는 등의 시중을 들기를 요구하는 것뿐만 아니라 원치 않는 신체접촉까 지 발생하게 된다.[197]

더불어 회식에서는 음주가 동반되는데 우리나라에서 남성중심적인 성문화가 술을 통해 발산되는 것으로 보인다. 남성들은 성희롱 가해자 의 위치로부터 벗어날 수 있는 다양한 기제들을 발전시켜 왔고 술은 이 러한 기제들 중 대표적인 역할을 담당하고 있다. 특히 취할 때까지 마시 는 한국의 음주문화는 현실에서의 과도한 스트레스를 풀게 해주는 방법 으로 인식되어 왔으며 우리 사회는 음주 중에 발생하는 모든 비이성적 이고 범법적인 행위를 너그럽게 받아주는 경향이 있다. 이에 따라 음주 중에 성희롱이 발생하는 경우 취할 때까지 마신 가해자를 비난하기 보 다는 오히려 피해자인 여성에게 비난하고 질책하는 경향이 있다. 또한 한국사회에서는 술 탓으로 자신의 행위의 결과에 대하여 책임지는 것을 회피할 수도 있다. 가해자는 평상시에는 그런 사람이 아니다는 사실을 주위에 누군가가 진술해주기만 하면 그의 행위에 면죄부를 주는 경우가

---

196) 대표적인 여성의 상품화로 여접대부의 신체를 만지고 술따르기 등이 있다.
197) 이성은. 성희롱-이성애제도-조직문화 그 연관성에 관한 고찰, 한국여성학, 제19권, 2003, p235–236

많다. 이를 악용해 회식을 이용하여 은밀하게 또는 대담하게 성희롱이 일어나게 되는 것이다.[198]

교수들의 동료의식과 성희롱에 대한 경징계

패거리문화란 동종업계에 종사하는 사람들끼리 서로에게 우호적이고 감싸주려는 일종의 공동체 또는 연대의식을 말한다. 이는 자신들의 이익을 지키고자 하는 것과 함께 어딘가 소속되고 싶어 하는 인간의 본능이 표현된 것으로 볼 수 있다. 문제는 이런 패거리문화로 인하여 교수에 의한 전공의 성희롱 사건이 발생하였을 경우 자신들의 이익을 빼앗아가지 않을까 또는 자신들의 집단에 해가 되지 않을까 하는 방어본능이 작동하여 비록 동업자가 허물이나 과오를 행하였더라도 이를 눈감아주고 오히려 피해자가 문제가 있다는 식으로 몰아가는 방향으로 전개하게 만든다. 이는 동업자에게 발생한 사건사고들을 남의 이야기가 아닌 자신의 경우로 받아들이기 때문으로 동업자끼리는 사건에 공동으로 대응하거나 단합된 침묵의 동조를 하는 것이다. 또한 결국 동업자가 가해자라는 확실한 증거가 나타나고 잘못했다는 사실이 밝혀지더라도 그런 일이 발생하게 된 말 못할 속사정이 있다고 변명하거나 그런 일이 발생할 수밖에 없는 현실을 부각시킨다. 이로 인하여 성희롱 피해자는 2차 피해를 얻게 된다.[199] 전형적인 교수에 의한 성희롱 사건의 경우 가해자

---

198) 김현미, 성추행: '남성'에게 부여되는 다양한 면죄부에 관하여, 철학과 현실, 제46권, 2000, p113-118
199) 성희롱 2차 피해는 성희롱 발생 후부터 처리 전 단계에서 다양한 형태로 발생하며 성희롱 피해를 겪은 후 이를 문제화 하는 전 과정에서 발생되는 불이익 또는 정신적 피해로 정의할 수 있다. 장명선, 김선욱, 성희롱 2차 피해의 법적 쟁점과 과제, 이화젠더법학 제8권, 2016, p187-244

가 사건을 왜곡하거나 은폐, 축소하려고 하는 구조적 시도와 동시에 해당 교실에서 다른 교수들은 원래 가해자는 그럴 분이 아닌데 술김에 그랬다고 하면서 성희롱을 술김의 실수로 축소하고, 피해자인 전공의에게 가해자를 용서해 주어야 한다는 압력을 주기도 하고, 사실을 왜곡하여 피해자 전공의도 원했다 또는 전공의가 내용을 조작했다는 논리로 오히려 피해자인 전공의를 가해자로 전환시키거나, 병원에서 과의 위상이 추락하면 구성원 모두가 손해를 본다는 논리로 은폐하려고 하는데 이는 교수들의 패거리문화에서 기인한다고 할 수 있겠다.

특히 병원 내에서의 이런 패거리문화는 성희롱과 같은 성과 관련한 문제뿐만 아니라 다른 여러 범죄행위에도 낮은 처벌을 내리는 경향을 보여준다. 최근 발표된 한 자료[200]에 따르면 2014년에서 2017년까지 국립대학병원 겸직교직원(전임교수)과 전공의에 대해 이루어진 징계를 받은 이들의 숫자를 보면 2014년 23명, 2015년 18명 2017년 8월까지 156명으로 7배가량 늘어났지만 81.5%에 달하는 254건이 공무원법상 미 징계인 훈계, 주의, 경고에 그쳤고, 경징계는 41건인 13.1%, 중징계는 5.8%에 불과하였고 파면은 전무하였다. 수도권 소재 모 대학병원의 경우 한 교수는 검찰 고발이 가능한 수준의 성희롱을 저질렀지만 정직 6개월 받는데 그쳤고 수술 중 여성 전공의를 때린 교수는 엄중경고처분만이 내렸다. 이에 비하여 2011-2014년 국가 공무원 성관련 비위 징계 현황에 따르면[201] 3년간 성관련 범죄를 저지른 공무원은 586명이었고

---

200) "우리가 남이가"… 성범죄 저질러도 국립대병원 교수라 '무사통과', 쿠키뉴스, 2017.11.11
201) 해마다 늘어나는 공무원 성범죄… 벌금형 300만원이하면 괜찮아? 코리아뉴스타임즈, 2015.12.29

47%가 경징계에 해당하는 견책과 감봉을 받았고 파면된 경우는 11%이었다.

이로 인하여 보호받아야 할 피해자인 전공의는 교수의 성희롱 공개로 인하여 2차 피해가 발생한다. 과 안에서의 전공의들은 자신도 교수들의 눈총을 받을까 두려워 피해자 전공의를 경원시하게 되며 같은 과 교수들은 피해자 전공의를 무시하거나 전문의가 되기 위하여 필수적인 기술과 능력취득과 관련된 교육훈련에서 소외시하는 경우가 발생하고, 이에 성희롱 경험의 충격과 주변의 혼란스러운 반응으로 인하여 위축된 생활을 하거나 결국 전공의 수련을 그만두는 경우가 비일비재하다.

전공의 수련의 구조적 문제점

구조적으로 대학병원의 개별 과들은 폐쇄된 구조를 가지며 이 안에서 상당한 자율성을 누리고 있다. 더불어 비록 같은 대학병원에 근무하는 교수들이더라도 다른 과에서 발생한 사건에 대하여 적극적으로 개입하기를 원하지 않는다. 또한 전공의에서 교수까지 수직적이고 위계적인 조직문화를 통해 전문의로서 필요한 지식을 습득하다보니 상급자의 언행에 대하여 거부하거나 반대하기 쉽지 않다. 또한 전문의시험을 볼 자격을 갖추기 위해서는 강제적으로 3-4년 동안 반드시 수련을 해야 하지만 현재의 전공의 수련제도 하에서는 타병원으로 이동수련[202]이 옮겨가는 것이 거의 불가능함에 따라 가해자 교수 및 방관적인 다른 교수들에 의한 2차적인 가해나 보복행위가 발생하는 경우가 생긴다. 또한 대학병원은 가해자인 해당 교수에 대하여 직위해제, 경고, 견책, 감봉, 몇 개월 정직[203] 등과 같은 경징계로 끝나는 경우가 대부분으로 어느 정도 시간이 경과 후 복직하면 교수와 전공의 관계로 다시 만나게 되는 구조적 문제점이 사태를 점차적으로 키우는 것으로 보인다. 마지막으로 대학병원 교육수련부는 사건이 발생할 때 전공의의 입장에서 독립적으로 해결해야 하지만 많은 경우 교육수련부장은 그 해당병원 대학교수가 보직을 맡게 됨에 따라 전공의가 교육수련부에 성희롱과 관련된 민원을 제기하더라도 결국은 해당과 과장에게 민원이 공유되어 문제를 제기한 전공의에 대한 압박이나 회유로 돌아오는 경우가 많다.

최근 상황

최근 미묘한 변화들이 감지되고 있다. 2016년 2월까지 교수의 성희롱에 대하여 대학이나 대한민국의 사용자 책임을 인정한 판례는 없었다.[204] 하지만 법원 판결에서 직장 내 성희롱에 대한 사용자책임의 인정범위는 조금씩 확대되어 오고 있다. 특히 부하직원의 업무환경에 영향을 미칠 수 있는 상급자가 그 부하직원에 대하여 직장 내 성희롱을 하는 경우 그 자체로 사무집행 관련성이 있는 행위로 봄으로써 사용자책

---

202) 현재 '전문의의 수련 및 자격 인정 등에 관한 규정' 제13조에 따르면 전공의 이동수련은 1. 수련병원 또는 수련기관의 지정이 취소된 경우, 2. 수련병원 또는 수련기관의 일부 진료과가 전무과목별 지정기준에 미달되어 해당 전문과목에 대한 정원을 조정할 사유가 발생할 경우, 3. 그 밖의 부득이한 사유로 수련 중인 전공의가 해당 수련병원 또는 수련기관에서 수련을 계속하기 어렵다고 인정되는 경우로 제한되어 있다.

203) 현재 공무원의 경우 3개월 이내 정직의 경우 중징계에 해당한다. 이는 정직의 징계가 있으면 호봉승급이나 앞으로 승진에 불이익을 받기 때문이다. 하지만 대학병원의 교수의 경우 정직을 받더라도 호봉승급이나 승진과 관련한 문제가 발생하지 않는 특성으로 인하여 임의로 경징계로 분류하였다.

204) 김엘림, 교수의 성희롱에 관한 법적 분쟁. 법학논집, 제20권, 201, p281-320

임의 인정범위를 점차적으로 확대시키고 있다.[205)

　국회에서도 사용자의 법적 책임을 점차적으로 강화시키고 있다. 국회는 2017.11.9일 한샘 성폭력 사건을 계기로 사업주의 성희롱 피해자 보호조치를 강화하는 내용을 담은 남녀평등고용법 개정안을 통과시켰다. 개정안에서는 사업주는 성희롱 사실 확인을 위한 조사와 동시에 근무장소 변경 또는 유급휴가 부여 등의 피해자에 대한 보호조치를 해야 한다. 사업주가 성희롱발생 사실을 신고한 근로자와 피해 근로자에 대하여 불리한 처우를 하면 3년 이하의 징역 또는 3,000만 원 이하의 벌금형을 받을 수 있다. 또 사업주가 성희롱 조사나 피해자 보호조치, 가해자 징계조치를 하지 않으면 500만 원의 과태료 처분을 받을 수 있다. 또한 2017.6.22일 최도자 의원은 '전공의의 수련환경 개선 및 지위 향상을 위한 법률 일부 개정 법률안'을 통해 이동수련 기회를 확대하는 법안을 발의하였다.[206) 현재의 수련병원 변경에 관한 사항은 대통령령인 '전문의의 수련 및 자격 인정 등에 관한 규정'에서 "수련병원의 지정이 취소된 경우나 부득이한 사유로 수련 중인 전공의가 해당 수련병원에서 수련을 계속하기 어렵다고 인정되는 경우"에 한하여 다른 수련병원장에게 소속 전공의를 수련시켜 줄 것을 요청할 수 있다. 또한 수련의의 수련병원 변경에 필요한 조치를 수련병원장의 재량사항으로 규정하고 있어

---

205) 이에 대한 법리는 민법 756조이다. 민법 756조에는 타인을 사용하여 어느 사무에 종사하게 한 자는 피용자가 그 사무집행에 관하여 제삼자에게 가한 손해를 배상할 책임이 있고, 다만 사용자가 피용자의 선임 및 그 사무감독에 상당한 주의를 한 때 또는 상당한 주의를 하여도 손해가 있을 경우에는 그러지 아니한다고 규정되어 있다. 서울고등법원 2015.12.18. 선고2015나2003264판결
206) 반복되는 전공의 폭행사건, 이동수련확대가 해법? 청년의사, 2017.7.14

전공의가 수련병원에서 지속적인 폭언, 폭력, 또는 성폭력 범죄에 노출되는 등의 계속적인 수련이 곤란하여 다른 수련병원으로 옮길 필요가 있을 때 이에 필요한 조치를 강제하기 어려운 문제가 있었다. 이에 발의된 법안에서는 보건복지부장관이 수련병원지정이 취소된 경우나 수련환경평가위원회가 성범죄, 폭행 또는 폭언 등으로 계속적인 수련이 곤란하여 전공의의 수련병원 변경이 필요하다고 인정한 경우에 수련병원 등의 장에게 이에 필요한 조치를 하도록 명할 수 있게 하는 것으로 이를 통해 수련병원 이동을 좀 더 쉽게 할 수 있게 하여 전공의의 권리를 보호하고 수련환경의 개선에도 기여하려는 것이다. 이 법안에 대하여 대한전공의협의회(이하 대전협) 기동훈 회장은 "부득이한 사정으로 인하여 이동수련이 절실한 전공의가 병원의 허가를 받지 못해 대전협에 도움을 요청하는 경우가 빈번하며, 수련병원 내 불합리한 상황에서 벗어나고 싶어도 방법이 없어 수련을 포기해야 했던 안타까운 사례도 많다"고 하며 이 개정안을 환영하고 향후 이러한 개선의 움직임이 다양한 방식으로 이루어질 수 있도록 대전협에서도 최선을 다해 협력할 것이라고 하였다.[207] 보건복지부에서도 폭행사건 피해 전공의를 보호하기 위하여 이동수련 강제화 등 추가대책을 강구하기로 하였다는 보도가 나오고 있다.[208]

정부도 최근에 병원에서 문제가 되고 있는 성희롱 예방과 근절을 위한 종합적인 대책을 내놓기 시작하였다. 만약 성희롱을 당사자들만의

---

207) "전공의 이동 수련, 수련환경평가위원회가 공정하게", 메디파나뉴스, 2017.6.22
208) "전공의 2차 피해없도록" 이동수련 강제화 추진, 메디칼옵저버, 2017.11.20

문제로 보고 스스로 해결하라고 한다면 이는 당사자의 관계를 적대적으로 만들고, 비용과 시간과 전문성이 요구되는 소송으로 인하여 취약한 처지에 있는 피해자를 더욱 어렵게 만들며, 사회구조적으로 발생한 성희롱을 근본적으로 방지하지 못하기 때문이다. 정부의 주도하는 추가적 제재방안은 크게 재정적 제재방안, 인적 개선방향, 제도적 개선방향으로 나누어져 있다.[209] 재정적 제재방안으로 전공의 성희롱에 대하여 별도의 과태료 규정을 마련하여 타 위반사항보다 엄격히 규제하고, 의료질평가 지원금 기준에 전공의 성희롱 등 비인권적 환경여부를 반영하여 발생 수련기관에 대한 지원금을 삭감하는 것이다. 인적 개선방안으로 피해를 입은 전공의 퇴사를 예방하고, 적극적 신고를 유도하기 위해 피해 전공의는 타 수련기관으로 이동수련 받을 수 있도록 제도화하고, 성희롱 가해자는 전공의 정원책정에 인정되는 지도전문의 자격을 일정기간 동안 박탈하여 전공의 정원 감축뿐만 아니라 해당전문의는 전공의 수련업무에 종사할 수 없도록 한다는 것이다. 제도적 개선방향으로 현행 수련병원 취소처분 외에 수련과목 지정취소 규정을 신설하여 타 진료과목 및 전공의 지원자들의 피해를 최소화함으로써 충분한 제재가 가능하도록 하고, 전공의 성희롱에 대한 수련기관의 책임성을 재고하기 위하여 병원차원의 성희롱예방 및 대응지침을 마련 및 배포한다고 하였다.

---

209) 전공의 폭행 등 수련환경 부적절 의료기관에 대한 행정처분, 보건복지부 보도자료, 2017.10.24

결론

　현재까지 대학병원에서 교수와 전공의 사이에 성과 관련된 문제가 발생하는 경우 해당 전공의에게 비난의 눈길을 보낸다거나 결과의 책임을 물으며 공론화의 대가도 피해자 전공의가 짊어져야 하는 경우가 많다. 그러나 성희롱은 단순히 개별 피해자 전공의의 처신과 불운의 문제거나 개별 가해자 교수의 이상행동의 결과가 아니고 우리 사회에 아직까지 남아 있는 성별 간 권력관계, 조직 내 다양한 위계관계 등의 구조적 문제라는 것을 이 연구를 통해 알 수 있었다. 따라서 성희롱이 발생하는 경우 단순히 피해자 개인에 대한 비난이나 보호의 차원에서 벗어나 개인, 병원, 정부가 문제를 공유하고 공동으로 대처하는 자세로 체계적으로 접근하는 것이 필요해 보인다. 특히 대학병원 경영진은 해당 대학병원 교수에 의한 전공의 성희롱은 어떠한 경우에도 용납하지 않겠다는 단호한 의지로 현재의 병원 문화를 개선시키고 투명하고 명확한 정책 도입 및 이를 일관성 있게 실행하며 동시에 피해자 전공의를 효율적으로 지원하는 체계가 병행되어야 할 것으로 생각된다.

03

연구 윤리와
관련된 사례들

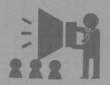

8 이해관계충돌(Conflict of Interest)

- OO대학병원 S교수 사건

이해관계충돌(conflict of interest, COI) 또는 이해충돌의 사전적 의미는 개인의 사적인 이해관계가 자신이 맡고 있는 업무가 공공이나 타인의 이익과 서로 상충되는 상황으로 정의할 수 있다.[210] 과학기술분야에서 이해관계충돌이란 개인의 사적인 이해관계에 의해 학문적 또는 학문과 관련된 의사결정이 영향을 받을 수 있는 상황을 말하며, 이는 연구에서 부정행위로 이어질 개연성이 매우 크다. 의사에게 이해관계 충돌이란 전문가의 판단이 재정적 이익과 같은 이차적 이익에 의해 부당하게 영향을 받을 수 있는 일련의 여건을 말한다.[211] 특히 사적인 이해가 타인 또는 공공의 이익과 서로 상충이 되는 이해관계충돌은 공정하고 객관적으로 이루어져야 할 의사결정에 문제가 발생할 가능성이 있어 선진

---

210) 여기서 말하는 사적인 이해관계에는 경제적인 이득뿐 아니라 개인의 신념, 정치적 이념 등 개인이 추구할 수 있는 모든 형태의 가치가 포함된다.

211) 강명신, 고윤석. 의사-제약산업체 상호작용과 이해상충 관리. 의료정책포럼, 제10권. 2012, p65-71

국에서는 법률, 행동강령, 윤리지침 등 다양한 형태로 공직자가 겪을 수 있는 이해관계충돌의 방지를 위한 대책을 마련해 왔으며 우리나라에서도 점차적으로 관심이 증가되고 있는 상황이다.

여기서는 우리나라에서 발생하였던 이해관계충돌에 관련한 구체적 사건을 고찰해보고 이에 대하여 논의해 보도록 한다.

사실관계

모대학병원 흉부외과 S교수는 1988년 국내최초로 뇌사자의 판막을 심장병 환자에게 이식하는데 성공한 이래로 1992년 국내 첫 심장이식수술을, 1997년에는 보조인공심장이식수술을 처음으로 성공하였다. 이후 MBC TV '성공시대', EBS TV '명의' 등으로 인지도를 높였다. 1997년에는 종합적 대동맥 판막 및 근부성형술(comprehensive aortic root and valve repair: 소위 CARVAR(카바) 수술법)[212] 을 개발하여 병원 임상시험심사위원회(institutional review board, IRB)의 조건부 승인을 받았고 시험적으로 40명의 환자에 대하여 수술을 시행하였다. 2004년에는 식약청에서 임상시험계획을 승인받은 후 2007년부터는 본격적으로 카바수술을 시행하였다. 2007년 12월 모 일간지에 카바수술로 얻은 미래 이익에 대하여 200억을 기부한다고 하여 노블레스 오블리쥬를 실천하는 표상으로 보도하기도 하였다.[213] 하지만 문제가 생긴 것은 그 다음해인 2008년부터

---

212) 카바수술이란 병든 대동맥 판막을 제거하고 소의 심낭(심장을 둘러싼 막)으로 만든 천으로 판막을 재건하고 대동맥 근부에 근부의 확장을 막아주는 소위 카바링을 넣어주는 수술이다.

이다. 같은 병원 순환기내과 H교수는 2008년 10월 카바수술을 받은 5명의 환자에서 나타난 합병증 및 부작용 9건을 유럽흉부외과학회 학술지에 사례보고논문(case report)으로 2009년 6월에 보고하였다.[214] 이 논문에 따르면 5명의 환자에서 총 9건의 부작용이 발생하였고 이는 관상동맥협착 5건, 대동맥판 역류 3건, 심내막염 1건이었다. 특히 한 남자환자의 경우 수술 후 두 달 만에 관상동맥 협착, 대동맥판 역류, 심내막염이발생하여 결국 재수술로 집어넣은 특수링을 모두 제거하고 일반적인 관상동맥 우회수술 및 대동맥판막치환술을 받아야 했다. 다른 환자의 경우 수술 후 관상동맥 협착 및 대동맥판 역류가 발생하였고 수술을 받고6개월만에 타병원에서 관상동맥우회수술 및 대동맥판막치환술을 받았다. 이에 S교수는 이 논문자체가 허위 및 조작된 것으로 특히 다섯 번째환자의 경우 존재하지 않는 거짓 환자라고 주장하였지만 나중에 조사한결과 존재하는 환자로 드러났다. 두 교수가 속한 병원은 이 문제를 대학윤리위원회에 회부하였고 위 논문을 쓴 교수들에 대하여 병원 내부의문제를 밖으로 알려 조직의 화합을 깼다는 이유로 해고하였다.[215] 하지만 2010년 12월 모 방송프로그램[216] 에서 S교수가 2000년 의료기기 제조업체인 사이언시티를 설립하고 현재 이 회사지분을 부부를 포함하여 약

213) 두 자녀 결혼자금 3억씩 뿐 200억+α '아름다운 기부', 조선일보, 2007.12.7
214) Han SW, Kim HJ, Kim S, Ryu KH. Coronary ostial stenosis after aortic valvuloplasty (comprehensive aortic root and valve repair), European Journal of Cardiothoracic Surgery, 2009;35:1099–1101
215) 카바수술을 둘러산 송명근-유규형 교수의 엇갈린 운명, 메디드림, 2015.1.30
216) "심장을 둘러싼 뜨거운 진실게임-송명근 카바(CARVAR)수술논란", SBS 그것이 알고싶다. 2010.12.18

17%(초기에는 40%)를 보유하고 있으며 이 회사에서 만든 카바링을 사용해 카바수술을 하고 있다는 것을 보도하였다. 이에 의료윤리학회에서 카바수술은 신의료기술 평가원칙에 따른 체계적인 검증을 거치지 않았으며 비판하였고[217] 대한의학한림원에서는 의학연구 또는 의료관계 정책연구 등에서 논문저자 또는 정책관련 위원회 위원이 의료기기와 관련된 회사의 주식보유를 하는 경우 관련된 연구에 참여하지 않아야 하는데 S교수의 경우 주식을 가지고 있으면서 관련연구에 참여한다면 이는 이해관계충돌이라는 윤리적 문제가 발생한다고 지적하였다.[218] 이런 새로운 수술과 관련하여 안전성 문제가 제기되면서 보건복지부 출연기관인 한국보건의료연구원은 2010년 2월 S교수의 카바수술이 기존 수술과 비교하여 부작용과 사망률이 높기 때문에 시술을 잠정적으로 중단할 것을 복지부에 건의하였고, 복지부는 안전성 검증을 위해 시술을 허용하되 검증절차가 완료될 때까지 치료비용 전액을 환자의 본인부담으로 징수할 수 있도록 허용하는 조건부 비급여고시를 하였다. 하지만 3년의 검증기간 동안 S교수는 카바수술의 안전성, 유효성 검증을 수행하지 않자 2012년 11월 건강보험정책심의위원회는 이 시술에 대한 검증이 사실상 불가능할 것으로 판단하고 카바수술에 대한 법적근거인 조건부 비급여고시를 폐지하였다. 이에 따라 건강보험에서 카바수술이라는 이름의 수가항목이 사라지게 되었고 카바수술을 하더라도 수술비용을 환자에게 받을 수 없게 되었다. 2013년 7월 건강보험공단에서는 카바수술에 쓰

217) 의료윤리학회, 카바수술중지 촉구, 청년의사, 2011.2.24
218) "송명근 카바링회사 주식보유는 윤리에 어긋나", 매일경제, 2011.3.3

이는 카바링에 대한 비급여등재를 삭제하여 카바수술에 필요한 카바링의 비용을 환자로부터 받을 수 없게 되었다. 또한 대한심장학회에서는 S교수의 진료행위에 대한 징계절차에 착수하였고, 6개월 동안 논의 끝에 2013년 12월 S교수를 카바수술과 관련하여 중복투고 및 이중개제, 허위사실 기재로 출판윤리를 위반하였고, 수술적응증이 되지 않는 경미한 환자들을 대상으로 수술을 진행하였으며, 부적절한 전임상시험과 논문을 기초로 부당하게 식약청의 인허가를 받았으며, 카바수술이 병원 내 병원임상시험심사위원회(IRB)를 통과하지 않고 불법적으로 이루어져 이를 종합하여 의사윤리 위배행위를 행하였다는 이유로 제명하였다. 카바수술을 국내에서 할 수 없게 된 이후 2014년 5월 S교수는 국내 OO대학병원에 사직서를 제출하고 중국 OO병원 국제카바센터에서 수술을 계속하고 있다. 최근에 카바수술을 받고 1주일만에 사망한 유족이 S교수와 소속병원을 상대로 한 손해배상소송에서 5천만 원을 배상하라는 원고의 일부승소 판결을 내렸다.[219]

이해관계충돌의 유형

이해관계충돌은 우선적으로 협의의 이해충돌과 직무충돌로 나눌 수 있다. 직무충돌이란 한 개인에게 주어진 두 가지 이상의 임무사이의 갈등을 뜻하는 것으로 대표적으로 충실한 가장과 능력있는 직업인 사이에서 개인의 갈등, 교육자로서 교수역할과 연구자로서의 교수역할 사이의

---

219) 카바수술을 둘러싼 송명근─유규형 교수의 엇갈린 운명, 메디드림, 2015.1.30

갈등 등이다. 직무충돌은 주로 자원배분 우선순위의 문제로 직접적으로 공정한 의사결정을 방해하지 않는다고 알려져 있다. 이에 비하여 협의의 이해충돌은 주로 경제적 이익과 관련이 있으며 이는 업무상 공정한 의사결정을 방해할 가능성이 높고 사회에 해악을 끼칠 위험이 크다.

이해충돌은 현실적 충돌과 잠재적 충돌로도 나눌 수 있다. 현실적 충돌이란 이해관계의 충돌이 실제로 나타나고 있어 당장의 의사결정이 필요한 상황을 말하며 잠재적 충돌이란 지금 당장 이해가 걸려 의사결정이 필요한 상황은 아니지만 개인적 상황과 맡은 업무와의 연관성을 고려할 때 앞으로 이해관계충돌의 소지가 발생할 우려가 큰 상황을 말한다.

마지막으로 이해관계충돌의 문제를 이해의 본질에 따라 재정적 이해충돌과 비재정적 이해충돌로 구별할 수 있다. 재정적 이해충돌이란 공직자 윤리 등 전통적으로 가장 중요하게 여겨지는 부분으로 전문직업적 목적보다는 개인의 금전적인 목적을 우선시하여 전문인으로서 마땅히 지켜야 할 기본적인 전제, 윤리지침 및 책임을 저버리는 것이다. 경제적 이익의 형태로는 봉급인상, 성과급, 지적재산권 수입, 추가 연구자금 확보, 스톡옵션, 이익배당, 주가상승에 대한 시세차익 등 매우 다양하며 예상되는 이익에 의해 연구기획 및 결과해석에 많은 영향을 받을 수 있다. 문제는 재정적 이해충돌은 사기나 뇌물, 매수나 리베이트와 같이 명확히 드러나는 부정행위가 아니기 때문에 훨씬 더 미묘하고 알아내기 쉽지 않다는 것이다.

의사로서의 이해관계충돌

의료에서의 이해관계충돌은 전문가인 의사로서의 책임이라는 목적이 개인적 이득이라는 목적과 충돌하는 것으로 주로 환자의 안녕과 자신의 개인적인 재정적 이득 사이에서 고민하는 의사를 말하는 것이다. 의사도 다른 사람들과 마찬가지로 돈을 벌어 자신의 생활을 유지하는 사실을 인정한다면 이런 딜레마는 언제나 있었고 이 문제를 완전히 없애는 것은 불가능한 일이다. 하지만 이런 이해관계충돌은 사회, 의료인, 환자사이의 신뢰관계를 손상시키며 연구과정에 기업의 이해관계가 개입될 가능성이 있다. 또한 한정된 연구기간 내에 성과를 얻어야 하는 경우 실험의 오류가능성에 대한 면밀한 검토가 이루어지지 못할 수 있으며, 원하는 결과를 도출하기 위하여 교란변수에 대한 충분한 고려를 하지 않을 수도 있으며, 극단적으로는 데이터의 조작과 같은 부정행위로 이어질 수 있다.

특히 과학연구가 빠르게 상업화되면서 의사들은 과학적 성과를 통한 진리탐구라는 목적 외에도 상업적 성과로까지 전개되고 있음에 따라 제약을 포함한 의료산업과 의과학 사이에 부적절한 이해관계상충의 발생가능성이 높아진다. 더불어 기업의 연구개발 자금지원이 증가하고 있는 상황에서 의사가 제약회사로부터 많은 연구자금을 지원받고 있고 더불어 교수가 과학적 발견을 이용하여 제품으로 개발하는 경우에 특허권 설정으로 발생하는 수익에 대하여 일정 지분을 가지게 된다면 그 제약회사가 개발한 신약의 성능을 검증하는데 있어 자신의 이해관계를 고려하지 않을 수 없다고 추측할 수 있다.

연구자 이해관계충돌과 관련한 외국의 연구부정사건

1) 로페콕시브 사건

미국에서 진행된 소염진통제인 로페콕시브(rofecoxib, Vioxx™)에 대한 임상연구[220]에서 로페콕시브를 복용한 환자에서 세 명의 심근경색 사례가 발생하였다. 하지만 연구자들은 이 심혈관질환 발생이 연구결과에 포함되지 않도록 임상시험 종료날짜를 바꾸어 로페콕시브가 안전하다는 논문을 발표하였다. 또한 로페콕시브가 동맥혈전증과 같은 부작용과 관련이 있다는 점을 시사하는 실험자료 역시 논문에 포함되지 않았다.[221] 나중에 3명의 심근경색 사례를 포함하여 다시 분석한 결과 로페콕시브는 심장질환의 위험을 높인다는 것이 밝혀졌고 결국 2004년 시장에서 철수되었다. 나중에 재판과정에서 이 약품을 소유한 주식회사 머크는 로페콕시브의 안전성과 관련된 두 개의 임상시험에서 로페콕시브가 심장질환의 사망률을 높인다는 것을 축소하기 위하여 자료분석에 개입했다는 것이 밝혀졌고, 이 임상시험의 안전성을 평가하는 자문의는 머크의 주식을 소유하고 있었으며 하루에 5천 달러의 자문료를 받았다는 것이 드러났다.

---

220) Expression of Concern: Bombardier et al., "Comparison of upper gastrointestinal toxicity of Rofecoxib and Naproxen in patients with rheumatoid arthritis" N Engl J Med 2000;343:1520–1528.

221) Bruce MP, Furberg CD. COX-2 inhibitors – lessons in drug safety. N Engl J Med 2005; 352:1133–1135.

2) 프레드 허친슨 암센터 골수이식사건

시애틀의 프레드 허친슨 암센터에서는 백혈병을 치료하는데 사용하지만 부작용이 상당한 골수이식의 합병증을 예방하기 위하여 기증자 골수를 합성항체와 혼합하여 주사하는 임상시험을 시행하였는데 임상시험 중 참여자 다섯 명이 사망하였다. 이 임상연구에서 사용된 합성항체의 염기배열은 시애틀에 있는 생명공학회사인 제네틱 시스템스 회사가 소유하고 있었는데, 조사에 의하면 백혈병 임상시험의 책임연구자는 그 회사 주식 10만 주를 소유하고 있었고 연 3만 달러의 수당을 받는 회사의 자문위원회 임원이었다. 다른 연구자도 25만 주를 소유하며 연 1만 8천 달러의 자문위원으로 일하고 있었다.[222]

의료기관의 이해관계충돌

이런 신약 또는 기기와 관련한 이해관계충돌은 의료진뿐만 아니라 해당 의료기관도 연결되어 있는 경우에도 발생할 수 있다. 즉, 신약 또는 신 의료기기개발과 관련된 제약/기기회사가 상당한 정도의 재정적 기부의사를 밝히거나 기부하였다면 또는 의료기관이 이런 회사의 지분을 소유하고 있다면 의료기관도 신약 또는 신 의료기기개발과 관련하여 직접적인 재정적 이익이 발생하기 때문에[223] 만약 이 회사와 관련된 약품

---

222) 제롬 캐시러, 더러운 손의 의사들, 양문출판사, 2008, p227-228
223) 이는 현재 대학의 구조와 관련되어 있다. 대학에서 연구를 진행하여 연구자가 특허를 받으면 이 특허권은 대학으로 넘어가는 구조로 되어 있다. 이를 통해 대학은 특허에 대한 로열티를 받을 수 있는 것이다. : 연구기획: 대학의 교수 특허관리, 교수신문, 2004.3.1

이나 제품의 문제가 발생하였을 경우 관련기관에서 이를 덮을 가능성이 있다. [224)]

1) 제시젤싱어 사건

젤싱어는 오르니틴 트랜스 카바밀라제 효소의 선천적 결핍질환이라는 희귀 유전질환을 가지고 있었다. 이 병은 심한 경우 영아기에 사망하지만 젤싱어의 경우 효소부족이 심하지 않아 저단백질 식이요법과 약물로 잘 지내왔다. 1999년 펜실베니아 대학에서 정상인의 유전자를 바이러스에 넣어 환자의 몸에 주입시키는 치료의 안전성과 새로 주입된 유전자가 효소를 만드는지 확인하기 위한 임상시험 지원자를 모집하였고 젤싱어 외에 추가로 한명이 이 시험에 지원하였다. 젤싱어는 바이러스 주입 후 4일만에 간, 폐, 신장이 모두 기능부전이 발생하면서 사망하였다. 사후 조사한 바에 따르면 인간에 대한 임상시험 이전 영장류 실험에서 장기 기능부전과 사망 등의 심각한 부작용이 있었지만 젤싱어를 비롯한 그의 부모 및 미국식약처(FDA)에도 이 결과를 알리지 않았고, 치료를 담당한 의사와 펜실베니아 대학 모두가 개발될 치료제에 경제적 이권이 걸려 있었다는 것이 밝혀졌다. 즉, 이 치료제를 개발한 제노보라는 회사는 담당의사가 1992년 설립한 생명공학회사로 매년 담당의사

---

224) 한 사례로 캐나다의 한 교수가 빈혈을 치료하기 위한 치료제에 대한 임상시험을 하던 중 이 약에 대한 문제점을 발견하고 이를 기관지에 보고하여 이 약이 해로울 수도 있음을 보여주는 논문을 출간하였는데 이에 대하여 제약회사는 반발하여 경고장을 보냈다. 하지만 교수가 속한 해당기관의 경우 교수를 보호하기 보다는 책임자 지위에서 해고하였다. 나중에 밝혀진 바에 따르면 이 제약회사가 해당교수가 속한 병원에 상당한 기부금을 냈고 해당 대학에도 연구센터를 협의중이었다고 하였다. : 제롬 캐시러, 더러운 손의 의사들, 양문출판사, 2008, p227-228

의 연구비용의 20%를 대주고 있었고, 담당의사와 펜실베니아 대학은 이 제노보 회사의 주식을 가지고 있어서 이 치료법이 승인을 받으면 돈을 벌 수 있었다. 또한 제노보는 연구비를 제공한 대가로 연구결과를 제품화할 독점권을 가지고 있었다.[225]

2) 로저다케 사건

로저다케는 심장질환을 앓고 있었는데 1999년 메사추세스 세인트 엘리자베스 병원에서 혈관을 성장시키는 유전자를 심장에 이식하는 임상시험에 참여하였고 이후 사망하였다. 나중에 알려진 바에 의하면 같은 연구에 참여한 다른 시험자 또한 몇 달 전 이미 사망하였었지만 이를 해당 감독위원회에 늦게 보고하였고, 그 사이에도 시험에 참가할 환자를 계속 등록시키고 있었다. 이 담당의사는 병원 및 여러 사업체와 합작해 바스큘라 제네틱스라는 회사를 만들어 지분 20%를 소유하고 있었고 이로부터 지원을 받았다. 또한 병원도 20%의 지분을 소유하였으며 나머지 지분은 다른 회사들이 소유하고 있었다.[226]

3) 교토심장연구(Kyoto Heart Study)

3,000여 명의 참가자를 대상으로 2003년부터 4년간 일본에서 진행된 연구로 환자들에게 안지오텐신 수용제 저해제(ARB)인 발살탄(Valsartan, Diovan^{TM})과 대체약물 중 하나를 투여하고 그 차이를 분석한 결과 발살

---

225) 제롬 캐시러, 더러운 손의 의사들, 양문출판사, 2008, p223-226
226) 제롬 캐시러, 더러운 손의 의사들, 양문출판사, 2008, p226-227

탄이 다른 종류의 혈압약보다 심혈관사건 예방에 더 효과적이었다고 하여 2009년 유럽심장학회지(European Heart Journal)에 개제되었다. 하지만 2012년 란셋(the Lancet)에 교토심장연구의 통계수치와 결론에 대하여 의문을 제기하기 시작하였다. 이에 재조사한 결과 의무기록과 연구데이터간의 34건의 불일치가 존재하였는데, 발살탄 투여군의 심혈관사건 사례가 과소평과되고, 비 발살탄 투여군의 심혈관사건 사례가 과대평가되었다. 이를 수정 후 재분석하니 발살탄의 유의한 심혈관사건 예방효과는 없는 것으로 판명되었다. 재조사보고서에 따르면 임상연구에 노바티스 직원 2명이 참여해 데이터 할당방법, 논문집필, 통계분석 등의 작업에 관여하였고, 연구책임자인 의사들도 노바티스 직원이 통계분석 등 최종 작업에 관여한 사실도 인지하고 있었으며, 임상연구를 시행한 대학은 노바티스로부터 장학기부금 지원을 받은 것으로 확인되었다.[227)]

판매후 임상시험(postmedical survey, PMS)과 이해관계충돌

일반적으로 과학지식은 여러 연구자들이 서로의 연구결과를 비판적으로 상호검토하고 논쟁을 거쳐 합의점을 도출해나가기 때문에 객관적일 것으로 기대된다. 하지만 이해관계충돌은 이런 과학의 객관성에 위험을 제기한다. 만약 대다수의 과학자들이 과학지식의 성장이라는 일차적인 목표이외에 상당한 정도의 금전적인 이해관계를 포함한 다른 이차적인 목표를 가지고 있다면 과학지식이 정말로 객관적인지에 대하여 의

---

227) 세계 1위 고혈압약 '디오반'의 명성.. 조작된 신화인가?, 라보르시안, 2013.8.2; 조작된 임상시험 데이터:디오반(발사르탄)의 심혈관 보호 효과는 거짓말! KISTI 글로벌 동향브리핑, 2013.7.29

문이 생길 수 있다.[228] 최근에 문제가 되고 있는 제약회사들의 소위 제4상 혹은 판매후 임상시험(postmedical survey, PMS)을 보자. PMS의 목적은 일상적인 진료아래에서 해당약물과 관련된 부작용의 발생양상과 그 수준을 파악하여 해당약품의 안전성과 유효성에 영향을 미치는 요인들을 파악하고자 수행하는 연구로서 이미 시장에 판매되고 있는 약물이 이전 3상 시험에서 발견하지 못한 부작용이 있는지 확인하는 연구와 허가사항과 다른 증상, 혹은 다른 대상 집단, 다른 용량에 대하여 새로운 적용례를 추가적으로 발굴하여 이미 시장에 나온 약품의 특허기간을 연장하기 위한 연구로 나눌 수 있다. PMS와 밀접하게 관련된 것이 의약품 재심사 제도이다. 의약품 재심사 제도는 우리나라와 일본에만 있는 제도로 의약품 부작용에 대한 자발적 신고제도[229]가 활성화되어 있지 않은 우리나라의 현실에서 법적으로 강제하는 시판 후 조사 성격의 규제이다. 우리나라는 일본의 제도를 모델로 1995년 도입되었지만, 1998년 식약청이 신약 등의 재심사 업무지침서를 새롭게 공고한 후 실질적으로 활성화되었다. 이 재심사 품목으로 지정된 품목의 경우 판매허가가 난

---

228) 최근 유행하고 있는 산학협동의 전형적인 계약서는 연구비를 지원한 기업이 연구결과물을 최종 승인하거나 결과물의 출판을 선별적으로 허용할 수 있는 권한을 갖는 조항을 포함하는 경우가 있다. 이 경우 연구비 지원기관은 당연히 자신의 이해관계와 어긋난 연구결과의 출판을 저지하려고 한다. 실제 미국의 담배회사들은 자신이 지원한 수많은 연구결과물에 대하여 출판을 거부하였다. 출판이 거부된 결과의 대부분은 담배가 건강에 악영향을 미친다는 결론을 담고 있었따. 이와 같은 방식의 산학협동은 당연히 특정주제에 대하여 과학의 객관성을 훼손한다.

229) 미국의 경우 1962년부터 자발적 약물 부작용 신고제도가 도입되 운영되고 있어 1990년 후반부터는 연간 30만건에 이르는 부작용이 신고되고 있고 일본의 경우 연간 2만건의 약물과 관련된 부작용이 신고되었다. 하지만 우리나라의 경우 2003년 약물 부작용 접수사례는 393건에 불과하였으며 2004년의 경우 907건 밖에 보고되지 않고 있다.

후 4-6년 안에 PMS를 할 것으로 규정되어 있으며 신약의 경우 3,000례, 기타 신약은 600례로 규정하고 있다. 하지만 이런 PMS는 많은 문제를 가지고 있다. 첫째 우선 의약품 재심사를 위한 PMS의 경우 600-3,000례로 정해져 있는 증례수를 짧은 시간 안에 맞추기 위하여 조사과정에 신뢰성이 떨어지는 방법을 택할 수 있다는 것이다.[230] 예를 들어, 한 PMS의 경우 50개 병원이 참여하였지만 참여병원 및 교수의 1/3 이상이 0%의 부작용을 보고하였고, 한 백신의 경우 일부 병원에서는 전혀 부작용 보고가 없었지만 다른 병원의 경우 대단히 많은 부작용을 보고한 경우도 있었다. 둘째, 많은 PMS가 약의 부작용을 전향적으로 평가하여야 하지만 조사자(연구참여자) 편의에 의해 후향적 차트 리뷰가 되는 경우가 많다. 따라서 약과 관련된 부작용으로 다른 병원을 방문하는 경우 이런 환자는 약과 관련된 부작용 리스트에서 제외되는 경우도 있다. 셋째, 의사들은 PMS를 제약회사의 판촉행위의 일환으로 보고 있고 제약회사도 마케팅 수단으로 평가하는 관행이 존재한다. 이전에 PMS는 의약품의 랜딩 및 의사 관리를 위한 수단으로 취급되어 신약 프로모션의 도구도 이용되었다는 것은 엄연한 사실이다. 이를 위하여 PMS가 끝났음에도 의사와의 관계를 지속하기 위하여 PMS 형태의 프로그램을 지속하거나 PMS를 합법적인 리베이트로 사용하였던 경우도 적지 않다.[231]

---

230) 현행 약사법상 증례수를 채우지 못하면 1차 경고조치 후 품목허가가 취소가 된다.
231) PMS '변형 리베이트' 되어서는 곤란, 청년의사, 2005.7.25

제약회사 주관연구 및 제약회사 후원연구의 문제점

일반적으로 제약회사에서 주관하는 연구의 경우 연구와 관련된 모든 비용과 함께 통계처리도 제약회사에서 시행하게 된다. 이런 연구에서는 자료를 분석하는 통계학자들이 제약회사에 고용된 피고용인이거나 제약회사와 관련이 있는 사람들이어서 결과분석에 편향이 발생할 우려가 있는데 이를 감추기 위하여 제약회사는 여러 방법을 사용한다.

첫째로 제약회사가 스스로 논문을 쓴 다음 저명한 의사들이나 약물 연구자의 이름을 빌리는 소위 유령저자(ghost writter)[232] 수법을 사용한다.[233] 기업은 자신들이 수행한 연구를 대학연구자들의 이름으로 발표하게 함으로써 자신들이 이 연구논문을 썼다는는 것을 숨기는 것이다. 한 연구에 따르면 발표된 기업후원 약물 연구의 약 75%에서 실제저자가 유령저자에 의해 은폐되었다고 한다.[234]

둘째로, 임상시험에서 좋은 결과가 나온 경우에는 이를 신속하게 반복적으로 출간되지만 그렇지 않은 경우 출간을 억제하는 것이다. 예를 들면 2004년에 GSK는 파록세틴(paroxetine, Paxil™)이라는 SSRI가 어린이의 우울증에 효과적인지 적어도 5차례의 임상시험을 수행하였지만 하나의 임상시험결과만 발표하였다는 이유로 뉴욕주 법무장관에 의해 고

---

232) Ross JS, Hill KP, Egilman DS, et al. Ghost authorship and ghost writing in publications related to rofecoxib: a case study of industry documents from rofecoxib litigation. JAMA 2008 ; 299(15) : 1800–1812.

233) 물론 이 과정에서 이름을 빌려주는 학자들은 제약회사가 수행한 간단한 임상관찰의 내용을 검토하고 경우에 따라 초안을 수정하기도 하나 이런 행위들이 적절한 행동으로 보기는 어렵다.

234) Douglas GA et al. Ghost authorship in industry-initiated randomized trials. PLOS Medicine 2007;4:e19

소당했다. 조사결과 발표되지 않은 연구결과에서 이 약은 어린이의 우울증을 호전시키지 못하였으며 심지어 자살충동의 위험을 높일 수 있는 것으로 나타났다. 또한 GSK는 내부규정을 통해 이 연구결과를 발표하는 것을 막으려고 하였다는 것이 드러났다. 다른 한 연구에서는 우울증 치료제인 SSRI(Selective serotonin reuptake inhibitors)의 판매허가를 위해 스웨덴의 규제 당국에 제출된 SSRI 약제의 위약대조 임상시험 42건을 분석하였는데, 시험약이 효과적이라고 발표된 21편의 연구 중 19편의 결과가 발표된 반면, 효과적이지 않다는 결과를 가진 연구는 21편 중 6편만이 발표되었다.[235] 이렇게 긍정적인 결과만 논문으로 발표되기 때문에 실제로 의사들이 환자에 대한 진료지침을 만들 때 산업계의 치료약제에 유리한 쪽으로 치우치게 되고 의사들도 역시 진료할 때 왜곡된 정보를 가지고 처방할 위험이 있다.

　기본적으로 기업은 이윤을 추구하고 연구자집단은 객관적인 과학지식을 얻으려고 하는 서로 다른 목표를 가진다. 그렇기 때문에 기업의 후원을 받은 연구에서 만약 기업에 불리한 결과가 나오는 경우 필연적으로 조정이 불가능한 이해관계충돌이 존재한다. 물론 기업의 후원을 받아 시행한 연구 그 자체가 반드시 객관성을 잃게 되는 것은 아니지만[236] 서로 다른 목표를 추구한 두 집단 사이에 이해충돌의 상황이 발생하고

---

235) Melander H, Ahlqvist-Rastad J, Meijer G, et al. Evidence based medicine-selective reporting from studies sponsored by pharmaceutical industry: review of studies in new drug applications. BMJ 2003;326:1171.
236) 분명 산학연구를 통해 초월적 자연세계에 대하여 신뢰할 만한 연구결과를 얻을 수 있고, 다른 연구자들의 후속 연구에 도움을 줄 수도 있다.

그 상황이 적절하게 처리되지 않는 경우 과학의 객관성이 손상될 위험이 있다는 것이다. 그러므로 이해충돌 상황에 처한 연구자나 관련기관은 자신의 결정이나 행동이 과학지식의 객관성을 손상하지 않는지 따져보고 행동하여야 한다.

과학지식에 기반한 전문가 조언과 이해관계충돌

과학지식은 기본적으로 과학전문가집단에서 축적되는 것이다. 그렇게 축적된 과학지식은 그 자체로도 가치가 있지만 사회적으로 중요한 의사결정이 필요할 때 전문적인 의견으로 제시될 수 있다는 점에서도 중요한 가치를 지닌다. 특히 과학적 문제가 사회이슈화 되는 경우 과학적인 지식은 논란의 대상이 될 수 있다. 예를 들어, 최근 살충제 계란이 사회적 문제가 되자 식약처는 대중을 안심시키면서 양계 농장을 보호하기 위하여 살충제 계란의 피해가능성을 과학적인 근거보다 낮게 평가하고 대중에게 제시하였다. 즉, 하루에 피프로닌이 최대로 오염된 계란을 하루 1-2세는 24개, 3-6세는 37개, 성인은 126개를 먹어도 위해하지 않은 것으로 나타났다고 보고하였다.[237] 이에 의사협회는 살충제 계란이 인체에 심각한 유해를 가할 정도의 독성은 가지지 않았지만 그렇다고 무조건 안심하고 섭취해도 될 상황은 아니며 더 정확한 연구결과를 가지고 장기적 관점에서 객관적 근거를 제시할 수 있어야 한다고 공개 반론을 하였다.[238] 또 한국환경보건학회도 계란의 경우 매일 먹는 음식으

---

237) 식약처가 '살충제 계란, 성인 하루 126개 먹어도 문제없어', 연합뉴스, 2017.8.21
238) 의사협회 "살충제 계란 안심 상황 아니다" … 식약처에 '반론', 연합뉴스, 2017.8.22

로 1회 섭취나 급성 노출에 의한 독성이 문제가 아닌 만성독성의 영향을 고려해 소비자의 오염된 계란 노출과 건강 영향조사를 해야 한다고 지적하였다.[239]

이런 상황과 같이 과학적 문제가 사회 문제화 되었을 때 이해관계충돌 상황에 처하지 않은 사회적으로 공신력을 가진 연구자나 전문 연구기관이 전문가 의견을 제시하는 것이 중요하다. 물론 충분히 믿을 수 있는 과학적 평가가 얻어진 후에도 사회적으로 어떤 결정을 내려야 할 것인지는 다시 또 다른 요인들을 고려하여 결정해야 할 문제이다. 하지만 중요한 것은 이런 추가적인 사회적 결정과정에 객관적인 과학지식은 유용하고 필수적으로 사용된다는 점이다. 특히 살충제계란처럼 사회적으로 매우 큰 파급효과를 지니고 정치적으로도 민감한 주제에 대해 객관적이고 공정한 전문가 조언을 제공하는 일은 객관적 과학지식을 축적하는 일만큼이나 중요하다. 특히 정부나 관련 연구자들이 자신의 이해관계충돌을 제대로 정리하지 못한 채 편향되고 왜곡된 전문가 조언을 내놓기를 일삼는 경우에 이처럼 이해관계충돌 상황에 의해 영향을 받지 않은 전문가나 전문가집단이 객관적이고 공정한 과학적 조언이나 의견을 제공하는 일은 과학연구에 대한 지속적인 사회적 지지를 이끌어내고 과학지식의 활용가치를 높이는 데 있어 매우 중요하다. 하지만 이해충돌상황을 적절하게 대처하지 못한다면 개인적으로는 윤리적 일탈이면서 사회적으로는 과학연구의 기반을 흔들고 과학연구가 가져올 수 있는 긍정적 사회적 기여를 가로막을 수 있다.

---

239) 환경보건 전문가들 :살충제 계란 안전하다" 정부 발표에 반박성명, 경향신문, 2017.8.21

이해관계충돌의 영향

실제로 일부 이해관계충돌의 경우 피할 수 없으며 이해관계충돌 자체가 비윤리적인 것은 아니다. 하지만 연구에 있어서 산업의 역할이 점점 더 커지고 있는 상황에서 연구비지원 자체가 연구내용 혹은 결론에 영향을 미칠 가능성을 배제할 수 없다는 것이다. 이를 뒷받침하는 한 연구결과가 있다. 심혈관질환 치료를 위해 사용한 칼슘길항제의 효과와 안전성에 대한 연구들을 기업의 후원을 받았는지 여부를 가지고 나누어 보니 기업의 후원을 받은 연구에서 약제사용을 권고하는 경우가 유의하게 많았다고 보고하였다. [240] 또 다른 연구에서는 실제로 재정적 이해관계가 논문 내용에 어떤 영향을 미치는지 총 37편의 논문을 고찰하였을 때 기업자금 지원과 긍정적인 연구결과 사이에는 강한 상관관계가 있는 것을 확인하였다. [241]

이해관계충돌에 의한 부도덕적 행위의 단계[242]

제롬캐시러는 의사가 진료와 관련한 이해관계충돌을 부도덕성의 정도에 따라 1단계에서 5단계까지 나누었다. 1단계는 방어진료나 의료과실로 인해 발생하는 손해에 대한 두려움으로 인하여 하는 것으로, 소모적일 수 있으나 환자의 요구와 일치하는 경우가 많아 편법과 부주의에

---

240) Stelfox HT, Chua G, O'Rourke K, Detsky AS. Conflict of interest in the debate over calcium-channel antagonists. N Engl J Med 1998;338:101–6

241) Bekelman JE, Li Y, Gross CP. Scope and impact of financial conflicts of interest in biomedical research: a systematic review. JAMA 2003;289:454–65.

242) 제롬 캐시러, 더러운 손의 의사들, 양문출판사, 2008.

의한 의료과실을 방지할 수 있다. 2단계는 환자수를 늘리기 위하여 잦은 방문이나 많은 불필요한 검사를 하는 경우로, 이는 비록 나쁜 결과로 귀결되지 않아도 의사 개인의 이득을 환자의 이익보다 우선시하는 것이다. 3단계는 이익단체로부터 선물을 받는 행위로 이를 통해 환자의 안녕보다는 의사가 자신과 회사의 이익을 위해 행동할 수 있다. 4단계는 후원 기업의 목적에 맞추어 진료하는 행위로, 예를 들어 특정 약만 처방하거나 강요하는 것이다. 이는 의사가 마땅히 해야 할 행위보다 기업의 요구에 맞추어 행동하기 때문에 더 부도덕적이다. 5단계는 의사자신의 경제적 이득이나 신세를 진 사람의 명령에 의해 해로운 진료를 행하는 것이다.

이해상충관리 및 규제: 외국사례

독일이나 일본의 경우 공공병원이나 공공교육기관에 속한 의사는 공무원신분으로 인정되며 그들에게 뇌물을 주거나 받는 것을 엄중히 다룬다. 미국의 경우 뇌물의 경우 중죄로 5년 이하의 징역에 처해질 수 있다. 미국의사협회는 의사윤리강령에 100불 이하의 선물이나 식사만을 허용하고 있다. 캐나다의사협회도 모든 금품이나 선물수수를 금지하고 있다. 영국의 경우 환자에게 처방이나 치료나 의뢰에 영향을 미칠 가능성이 있는 모든 종류의 선물이나 초대에 응해서는 안된다고 명시하였다.

2011년 8월 25일 미국에서는 이해관계충돌을 훨씬 강화한 법규를 발표하였다. 핵심내용은 연구기관에게 연구자의 이해관계충돌에 관한 심의와 감독, 공개 및 교육의 책임을 부여한다는 것이다. 이에 따라 연구자는 제약산업 등으로부터 5,000불 이상의 경제적 관계를 가질 경우에 이를 소속기관에 보고하여야 하고, 소속기관은 이를 심의하여 공개하고 이에 대한 관리정책을 세우고 집행해야 한다. 또한 그 내용을 웹사이트 등을 통해 공개하여야 한다. 연구기관은 적어도 4년에 한 번씩 연구자들에게 이해관계충돌에 관한 교육을 하여야 한다.

이해관계충돌을 예방하기 위한 대책

첫째, 연구자가 이해관계를 공개하는 것이다. 이는 임상연구를 시행하거나 연구자나 다른 사람의 원고를 심사하거나 편집하는 심사자의 경우 이해관계충돌의 여지가 있는 사항을 모두 밝히는 것으로 연구비나 컨설팅비를 제약회사나 관련기관에서 받았는지, 받았으면 어느 회사에서 얼마나 받았는지를 공개하도록 하는 것들이 대표적이라고 할 수 있다. 이런 이해관계를 공개하는 경우 연구논문의 심사과정은 더욱 엄격히 진행될 것으로 생각된다. 예를 들어 제약회사로부터 받은 자금으로 그 회사의 제품과 관련된 연구를 수행하고 그 결과를 제출할 때 연구자금 출처를 논문에 명시하도록 한다면 연구논문을 심사하는 심사자들은 연구결과를 해당 기업과의 관련성에 주목하여 더욱 면밀히 살필 수 있을 것이며, 혹시 개인적 이해에 의해 연구결과가 조작되는 것을 감시하는데 도움을 줄 것으로 생각된다. 또한 이 연구에 관심이 있는 연구자들이 관련된 논문을 읽을 때 이렇게 공개된 내용을 참고하면서 읽을 것이다.

둘째, 원천적으로 이해관계충돌 상황을 배제시키는 것으로 이해관계가 업무와 관련될 가능성이 높은 자를 처음부터 업무에서 제외하는 것이다. 하지만 이런 원천적인 금지는 가장 쉽고 간편하지만 복잡한 현대사회에서 경제적 이익, 학연, 지연, 혈연 같은 모든 것을 사전에 검토하여 이해관계충돌의 모든 가능성을 원천적으로 배제하는 것은 쉽지 않은 일이다.

셋째, 이해관계충돌을 평가하고 관리하는 것이다. 사실상 모든 이해관계충돌을 완전히 배제하지 못하므로 적절한 기준과 수단을 통하여 이해관계충돌을 관리하는 것이다. 대부분의 기관이 재정적 이해관계충돌에 대한 규정을 두어 관리방안을 제시하고 있으며 기관에 속한 연구자들은 자신의 연구와 관련된 재정적 또는 비재정적 이해관계를 기관에 보고하여야 하며, 보고된 이해관계에 대하여 기관은 일정한 절차에 의해 이해관계충돌 가능성 및 있다면 어느 정도인지를 검토하여 이해관계충돌이 충분이 예견되는 경우 기관은 이를 금지하거나 필요한 조치를 취하는 방식이다. 하지만 기관이 모든 이해관계충돌을 관리한다는 것은 말처럼 쉽지는 않다.

넷째, 정부에서 관리하는 것이다. 정부는 기관과 개인의 이해관계충돌을 해결할 자원과 힘을 가지고 있다. 예를 들어 복지부는 2011년 11월부터 이해관계충돌의 주된 원인 중의 하나인 의료계와 제약계 사이의 리베이트를 근원적으로 차단하기 위하여 리베이트 쌍벌제법을 통해 의약품 및 의료기기의 거래에서 불법 리베이트를 제공한 자와 수수한 자모두 처벌하는 제도를 시행하고 있고, 2013년 4월부터는 행정처분(자격

정지 및 업무정지)을 강화하여 수수자인 의사에게는 1년 이내의 자격정지 및 형사처벌, 제공자에게는 허가취소 및 형사처벌을 받을 수 있게 되었다. 또한 2013년 리베이트 삼진아웃제를 도입하여 제약사에서 세 번 이상 리베이트를 제공한 약의 경우 품목 허가를 취소하고 의사나 약사가 제약사나 의료기기 업체로부터 리베이트를 받았다는 사실이 드러난 경우 바로 행정처분을 받게 되었다.[243] 또한 2018년 1월 1일 부터는 개정된 '약사법 시행규칙'과 '의료기기 유통 및 판매질서 유지에 관한 규칙' 소위 선샤인 액트가 시행되어 제약사는 의사와 약사에게 제공하는 1만 원 이상의 경제적 이익을 반드시 영수증이나 계약서와 같은 증빙서류를 5년간 보관하여야 하며 복지부가 요구하면 관련 내역을 제출해야 하는 것으로 주로 음성적으로 이루어지던 제약사와 의사, 약사와의 리베이트 근절을 위해서 시행되기 시작하였다.[244] 하지만 이런 법규들을 통해 제약회사들이 외국보다 높은 값으로 책정된 복제약을 통해 발생한 잉여금을 연구개발보다는 판매촉진 리베이트로 사용하는 현실의 문제를 복지부가 제공자 및 수혜자도 함께 처벌하여 해결하는 목적에도 불구하고 이런 정부의 이해관계충돌에 대한 법적 규제가 지나치며, 의료비에서 약제비가 차지하는 비중을 낮추고자 하는 정부의 의도대로 되지 않을 것이고 결국은 현재와 다른 새로운 이해상충의 모습으로 진화될 것이라는 비판도 있다.

---

243) 제약사 리베이트 3번 적발, 허가취소 '삼진아웃제' 도입, 뉴스1, 2012.7.26
244) 쌍벌제,삼진아웃보다 '센' 리베이트 방지법, 제약계 긴장, 헬스조선, 2017.12.29

결론

　이상에서 의학연구에서 발생할 수 있는 이해관계충돌과 관련한 문제들을 살펴보고, 이러한 문제점의 해결방안들을 검토하였다. 과학연구, 특히 의학과 관련된 연구에서 이해관계충돌은 의학의 객관성을 심각하게 훼손하는 결과를 초래하게 될 수 있다는 것을 인식해야 한다.

　하버드 의과대학 교수이자 New England Journal of Medicine의 편집장을 맡았던 마르시아 엔젤(Marcia Angell)은 제약회사와 대학 및 연구진의 유착관계를 다룬 책을 논평하면서 대학과 정부의 강력한 정책과 처벌에도 불구하고 재정적 이해관계충돌로 인한 사회적 부작용은 점점 심각해진다고 지적하고 있다.[245] 미국과 같이 재정적 이해관계충돌에 대한 강한 인식과 제도적 장치가 있는 나라에서도 지속적으로 사회적 안녕과 신뢰를 무너뜨리는 사건들이 계속되어 나오고 있는 현재의 상황은 연구의 상업화를 어떻게 할 것인지 고민해야 할 필요가 있다. 연구자는 이해충돌과 관련된 필요한 교육을 받고 이를 실험현장에 적용하며, 연구의 객관성을 확보하기 위해서 연구과정에서 신뢰를 유지시킬 수 있는 방식으로 자신의 이해충돌을 조정해야 하고 동시에 과학지식의 객관적 성격을 견지하고 사회적으로 믿을 수 있고 공정한 과학적 성과를 이룰 수 있도록 연구수행과정에서 다양한 이해관계를 통제해 나가야 할 것이다.

---

245) 공혜정 외, 가습기 살균제 연구의 배후에 있는 재정적 이해상충에 대한 비판적 검토, 2016, 제9권, p1-43

참고

가습기 살균제 사건[246]

가습기 살균제 사건은 미생물이나 해충을 죽이려고 사용한 제품이 예상치 못하게 인간의 생명을 앗아간 사건이다. 우리나라에서 세계 처음으로 발병하였고 진단한 사건으로 의미가 있다. 더불어 원인을 규명하는데 있어서 많은 제한과 만약 잘못된 결론으로 판명되는 경우 제조사에 의한 어마어마한 손해배상의 위험을 무릅쓰고 마침내 원인을 밝혀낸 질병관리본부와 임상의들의 노력이 빛나는 사건으로 생각되어 그 자세한 사실관계와 그 의미를 살펴보고자 한다.

가습기 살균제의 살균제 성분은 주로 폴리헥사메틸렌 구아니딘(polyhexamethylene guanidine, PHMG)과 염화올리고에톡시에틸 구아니딘(Oligo(2-)ethoxy ethoxyethyl guanidine chloride, PGH), 메틸클로로이오치아졸리논(methylchloroisothiazolinone, MCI/MCIT)이다. 가습기살균제는 한국의 SK케미칼과 같은 대기업한테서 원료를 공급받거나 외국에서 원료를 수입해 옥시레킷벤키저와 같은 외국계기업과 롯데마트 등 주요 대형할인점들이 주문자상표부착(OEM)으로 만들어 판매했다. 가습기살균제는 1994년 첫 제품이 나온 뒤 2011년까지 20여 종이 시장에서 판매되었다. 특히 2000년대 이후 많은 가정에서 가습기 살균제가 생활필수품처럼 인기를 끌며 널리 사용됐다.[247, 248] 2014년 3월 폐손상 조사위원

---

246) 가습기 살균제 건강피해 사건 백서, 보건복지부 질병관리본부 폐손상조사위원회, 2014.12
247) 장재연, 가습기 살균제 원인 규명, 누가 한 것인가? http://kfem.or.kr/?p=160327

회는 가습기살균제로 인한 폐질환 조사결과를 발표하였고 공식 신고 접수 361건 중 가습기살균제 피해 확실 사례 127건, 가능성 큰 사례 41건, 환자 사망 104건 중 57건이 가습기 살균제 원인으로 결론을 내렸다. 최근에 환경단체가 환경부가 국회에 보고한 집계내용과 정부 모니터링 대상에서 제외된 사망자들의 현황을 종합한 결과 가습기살균제로 인한 전체 피해자가 5,000여 명에 달하고, 사망자만 1,000명을 넘어선 것으로 나타났다.[249] 또한 가습기살균제 피해자에 대한 보상 및 판매를 담당한 자들에 대한 형사소송이 진행되어 2018년 1월 25일 대법원은 가습기살균제를 제조, 판매하여 제품에 들어간 독성화학물질의 안전성을 검증하지 않아 업무상 과실치사 등으로 옥시 대표에게는 징역 6년이 확정되었고, 롯데마트 대표는 금고 3년을 선고하였다. 또한 전 옥시연구소장 두 명은 각각 징역 6년과 5년, 선임연구원 한명은 징역 4년을 선고받았다.[250]

여기서 문제되는 사실은 검찰이 가습기 살균제 사건을 조사하면서 옥시레킷벤키저 회사가 서울대학교와 호서대학교에 가습기 살균제의 독성에 대하여 거액의 연구를 발주한 사실과 이 과정에서 연구자와 옥시

---

248) 이것이 문제가 된 까닭은 가습기의 특징과 관련이 있는데 가습기의 특성상 시중에 유통되는 것은 초음파 진동식으로 물을 초음파로 진동시켜 매우 작은 물방울 입자로 날려보내는 방식으로 저렴하지만 만약 불순물이 들어간 경우 불순물로 함께 확산된다는 문제가 있다. 그리고 공기중의 가습기 수분은 인간이 호흡하면 공기와 함께 폐로 들어가는데 수분에 포함된 불순물이 폐에 문제를 일으키게 되는 것이다. 사건 이전 원인물질들은 다른 살균제에 비하여 피부나 경구에 대한 독성이 적고 살균력이 뛰어나고 물에 잘 녹는다고 하는 등 독성 연구에서 위해성이 낮다고 평가하였지만 해당 물질들이 호흡기에 어떤 영향을 미치는지 조사된 바는 없었다. 이는 이 물질들이 바닥 청소제 등으로 사용된다는 가정하에 연구가 진행되었기 때문이라고 한다.
249) '가습기 살균제' 사망자 1000명 넘어, 경향신문, 2016.10.17
250) 가습기 살균제, 처벌까지 7년... 그들은 아직도 운다. 조선일보, 2018.1.27

레킷벤키저-로펌 김앤장이 살균제 유해성 관련 연구결과를 기업 측에 유리하도록 왜곡 및 조작했다는 정황이 나왔다. 즉, 2016년 5월24일 가습기살균제 사건 관련자인 서울대학교 수의과대학 모 교수가 호서대의 모 교수와 비슷한 혐의로 검찰에 의해 기소되었는데 서울대 모 교수는 1심에서는 실험과정에서 태아사망, 간질성 폐렴의 발생을 확인하고도 이를 제외한 실험보고서를 작성했다는 것이 인정되어 징역 2년을 선고받았지만 2심에서는 연구를 하면서 직무를 위배한 부정행위에 해당하지 않는다고 무죄가 선고되었다. [251, 252] 하지만 호서대 모 교수의 경우 가습기살균제의 노출평가 및 흡입독성시험 보고서를 옥시레빗벤키저에 유리하게 한 혐의와 함께 부정한 청탁에 대한 대가를 받은 것으로 인정되어 징역 1년 4개월을 선고받고 형이 확정되었다. [253, 254] 이 사건은 우리나라의 대학연구자들이 연구비를 대며 원하는 연구결과를 요구하는 기업의 압력에 무방비로 노출되어 있는 현실을 그대로 보여주고 있다. 정부는 대학의 산학협력정책을 주도하고 있지만 이윤을 우선적으로 생

---

251) '가습기 살균제 보고서 조작 혐의' 서울대 교수 무죄 선고, 한겨레, 2017.4.28
252) 하지만 현재 이 사건은 대법원에서 항소심이 진행중으로 2019.4.9일 서울대 연구진실성 위원회조사결과 해당교수는 실험의 연구데이터를 임의로 변경 및 누락하여 연구자료를 조작하였고, 연구데이터를 축소 및 왜곡해 해석하여 도출한 것으로 이는 연구부정행위 및 연구부적절행위로 결론내렸다: 서울대 "옥시 가습기 살균제 연구자료 조작, 왜곡", 경향신문 2019.4.9
253) '가습기살균제 실험조작' 호서대 교수 '징역 1년4개월' 확정, 중앙일보, 2017.9.26
254) 호서대 교수만이 징역형을 받은 것은 이 교수의 경우 옥시 직원 10명을 동원해서 직원들 30평형 아파트 큰방과 작은방에서 가습기 살균제를 6시간 틀어놓고 PHMG 농도를 재는 실험을 하였고 이후 방안 공기의 위험농도를 측정한 결과 위험한 수준에 이르지 않았다는 결론을 내놓았다. 하지만 연구당시 농도를 낮추기 위해 창문을 열어놓은 채 흡입독성실험을 시행하였으며 옥시측으로부터 자문료 명목으로 2400만원 받은 것이 확인되었다.

각하는 기업의 요구에 의해 대항하여 산학협력연구의 공공성과 신뢰성을 지켜낼 이해관계충돌정책은 전혀 없기 때문이다. 이윤을 추구하는 기업들은 자사의 제품이 해롭다는 증거들이 나오고 있을 때 그 증거를 받아들이는 대신 연구자를 고용해서 위험이 불확실하다는 결론을 만들곤 한다. 이에 사용되는 연구를 청부연구 또는 청부과학이라 한다. 즉, 청부과학이란 기업이 자본의 힘을 이용하여 과학자들과 컨설턴트를 고용하여 기업에게 유리한 결과를 도출하여 발표하는 것을 말한다. 가습기살균제 독성연구는 우리 사회에서 드러나지 않은 많은 의학과 관련된 연구에서 나타날 수 있는 이해관계충돌문제 가운데 드러난 빙산의 일각에 불과하며 현재의 문제를 해결하지 않는다면 앞으로도 언제든 일어날 수 있는 것을 알려주는 사례라고 할 수 있다.[255]

하지만 우리가 주목하는 것은 의료진의 원인을 찾기 위한 관심과 희망이다. 2011년 이전에도 유사한 증상으로 중환자실에 입원한 많은 환자들이 있었지만, 다수의 병원들은 원인을 찾으려는 시도를 하지 않은 채, 이를 그냥 전형적이지 않은 일상적인 폐렴으로 생각하였다. 하지만 서울아산병원 중환자실 의료진은 그러지 않았고 마침내 그 원인을 찾아내어 더 이상의 환자가 발생하지 않게 한 것이다. 의사들은 매의 눈과 사자의 심장을 가지도록 교육받았지만 매일 반복되는 진료와 환자에 시달리는 현실에서 이런 눈과 심장을 가지기는 녹녹치 않은 것이 사실이다. 또한 이렇게 원인 모르게 갑자기 환자들이 증가하는 경우가 종종 있

---

255) 공혜정 외, 가습기 살균제 연구의 배후에 있는 재정적 이해상충에 대한 비판적 검토, 2016, 제9권, p1-43

고, 이런 경우 대부분 바이러스 질환이 많으므로 이를 간과하는 경우가 적지 않기 때문이다. 만약 위 의료진이 위와 같이 생각하고 이 관심을 가지지 않았더라면 원인을 찾기까지 수년이 더 지나갔을 것이고, 이 기간 동안 더 많은 사람들이 위 질병으로 고통받거나 사망에 이르게 되었을 것이다. 더불어 만약 이 제품과 폐질환이 관련성이 없다고 결론이 났다면 관련 제품회사로부터 어마어마한 소송에 직면하게 될 가능성에도 불구하고 이를 세상에 알린 의료진들과 질병관리본부에 대하여 찬사를 보낸다. 아직까지 우리나라의 의사들은 살아 있다는 생각이 든다.

9 우생학
- 아직도 존재하고 있는 전 시대의 악몽

찰스 다윈의 자연선택이론 - 적자생존의 원칙

찰스 다윈은 종의 기원이라는 책에서 자연선택은 진화를 일으키는 주된 원동력으로 주어진 환경에서 번식하지 못하는 종은 자연스럽게 도태되고 생존과 번식에 유리한 성질을 가진 종들이 자신의 성질을 후대에 전달한다는 이른바 적자생존의 원칙을 주장하였다.

이 원칙을 사회에 적용한 것이 우생학이다. 우생학은 1888년 영국의 프랜시스 골턴이 창시한 개념으로 광범위한 가계조사 자료를 통계적으로 정리한 결과, 인간의 지적 도덕적 능력은 환경의 영향과 관계없이 유전적으로 결정된다고 주장하였다. 우생학은 일종의 생물학적 결정론으로 개개인의 고유한 성질인 외모, 개성이나 인성, 태도, 행동, 매력, 취향, 능력, 자질 등이 모두 생물학적인 유전요인에서 기인한다고 생각하여 외모뿐만 아니라 살인, 매춘, 폭행, 무기력하고 나태한 생활, 반란과 같이 사회문제를 야기하는 행위들의 일차적 원인이 유전자라고 주장하였다.

우생학은 미국 및 유럽에서 1900년대 초반에서 중반에 걸쳐 성행하였
는데 이는 선택적 번식을 통해 유전형질을 개량함으로써 인류를 개량하
려는 일종의 사회적 결정론이자 진화론으로서 빈민층을 무능하고 게으
른 사람들로 규정하고 그들의 자연도태시킴으로서 인종계량과 사회발
전을 추구하며, 사회적 약자의 안전망인 국가복지정책을 반대하고 유색
인종과 하층노동자에 대한 착취, 소수민족 대량학살, 약소국에 대한 정
복과 압제를 정당화하는 이데올로기로까지 진행되었다.[256]

독일의 우생학 운동

독일의 우생학운동은 인종위생운동에서 유래되었다. 우생학운동 초
기에는 인종차별주의나 정치적 형태로 보이지 않았으나 1933년 나치가
집권하고 나서부터 흑인, 유대인, 동부 유럽인들을 구분하여 열등시하
는 인종차별주의 운동으로 바뀌게 된다. 특히 1933년 우생학에 기반을
둔 유전성질병예방법[257]을 통해 선천성 정신질환, 정신분열, 간질, 선
천성 맹인, 알코올 중독, 헌팅턴씨 병을 대상으로 강제로 불임을 시켰
다. 1937년에는 유색인 아동까지 확대되어 약 35만 명이 강제 불임수술
을 시행받았다. 또한 1935년 독일우생국민보호법은 장애인등록제를 시
행하여 40만 명의 장애인에 대하여 불임수술을 강제하였고, 1930년대

---

256) 금인숙, 지배이데올로기로서 생물학결정론, 과학기술학연구, 제8권, 2008, p131-158
257) 유전성질병예방법 제1조제1항은 유전성질병을 가진 자는 의학적인 경험상 그의 후세에게 심각한
신체적 또는 정신적 유전결함이 높은 개연성을 예측할 수 있는 경우 외과수술에 의해 불임수술을
할 수 있다고 규정한다.

말에는 신체 및 정신장애를 가지고 있는 아동을 대상으로 안락사가 시
행되었다.[258] 1933년 습관성 중범죄자에 관한 법률은 성범죄자나 풍속
범죄자들에 대한 물리적 거세를 허용하였는데 이후 점차적으로 변질되
어 유대인, 집시, 정신질환자들 및 노동력이 없거나 병들거나 반사회적
이라는 이유만으로도 대량학살을 자행하게 되었다. 1935년 혼인보호법
은 우월한 게르만족을 보존한다는 논리로 귀족이나 군인집단의 딸을 모
아 의무적으로 아이를 낳게 하거나 심하면 인간교배를 단행하였고, 세
계의 고아들 중에서 게르만족의 특징을 강하게 가진 아이들을 납치해
강제로 입양을 시키는 일을 저질렀다.

미국의 우생학 운동[259]

많은 사람들은 우생학을 독일 나치만이 한 것으로 생각하고 있지만
우생학이 가장 광범위한 지지를 얻은 나라 가운데 하나가 미국으로, 이
전까지 학계나 대중교양차원에 머무르던 우생학을 국가정책으로 바꿔
현실에서 힘을 가지게 한 나라였다. 특히 미국에서는 민간재단의 적극
적인 지원 아래서 경험적 우생학 연구가 활발하게 진행되었으며 사회적
효율성 및 국가정체성 강화라는 목표로 많은 법이 제정되었다.[260] 우생
학이 나타나기 직전 미국은 인종문제로 큰 어려움을 겪고 있었다. 영국
에서 독립당시에 많은 흑인이 있었고, 이후 동남부 유럽인, 중국인, 일

---

258) 초기에는 3세 미만의 아동을 대상으로 하였으나 1941년 17세, 1943년에는 유대인을 비롯한
    이른바 바람직하지 않은 인종의 건강한 아동까지 포함되었다.
259) Pence GE, 의료윤리 II, 광연재, 2004, p304-309
260) 김명진, 북미 국가의 폭력적인 우생학정책, 창작과 비평, 제37권, 2009, p455-458

본인과 같은 아시아인을 이민자로 받아들였다. 하지만 미국의 정치경제적 권력을 가진 사람들은 주로 영국 및 독일, 네덜란드와 같은 서유럽 사람들로서 이들은 폴란드, 이탈리아, 그리스 출신들이 자신과 다른 문화와 관습을 가지고 있기 때문에 범죄, 매춘, 알코올중독 등이 급속히 확산되고 있다고 생각하였다. 이런 인종문제 속에서 자연스럽게 인종주의적 우생학이 나타났으며, 1900년대 루즈벨트 대통령은 대통령 취임 후 '미국의 성공은 앵글로 색슨족의 우월한 피 때문이다'라는 말과 함께 아시아인들을 미국으로 침입하는 노란 흑인들이라고 비난하는 등 우생학을 미국 전체로 널리 확산시키는 역할을 하였다.

우생학과 같은 사회적 진화론자들은 주로 정치가, 대중매체, 과학자와 같은 사회의 엘리트들로서 인종주의자였고 남성주의자들이 많았다. 이들에게 사회적으로 우월하다는 것은 생물학적으로 우수하다는 것을 의미하며, 백인에 비해 생물학적으로 열등한 흑인은 앞으로 살아남지 못할 것으로 예견하였다. 또한 백인남성에 대한 환상과 편견과 함께 자신들이야말로 가장 적응을 잘한 혈통에 속한다고 생각하고 있었다. 이들은 가계도 연구를 통하여 범죄, 사기, 매춘, 정신박약 등이 유전된다고 주장하였다. 특히 1930년대 우생학자들은 하나의 유전자가 하나의 형질을 결정한다는 가설을 통해 정신지체자나 매춘부 역시 이를 결정하는 특정유전자가 있어 이것이 자손에게 유전되어 결국 이 자손들도 정신지체자나 매춘부가 된다고 생각하여 모든 정신지체자들의 생식행위를 금한다면 정신지체를 없앨 수 있다고 믿었다. 또한 가난과 범죄성도 유전된다고 믿었다. 이들은 우생학적으로 뛰어난 가족선발대회 등을 통해 우생학이론을 활발히 전파하였고 제국주의 열강들은 이 우생학을 식민지 지배를 합리화하는 이념으로 이용하기도 하였다.[261]

이런 우생학 운동은 미국의 법률에 큰 영향을 미쳤는데 가장 대표적인 것이 1930년대 초에 시행된 강제불임과 이민제한법, 그리고 다른 인종과 백인의 결혼 금지법이다. 1907년 인디애나주를 시작으로 강제불임법이 시행되었고, 1911년 아이오와주의 경우 성범죄로 2회 이상 유죄판결을 받은 자, 강력 범죄로 3회 유죄판결을 받은 자, 단 한 번이라도 미성년 백인 소녀와 매춘을 강요한 자는 무조건 불임을 시켰다. 또한 간질 등의 정신병을 가졌거나 성도착증을 가진 경우도 불임의 대상이 되었다. 다른 30개 주들의 경우 정신지체자 및 범죄를 저지른 자들에게 강제불임을 시행하였는데, 이 법률에 의하여 1941년까지 약 3만6천 명 이상의 미국인들이 병들거나 알콜중독자, 약물중독자, 정신박약 또는 생활보호대상 가족에서 태어났다는 이유만으로 강제불임을 당하였다. 1924년 이민제한법은 나쁜 유전자를 가진 자들의 이민을 허용하면 미국 사회에 위협을 가져올 수 있다는 이유로 아시아인, 흑인, 동남부 유럽인과 같이 열등한 나라로 생각되는 사람들의 이민은 어렵게 한 반면, 영국인, 스코틀랜드인, 스칸디나비아인, 독일인, 프랑스인과 같이 우수한 혈통을 가졌다고 생각되는 경우 쉽게 이민을 할 수 있도록 만들었다. 우생학과 관련된 혼인법 개정은 크게 정신박약자나 정신이상자의 결혼을 무효로 하는 것과 함께 우생학적 관점에서 부적자로 판단되는 자들

---

261) 생태계의 적자생존과 같이 인류로 우월한 국가가 열등한 나라를 지배하는 것은 당연하다는 논리이다.

의 혼인을 제한하는 것이다. 예를 들어 1895년 코네티컷주는 간질, 지적 장애인, 심신미약과 같은 우생학적으로 부적격자들의 결혼 및 혼외정사를 금지하고, 이를 어길 경우 3년 이하의 징역을 살아야 하였다. 1905년 인디애나주는 정신적 장애나 유전적 질병이 있거나 알코올 중독자의 경우 혼인을 금지하였고, 1909년 워싱턴주는 알코올중독자, 습관적 범죄자, 간질병 환자, 저능아, 정신박약 또는 정신질환자들의 혼인을 금지하였다. 또한 1850년 캘리포니아주는 우생학적 시각에서 백인의 인종의 질이 나머지 인종보다 높다는 전제하에 백인과 흑인 또는 흑백혼혈 사이의 일체의 결혼은 불법인 동시에 무효라고 선언하는 등 1913년 기준으로 미 48개 주 중에서 30개 주가 인종간 혼인을 금지하는 법을 시행하였다. [262]

기타 다른 나라들의 우생학 운동

우생학 단체들은 독일과 미국 외에도 오스트리아, 스칸디나비아, 이탈리아, 일본, 남아메리카 등 여러 나라에서 생겨났고 사회에 많은 영향을 미쳤다. 스웨덴에서는 1935부터 1976년 사이에 6만여 명에 달하는 사람들이 나쁜 시력, 정신지체, 혹은 바람직하지 않은 인종적 특징과 같은 열등한 성질로 인하여 강제불임시술을 받았다는 것이 폭로되었다. 이런 강제불임을 허용하는 스웨덴법률이 1976년까지 존재하였다고 한다. 스위스에서도 비슷한 법을 제정해 1976년에 그 법을 폐지할 때까지

---

262) 서종희, 우생학적 생명정치가 혼인법, 이혼법, 불임법(단종법) 등에 미친 영향–20세기 초 영국과 미국을 중심으로. 가족법연구, 2010, 제24권, p345–349

6만여 명을 거세하였고, 칠레에서는 우수한 인종을 들여와 인종의 질을 높여야 한다고 하여 유럽인들에게 온갖 이민정책을 실시하였고, 아르헨티나는 1970년대까지 우생학 학사과정이 있었다고 한다.[263] 일본은 일제 강점기 시절 일본의 조선 통치를 정당화하기 위해 내세웠던 근거가 우생학이다. 당시 일본은 조선인이 일본인보다 열등하므로 통치를 받는 것이 당연하다고 주장하였다.[264]

우리나라의 우생학 운동

이런 우생학적 논란이 외국에서만 발생하였다고 생각하면 큰 오산이다. 이런 우생학적 열풍은 우리나라도 예외가 아니었다. 우리나라에서 우생학은 이미 1910년대 후반에 '민족개선학' 또는 '인종개선학'이라는 이름으로 일본으로부터 수용되었고,[265] 1920년대 초반에 조선에서 대중매체에 우생학이라는 개념자체가 등장하여 1920년대 중반 이후 유전학과 함께 일반인들에게 보급되고 있었다. 1920년대 조선사회 특히 개화지식인 사이에 우생학이 얼마나 광범위하게 퍼져 있었는지를 잘 보여주는 것이 1922년 이광수가 쓴 '민족개조론'이다. 이 글에 이광수는 직접 우생이라는 표현을 사용하지는 않았지만 유전이라는 단어와 함께 우생학적 관점을 곳곳에서 보여주고 있다. 1933년 조선우생협회가 창설된 이후 우생학운동이 체계적인 조직형태를 갖추어 나타나기 시작하였다.

---

263) Pence GE, 의료윤리II, 광연제, 2004, p313
264) 우생학이 만든 '편견의 사회', 부대신문, 2012.9.10
265) 박성진, 사회진화론의 전개과정에 대한 연구, 청계사학, 제12권, 1996, p185-186

이 협회는 의사가 중심이 되었으며 '우생'이라는 전문지를 통해 주로 나치의 우생정책을 연구하였다.[266] 화신백화점에 있던 한 결혼상담소는 이러한 관점에서 우수한 조선인의 혈통을 보호하고 열등한 유전자를 선택적으로 도태시키는 정책을 실천하였다고 한다. 이 활동은 해방 후에도 지속되어 1940년 일본의 국민우생법을 따라 유사한 법률제정운동이 있었으나 실현되지 않았다.

우생학 운동의 유행과 쇠퇴

이렇게 19세기 말에 우생학이 사회적 영향력을 넓혀간 이유로 당시 급격한 산업화로 인하여 빈부격차, 사회갈등, 불황에 따른 빈곤 확산 등을 들 수 있다. 이 우생학은 미국의 경우 지배적인 사회질서를 정당화하는데 사용되었고 독일의 경우 기존의 봉건제도에 대한 신흥세력의 도전에 힘을 실어주는 역할을 하게 되었다. 하지만 사회에 큰 영향을 미치던 우생학은 1935년을 기점으로 점차 자취를 감추게 되는데 가장 큰 원인은 나치의 홀로코스트 및 유전학의 발달 때문이다. 나치에 의한 유대인 대학살은 대중과 우생학자 모두에게 공포의 대상이었고 이는 우생학의 몰락을 가져오게 되었다. 또한 유전학이 점차 발전하여 우생학의 여러 오류들[267] 이 드러나게 되자 인간을 유전적 차이에 따라 서열화하려는 유전자결정론에 대한 비판도 거세졌다. 결국 1945년 전쟁이 종료

---

266) 신영전, 식민지 조선에서 우생운동의 전개와 성격:1930년대 '우생'을 중심으로, 의사학, 제15건, 2006, p133–155
267) 예를 들어 우생학자들은 돌연변이나 염색체 손상이라는 개념을 알지 못하였고, 또한 유전자상 어떤 결점을 없애려면 얼마나 많은 세대를 거쳐야 하는지에 대하여 전혀 알지 못하였다.

된 후 '우생학'은 금기어가 되었다.[268]

소극적 우생학의 출현

이와 같이 유전성질을 개량함으로써 인류를 개량하려는 적극적인 우생학은 거의 자취를 감추었지만 유전병이나 유전질환을 없애려는 소극적 우생학은 1960년대 산전검사 및 유전자검사라는 형태로 출현하였다. 과거의 우생학은 주로 부모의 생식을 촉진하거나 제한하는 반면 소극적 우생학은 인간생명활동 및 종의 개선이 출생이전 유전자로 결정된다는 가정으로 태아를 낙태하거나, 유전자치료 또는 우수한 유전자를 선별해서 신체를 더욱 개선하는 것에 주안점을 두고 있다.

소극적 우생학을 가장 잘 보여 주는 예가 바로 유전자맞춤아기이다. 2000년 미국에서 판코니 빈혈이라는 유전질환을 앓던 6세의 아이에게 골수를 제공하기 위하여 환자의 어머니가 시험관에서 수정시킨 자신의 12개 난자 중에서 유전자 검사에서 환아의 조직과 일치하는 골수를 가진 아이를 선택해서 낳았고 이 아이의 제대혈을 유전병을 앓고 있는 아이의 골수에 이식해 환아가 건강을 되찾을 수 있었다고 한다. 최근에는 미토콘드리아 유전자서열에 돌연변이가 생겨 발생하는 중추신경계질환을 앓고 있던 환자에게 유전질환이 유전되는 것을 막기 위하여 친엄마의 난자 핵을 다른 여성의 건강한 난자에 이식하고 아버지의 정자를 그 난자에 수정한 아이가 태어났다고 보도된 적이 있다.[269] 이와 같이 유

---

268) 1958년 국민우생법을 우생보호법으로 개정했던 일본은 1996년 모체보호법으로 명칭을 변경하였는데 이 개정의 주요 목적은 법문에서 '우생'이란 단어를 제거하기 위한 것이다.

전병을 앓고 있는 사람들을 위한 치료목적으로 유전자치료가 시도되는 것뿐만 아니라 여기서 더 나아가 아기의 지능과 외모 등 건강한 사람들의 특질을 부모가 직접 선택할 수 있는 맞춤아기를 인공적으로 조작하는 단계까지 점차 확장되고 있다.

유전자 결정론과 이에 대한 반론

이런 유전자결정론이 정말로 합당한 것인가에 대하여 많은 논란이 있다. 유전자결정론이란 인간의 모든 다양성은 유전자에서 비롯된다고 주장하는 생물학적 결정론의 하나로서[270] 연구자들은 유전자결정론을 기반으로 건강한 사람의 유전자와 병든 사람의 유전자를 비교하여 특정한 질병과 관련이 있는 특정 유전자를 찾아 이 질병과 관련된 유전자를 무력화시키거나 질병에 대항하는 유전자를 보충하는 식으로 유전자와 관련된 질환을 치료하려고 한 것이다. 특히 이런 유전자결정론이 잘 적용되었던 분야가 암 연구와 관련된 분야이다. 1980년대 이후 암연구자들은 각각의 암에 연관되어 있을 가능성이 있는 종양형성유전자를 발견하는데 노력하였다. 하지만 예상과 달리 종양형성과 관련된 유전자 수는 훨씬 늘어나고 있고 아직 끝이 보이고 있지 않다. 예를 들어 유방암과 직장암 돌연변이 유전자에 관한 연구[271]에 따르면 당시까지 189개의 다

---

269) 맞춤아기 시대가 도래한다면… 영국 등 치료용 시술 허용, 생명윤리 논란, 사이언스타임즈, 2017.1.19

270) 이는 사회문제를 야기하는 행위의 일차적인 원인조차도 유전자에서 비롯된다고 주장한다.

271) Vogelstein B, et al. The consensus coding sequences of heman breast and colorectal cancers. Science, 2006, 제314권, p268–74: 데이비드 프리드먼, 거짓말을 파는 스페셜리스트, 지식갤러리, 2010, p68

른 유전자가 이들 종양에서 돌연변이를 일으키는 것을 발견하였다. 이는 종양형성과 관련된 유전자만을 공격 대상으로 하는 화학요법이 거의 효과가 없음을 의미하며, 동시에 유전자를 통한 예방도 불가능하다는 것을 보여주고 있다. 또한 키와 관련이 있는 것으로 알려진 54개의 유전자 관찰을 근거로 사람의 키를 예측하는 방법을 제시한 한 연구[272]에서 유전자를 근거로 한 키 예측방법의 정확성은 부모의 키를 평균하고 성별로 보정한 이전 방법의 1/10 수준이었다. 지능과 관련된 유전자를 연구한 연구에 따르면[273] 지능과 강한 상관관계가 있는 유전자의 경우 측정된 지능 변동 수준의 0.5% 미만을 설명할 뿐이며, 가장 상관관계가 높은 상위 6개 지능 관련 유전자를 모두 합해도 지능변동수준의 1% 정도를 예측할 수 있었다고 보고하였다. 위의 사례는 적은 수의 유전자가 특정질병의 발생요인일 것이라는 가정이 틀린 것이라는 것을 보여주는 예들이다.

인간은 후천적 환경에 의해 거듭날 수 있으며 양육에 의해 유전형질의 변화가 가능하다는 것을 간과하고 있다는 것을 보여준다. 실제로 생물의 크기와 형태, 외형과 움직임, 성장과 번식 등은 DNA에 의해 결정되지만, 영장류의 경우 전체 DNA중 단지 5% 미만이 유전자 기능을 하고 있다고 알려져 있다. 또한 유전자만으로는 설명할 수 없는 많은 신체

272) Aulchenko YS, et al. Predicting human height by Victorian and genomic methods, European Journal of Human Genetics. 2009, 17권, p1070-1075,
273) 데이비드 프리드먼, 거짓말을 파는 스페셜리스트, 지식갤러리, 2010, p69

현상 및 후천적 환경에 의하여 유전자가 억제되거나 활성화되는 현상들도 존재하고 있다. 또한 열등하게 보이는 유전자가 반드시 열등하지는 않다는 것이다. 가령 겸상 적혈구 증후군(Sickle cell anemia)의 유전자의 경우 일견 보기는 문제점을 많이 가지고 있어 없애야 할 유전자로 보이지만 이 증후군을 가진 사람들은 말라리아에 매우 강한 저항력을 가진 것으로 알려져 있다. 따라서 말라리아가 유행하는 지역에서는 겸상 적혈구 증후군을 가진 경우 생존할 가능성이 더 높은 것이다. 마찬가지로 건장하고 큰 체구를 가진 사람들은 강한 힘을 낼 수 있지만, 기본적으로 소모되는 열량이 많고 식량을 구하기 어려운 극한지의 경우 작은 체구를 가진 사람들보다 생존능력이 더 떨어질 수 있다. 따라서 언제나 좋은 유전자란 존재하지 않으며 주어진 환경의 변화에 적응하지 못하면 이는 나쁜 유전자일 뿐이다. 더불어 유전자는 하나의 설계도로서 행위자에게 명령하고 도면을 제공하는 설계도 역할을 하지만 필연적으로 행위자를 결정하지 않는다는 것이다. 더불어 계급과 인종, 민족과 국가, 여성과 남성에게 불균등하게 배분되어 있는 재력과 권력, 지위 등의 사회적 불평등 상태와 구조를 유전형질의 자연법칙에서 기인한 것처럼 취급하는 것은 교육과 문화의 환경요인을 무시하고, 빈곤과 억압, 착취와 수탈과 같은 불합리하고 부조리한 사회제도를 개혁하고 변혁하려는 모든 시도를 무력화함과 동시에 기존의 지배체제를 자연스러운 것으로 만들고 바람직한 것으로 존속시키는 이데올로기 기능을 수행한다.[274]

---

274) 금인숙, 지배이데올로기로서 생물학결정론, 과학기술학연구, 제8권, 2008,131-158

아직도 남아 있는 우생학의 존재감

　이런 우생학적 문제가 우리나라에서 사라졌다고 생각하면 오산이다. 우리나라 정부는 과거 소록도에 나병환자를 격리하고 강제로 불임시술을 시행하였다. 또한 최근인 1983년부터 1998년까지 국내 보호시설에 수용된 정신지체 장애인들 75명이 불임수술을 받았으며, 이 중 66명은 강제 불임수술을 받았다는 사실이 밝혀져 큰 사회문제가 된 적이 있다. 더욱이 이 강제 불임수술은 관련 행정기관, 보건소 및 대한가족계획협회 등의 정부기관의 주도로 이루어졌으며, 법으로 금지하고 있는 미혼상태에서 불임수술을 받은 경우도 있다고 하였다. 또한 이 사건을 은폐하기 위하여 이들끼리 결혼을 시키기도 한 사례가 있었다고 한다. 이에 대하여 보건복지부는 불임수술을 받은 정신지체인은 기혼자 60명으로 수술은 불임수술 근거규정을 삭제한 1998년 모자보건법 시행령[275] 개정 전에 이루어 졌으며, '정신지체인의 인간다운 생활을 보장하고 장애의 유전을 막기 위하여' 보호자와 본인의 동의 아래 이루어 졌다고 밝혔다.[276] 하지만 유전자 원인으로 인한 정신지체의 경우 원인[277] 중 극소

---

275) 2009년 7월7일 모자보건법 시행령 개정이전의 제15조제2항 우생학적 또는 유전학적 정신장애나 신체질환으로 1. 유전성 정신분열증, 2. 유전성 조울증, 3. 유전성 간질증, 4. 유전성 정신박약, 5. 유전성 운동신경원질환, 6. 혈우병, 7. 현저한 범죄경향이 있는 유전성 정신장애, 8. 기타 유전성질환으로 그 질환이 태아에 미치는 위험성이 현저한 질환이 있으며, 제3항으로는 풍진, 수두, 간염, 후천성면역결핍증 및 전염병예방법 제2조제1항의 전염병을 말한다고 되어있다.
276) 김홍신의원 '정신지체 66명 강제 불임수술'주장, 중앙일보 1999.8.20
277) 정신지체의 발생요인은 출산 전, 출산 중, 출산 후로 나눌 수 있으며, 예를 들어 출산 전 요인으로는 유전자적 원인, 약물복용, 방사선 물질, 임산부 풍진, 매독 등과 관련이 있다. 출산과 관련된 요인으로 조산이나 난산 등으로 인한 산소결핍으로 인한 뇌손상을 들 수 있다. 마지막으로 출산 후 요인으로 뇌염이나 뇌막염, 사고, 외상 등의 각종질환의 후유증으로 인하여 발생하는 것이다.

수에 불과한 상태임에도 불구하고 단지 정신지체장애인이라는 이유만으로 이들을 강제 불임수술을 받게 하여 아이를 가질 권리를 박탈한 것은 우생학적 관점에서 이를 진행하였다고 밖에 설명할 수 없을 것으로 보인다.

이뿐만이 아니라 현재 우리나라의 우생학의 유물을 법률에서도 찾을 수 있다. 우리나라 모자보건법 제14조 제1호에서는 합법적인 인공임신중절을 할 수 있는 대상으로 '본인이나 배우자가 대통령령으로 정하는 우생학적 또는 유전학적 정신장애나 신체질환이 있는 경우'로 정의하고 있다. 모자보건법 시행령 제15조 제2호에는 연골무형성증, 낭성섬유증 및 그 밖의 유전성 질환으로서 그 질환이 태아에 미치는 위험성이 높은 질환으로 한다'고 예시하였다. 시행령에서 예시한 질환들은 우생학적 문제가 아닌 사실상 유전성 질환들이기 때문에 법령에서 말하는 우생학적인 기준이 무엇을 의미하는지 명확하지 않다. 더불어 문맥상 이를 법령에서 삭제하더라도 전혀 문제가 되지 않지만 이를 삭제할 생각은 전혀 없어 보인다. 또한 이전 낙태에 관련된 논문[278] 이나 헌법재판관 후보자가 낙태에 관한 자신의 의견을 요구당할 때 아무런 거리낌 없이 '우생학적' 이유를 낙태의 허용사유의 근거로 설명하고 있는[279] 청문회를 보고 있으면 역겨운 것이 사실이다. 현재의 법령에서 '우생학적'이라는 표현은 삭제되어야 한다고 생각한다.

---

278) 조국, 낙태 비범죄화론, 서울대학교 법학 제54권, 2013년, p695-728
279) 유남석 "양심적 병역거부 중요 헌법적 문제… 신중 고민", 뉴스1, 2017.11.7

모자보건법 제14조

의사는 다음 각 호의 어느 하나에 해당되는 경우에만 본인과 배우자의 동의를 받아 인공임신중절수술을 할 수 있다.

1) 본인이나 배우자가 대통령령으로 정하는 **우생학적** 또는 유전학적 정신장애나 신체질환이 있는 경우
2) 본인이나 배우자가 대통령령으로 정하는 전염성 질환이 있는 경우
3) 강간 또는 준강간에 의하여 임신된 경우
4) 법률상 혼인할 수 없는 혈족 또는 인척 간에 임신된 경우
5) 임신의 지속이 보건의학적 이유로 모체의 건강을 심각하게 해치고 있거나 해칠 우려가 있는 경우

모자보건법 시행령 제15조

1) 법 제14조에 따른 인공임신중절수술은 임신 24주 이내인 사람만 할 수 있다.
2) 법 제14조 제1항 제1호에 따라 인공임신중절수술을 할 수 있는 **우생학적** 또는 유전학적 전신장애나 신체질환은 연골무형성증, 낭성섬유증 및 그 밖의 유전성 질환으로서 그 질환이 태아에 미치는 위험성이 높은 질환으로 한다.
3) 법 제14조 제'항 제2호에 따라 인공임신중절수술을 할 수 있는 전염성 질환은 풍진, 톡소플라즈마증 및 그 밖에 의학적으로 태아에 미치는 위험이 높은 전염성 질환으로 한다.

10 의학연구 윤리
- 서울대 수의학과 H교수사건

19세기 후반 이후 생명과학과 기술의 눈부신 발전으로 식량과 치료약 제의 대량생산이 가능해지고 장기이식과 같은 의료기술의 발전은 인간의 생명을 연장시키고 동시에 엄청난 경제적 이익을 가져왔다. 하지만 이런 의료기술들은 인간유전자, 배아 및 생식세포가 연구대상이 되어 유전자변형이나 인간복제를 가능케 할 무서운 기술이 되기도 한다.

1960년대와 1970년대에 피임이나 임신보조기술[280] 이 발달하면서 생명윤리가 처음으로 제기되었고 이후 장기이식기술과 연명치료기술이 발전하면서 뇌사를 사망으로 인정하여야 하는가, 연명치료의 중단여부, 존엄사 등이 추가되었다. 최근에는 생명과 연구에 사용되는 생식세포 또는 배아가 생명체인지 여부를 따지는 기본적인 생명윤리문제에서부터 생식세포나 배아를 구하는 과정에서의 윤리문제, 그리고 난자를

---

280) 여러 가지 인공적 피임기술이나 인공임신중절, 그리고 인공수정 같은 의료기술을 적용하는 과정에서 파생된 생명윤리 논쟁 등이 있다.

제공하는 여성들의 인권문제까지 매우 다양한 사회적, 윤리적 및 법적 문제까지 확장되었다.

우리나라의 경우 1997년 체세포핵 치환기술을 통해 복제양 돌리가 세상에 공개되면서 배아연구가 대중에게 엄청난 관심을 끌게 되었고 그런 와중에 2004년과 2005년도에 서울의 한 대학교수가 줄기세포 연구와 관련하여 세계적인 과학적 성과를 거두면서 우리나라에서 엄청난 열풍을 일으켰다. 하지만 나중에 조사결과 이 연구의 진행에 있어서 생명윤리를 심각하게 위반하였을 뿐 아니라 연구결과까지 조작한 것으로 알려지면서 다시 놀라게 만들었다. 이 사건은 세계적인 과학적 사기사건이 한국에서 발생하였다는 불명예를 안겨주었지만 생명과학기술연구가 국가주의 및 애국주의와 결합되면 어떻게 변질될 수 있는지 및 생명과학기술 연구자들이 과학적 성과라는 목표와 함께 반드시 지켜야할 연구윤리에 대하여 성찰할 수 있는 좋은 기회가 되었다.[281]

사실관계 [282]

1997년 영국의 한 연구팀에서 복제양 돌리의 탄생을 발표하였고 한국에서도 사회적으로 큰 반향을 일으켰다. 복제양 돌리의 탄생은 그동안

---

281) 특히 H교수 신드롬의 경우 국가성장동력으로서의 생명공학 육성을 위한 국가의 전폭적인 지원과 함께 정치적 이해관계와 경제적 효과를 기대한 정제계의 후원, 과학자 사회의 성찰시스템 부재, 언론의 왜곡과장보도, 과학주의의 신화에 대한 대중의 믿음 등의 사회적 조건들이 과학을 얼마나 왜곡시킬 수 있는지를 보여눈 사건이라고 할 수 있겠다.
282) 홍석영, 지식인 개념으로 본 연구윤리-황우석 사태를 중심으로, 윤리교육연구 제20집, 2009, p237-256

불가능한 것으로 여겨진 포유류의 체세포 복제가 성공한 것으로 앞으로 기술이 발전한다면 인간복제도 가능할 수 있다는 것을 의미하는 것으로 이를 둘러싼 여러 윤리적 종교적 논쟁이 일어났다.

이무렵 한국에서는 H교수가 복제전문가로 주목을 받고 있었다. 그는 1995년 국내에서 처음으로 수정란 복제소생산에 성공하여 복제연구 분야에서 선두주자의 이미지를 가지고 있었다. H연구팀은 1997년 10월부터 소의 체세포 복제연구를 시작하여 1999년 2월 어른소의 체세포를 복제한 복제 젖소인 '영롱이'가 태어났다고 발표하였다. 복제젖소 영롱이의 탄생으로 H교수에 대한 관심은 더욱 강화되었고 이후 국가로부터 전폭적으로 지원을 받게 되었다.[283]

이후 H교수는 체세포 복제기술적용을 확장하여 형질전환을 통한 이종장기와 줄기세포를 이용한 세포치료 두 분야를 역점을 두었다. 특히 1999년부터는 인간배아 복제연구를 추진하였고, 2002년부터 동물난자대신 인간난자를 이용한 인간 복제배아 줄기세포 연구에 본격적으로 착수하였다. 이에 따라 H교수팀은 복제배아 생산을 담당하였고, 서울대의대 M교수는 복제배아 배양을, 미즈메디병원 N병원장은 줄기세포 추출과 배양을 책임져서 줄기세포연구를 추진하였다. 2004년 H교수 연구팀은 세계최초로 인간체세포 복제방식으로부터 배아줄기세포를 획득하는

---

283) 영롱이가 체세포 복제소가 아니라는 의혹이 제기되었으나 아직까지 그 진위여부가 과학적으로 밝혀지지 않고 있다. 이는 영롱이의 탄생이 언론에 보도된 것과 달리 연구논문으로 발표된 적이 없기 때문이다. 체세포 핵을 제공한 어미소는 영롱이 탄생 전에 이미 늙어 죽었고, 그 체세포와 사진도 보관되어 있지 않다고 한다. 이에 비하여 1999년 3월에 태어난 복제 한우 진이에 대하여는 관련논문이 여러 편 발표되었다. 이는 젖소 복제가 이미 뉴질랜드에서 1998년 7월에 성공한 반면 한우 복제는 황교수 연구팀이 처음으로 성공했기 때문으로 추정된다.

데 성공하였다는 연구결과를 국제적으로 저명한 잡지인 '사이언스'에 발표하였다.[284] 하지만 이 연구는 난자를 통한 줄기세포 획득하는데 성공률이 낮았을 뿐만 아니라 인간의 배아를 복제해 파괴하였으며, 이 기술을 통해 인간복제로 이어질 개연성이 크다는 점에서 생명윤리논란을 불러일으켰고 결국 H교수팀은 생명윤리문제가 해결될 때까지 연구를 중단하겠다고 선언하였다.

하지만 H교수는 2004년 10월 영국, 중국, 일본 등 다른 나라에서 관련연구가 활발히 되고 있는 상황에서 연구에서 선두를 빼앗길 수 있고, 수천만 명이나 되는 국내외 난치병 환자들을 위해 연구재개를 한다고 발표하였다. 이후 2005년 5월 총 11명의 환자의 체세포를 가지고 복제배아 줄기세포를 확립하는데 성공하였다고 '사이언스'지에 발표하였다.[285] 이 연구는 복제배아를 통하여 줄기세포를 확립하는 일종의 치료용 복제배아 줄기세포연구로서 난치병치료의 가능성을 높였기 때문에 주목을 받았다. 즉, 2004년 연구에서는 난자를 제공한 여성의 체세포를 이용한 배아복제를 통해 줄기세포를 확립하는 것이기 때문에 치료의 활용도가 매우 제한되었던 반면, 2005년 연구에서는 난치병 환자의 체세포를 이용한 배아복제를 통하여 줄기세포를 추출하여 면역거부반응을 획기적으로 줄였고, 성별이나 나이에 관계없이 체세포 배아복제를 통하여 환자 맞춤형 줄기세포를 추출할 수 있었다. 뿐만 아니라 2004년의 연

---

284) 나중에 밝혀진 바에 따르면 미즈메디 병원은 2002년 11월부터 2003년 3월까지 21명의 여성으여부터 423개의 난자를 채취해 제공하였다고 한다.
285) 이후 조사한 바에 따르면 체세포 복제배아 줄기세포 연구는 2004년 9월부터 이미 다시 시작되었다고 한다.

구에서는 242개의 난자를 이용하여 1개의 줄기세포를 얻었지만 2005년 연구에서는 185개의 난자를 이용하여 11개의 줄기세포주를 얻어 효율성이 증가되어 실용화의 가능성을 높여 매우 큰 주목을 받았다.[286] 하지만 같은 해 11월 22일 MBC 'PD수첩'이라는 프로그램에서 연구와 관련하여 난자매매 의혹을 제기하였고 동시에 논문에 실린 줄기세포사진이 조작되었을 가능성을 제기하여 엄청난 사회적 반향을 일으켰다. 하지만 YTN은 PD수첩의 취재의 강압성과 비윤리성을 정면으로 지적하였고 결국 MBC는 이에 대한 사과방송을 내고 PD수첩을 폐지하는 것을 고려하게 된다. 하지만 BRIC이라는 한국의 생물학연구 인터넷 커뮤니티에서 황교수 논문에 실린 사진들이 조작된 것이라는 주장이 제기되었고, 갑자기 미즈메디병원 병원장이 줄기세포는 없고 매매한 난자를 제공하였다는 사실을 인정하는 충격적 기자회견을 하였다. 이후 상황이 반전되어 서울대는 조사위원회를 꾸려 조작의혹에 대한 집중조사를 벌였고 조사결과 확립된 복제배아 줄기세포는 하나도 없다고 판정을 내렸다. 그리고 H교수팀이 확보하였다는 1번 줄기세포는 핵이 제거되지 않은 난자의 자체적인 단성생식(처녀생식)으로 만들어졌을 가능성이 크다고 발표하였다.[287] 결과발표 후 H교수는 기자회견을 통해 'PD수첩' 보도가 대

---

286) 서이종, 배아복제의 '공중의 이해'와 인터넷 공론: 2005년 5월 20일 황우석 교수의 줄기세포 연구성과 발표에 따른 생명윤리논쟁을 중심으로, 과학기술학연구, 제5권, 2005, p125-148
287) 이 근거로 줄기세포 DNA지문이 체세포 공여자의 DNA지문과 다르고, 그 불일치 부분은 체세포와 달리 동형접합을 모두 나타냈기 때문이었다고 한다. 참고로 단성생식은 수정되지 않은 난자가 외부 전기자극 등을 통하여 마치 수정된 것처럼 발생과정이 진행되는 것으로 상어를 비롯한 몇몇 종은 단성생식으로 완전한 개체로 자랄 수 있지만 사람의 경우 그런 형식의 발생이 불가능하다는 것이 현재까지 연구결과라고 한다.

부분 사실임을 인정하고 사과한 후 모든 공직에서 사퇴하였다. 결국 두 논문은 조작되었다는 사실이 알려지고 인간체세포 복제배아 줄기세포가 없는 것이 밝혀짐에 따라 위의 두 논문은 2006년 1월 사이언스지로부터 논문취소 결정을 받았다. 또한 H교수는 허위 논문 기재 사유로 서울대 수의학과 교수직에서 파면되었다. 이후 PD수첩의 윤리적 문제를 제기한 YTN은 사과방송을 하였다.[288]

검찰은 2006년 H교수를 논문이 상당부분 조작되었는데도 진실인 것처럼 속여 농협중앙회와 SK에서 10억 원씩 지원금을 받고, 신산업전략연구원과 정부연구비 중 7억8천여만 원을 챙겼으며 난자제공을 대가로 불임시술비를 깎아준 혐의(생명윤리 및 안전에 관한 법률위반)로 기소하였다. 1심은 신산업전략연구원과 정부연구비를 빼돌리고 불임시술비를 깎아준 것을 유죄로 인정하여 징역 2년 집행유예 3년을 선고하였다. 항소심에서는 1심에서 횡령으로 인정한 연구비가운데 1억5백만 원가량을 무죄로 판단하여 징역1년6월 집행유예2년으로 감형하였다. 2014년 2월 대법원은 줄기세포 논문조작 사실을 숨기고 지원금을 받아내고 연구비를 횡령한 혐의를 인정하여[289] 징역 1년6월과 집행유예 2년을 선고한 원심을 확정하였다. 동시에 H교수에 파면처분이 정당한지에 대하여 대법원은 광범위한 실험데이터 조작 및 허위내용기재를 지시한 사실을 인정하면서 '국립대교수가 수행하는 직무와 줄기세포의 연구의 특성

---

288) YTN, "황우 석 관련보도 부적절했다" 사과, 한겨레, 2005,12,29.
289) '줄기세포 논문조작' 황우석 8년만에 유죄확정, 연합뉴스, 2014,2,27

등을 가만하면 허위논문작성에 대한 엄격한 징계가 필요한데, 2004년과 2005년 논문의 과학적 진실성에 대한 신뢰가 크게 훼손된 책임은 논문과 연구과제의 총책임자인 H교수에게 있으며, 엄한 징계를 하지 않을 경우 과학연구자 전체와 서울대에 대한 국민의 신뢰를 회복하기 어려우므로 파면처분이 부당하다고 볼 수 없다'고 판결하였다.[290] 논문조작에 참여한 연구원들에 대한 징계도 이어졌다. 전 미즈메디병원 연구원 K씨의 경우 연구성과를 조작한 혐의(업무방해)로 1심에서 징역 2년 집행유예 3년을 선고받았고 이후 항소를 포기하여 형이 확정되었다. 또한 H교수 연구팀 일원으로 일하던 서울대 L교수는 정부지원금을 빼돌린 혐의로 벌금 3천만 원과 정직 3개월 처분을 받았고, H교수의 오른팔로 불렸던 서울대 J교수는 연구비횡령으로 벌금 1천만 원과 정직 3개월 처분을 받았고, 이후 2008년 재임용에서 탈락하였다. 난자제공과정에서 생명윤리 및 안전에 관한 법률을 위반한 혐의로 기소된 J 한나산부인과 원장도 징역 4개월 선고유예를 받았다. 한양대 Y교수는 당시 미즈메디병원 연구소 소장 자격으로 DNA검사 부문을 맡았는데 미즈메디 연구비를 빼돌린 혐의로 벌금 700만 원을 선고받았고 항소하였으나 고등법원에서 기각하였다. 이에 한양대에서는 3개월 정직처분을 내렸고 2011년 한양대에서 퇴직하였다.

---

290) '줄기세포 논문 조작' 황우석 박사 집행유예 확정. 경향신문. 2014.2.27

조사에서 밝혀진 H교수 연구팀의 윤리적 문제점

1) 난자채취 대상의 문제점

H교수팀은 철저하게 여성을 도구화하여 여성의 육체를 과학기술을 위한 도구로 사용하였다. 즉, 난자를 여성이 배출하는 부산물로 여기며 여성의 인권과 인간으로서의 존엄성을 무시하였다. 대표적인 것이 이 연구에 사용된 난자수급과 관련한 문제점들이다. 서울대 조사위원회에 따르면 2004년 연구에 제공된 난자는 대부분 순수한 기증자가 아닌 것으로 밝혀졌다. 또한 난자를 기증한 사람들 중에 H교수팀 연구원들도 있었다. 하지만 H교수는 처음에는 난자수급에 있어서 연구원 난자를 사용한 바 없다고 주장하다가 나중에는 연구원들의 난자를 사용한 적이 있지만 연구원의 난자기증은 자발적이었다고 말을 바꾸었다. 여성연구원의 난자를 획득할 때 난자채취시술의 위험성에 대하여 기술되지 않은 동의서를 일괄적으로 배포하고 여성연구원들이 서명하도록 했으며, 이 동의서의 서명은 H교수를 비롯한 팀의 몇몇 교수들의 입회하에 이루어졌다고 난자기증을 한 여성연구원이 고백함에 따라 난자제공이 자발적인 기증이 아니었음을 밝혀졌다. 또한 조사위 결과에 따르면 여성연구원 중 2명이 난자를 제공하였고 이 중 한 연구원은 H교수 차로 함께 강남미즈메디병원으로 가서 직접 이사장에게 시술을 받았고, 다시 H교수와 실험실로 돌아와 실험에 임했다고 진술하였다고 한다.[291] H교수팀은 미즈메디병원, 한나산부인과, 한양대병원 등 총 4개 병원을 통해 난

---

291) 조주현, 난자:생명기술의 시선과 여성 몸 체험의 정치성, 한국여성학 제22권, 2006, p5-40

자를 제공받았는데 이 중 71명에게 각 150만 원 정도씩을 난자제공에 대한 댓가로 제공하였다고 한다. 또한 난자매매 의혹과 관련하여 H교수에게 제공된 난자 중 상당수가 매매된 것으로 매매된 난자는 DNA뱅크라는 전문 브로커 업체로부터 미즈메디병원에 제공되었고, 난자를 거래한 많은 사람들이 경제적으로 어려운 처지에 있는 여성들이었다고 한다.[292)]

2) 형식적인 동의서

조사위 조사결과 H교수팀은 이런 난자채취 과정이 여성건강에 심각한 손상을 가져올 수 있다는 것임에도 불구하고 부작용의 위험성이나 신체적, 정신적인 피해에 관한 사항을 자세히 알려주지 않고 형식적인 동의서를 받고 난자채취시술을 시행하였다는 것이 밝혀졌다. 여성은 난소에 약 200만 개의 난모세포를 가지고 있지만 사춘기까지 남아 있는 것은 4만여 개 정도이며, 이 중에서 400개 가량이 실제 배란된다. 여성의 난소에서 자연적으로 배출되는 난자는 매달 한 개뿐이다. 체외수정을 위한 시험관아기시술이나 배아복제연구에는 많은 수의 난자가 필요하므로 여성에게 과배란 유도제를 사용하여 한 여성에서 10개 이상의 난자를 한 번에 채취하게 된다. 과배란 유도제를 통하여 난자를 채취하는 방법과 줄기세포연구를 위해 난자를 채취하는 방법은 같다.[293)] 일반적으로 난자채취시술은 먼저 초음파로 난소의 상태 및 혈액검사 및 호르몬

---

292) 최나리, 남명진, 올바른 의과학적 윤리 패러다임 확보의 중요성, 생명윤리 제7권, 2006, p59-70
293) 명진숙, 생명공학기술에 대한 여성의 입장, 환경과 생명 제4권, 2005, p55-65

수준을 확인하고 7-10일간 배란촉진 주사(과배란주사)를 맞는다. 이후 난자가 충분히 성숙해지면 바늘을 통해 난자를 뽑아내는(채취하는) 시술을 받게 되는 것이다. 여기서 문제가 되는 것은 배란촉진 주사이다. 한 달에 한 개 배출되는 난자를 여러 개 배출시키기 위해서는 과배란제 사용이 필수적인데, 이 약은 여러 부작용[294]을 일으킬 수 있다는 것이다. 하지만 H교수팀에 가장 많은 난자를 제공한 미즈메디병원이나 한나산부인과 의원의 경우 병원 임상시험심사위원회의 심의를 거치지 않은 자체 동의서를 사용하였는데 이 동의서에서는 난자채취과정 중 시술의 위험성이나 부작용에 대하여 간략하게 기술하거나 불충분하게 제공하였으며, 주된 내용이 기증된 난자에 대한 권리포기였다고 한다. 또한 추가조사의 과정에서 난자채취 과정 중에 부작용이 발생해 입원한 여성에게도 난자를 채취하였으며, 난자뿐 아니라 난소까지 적출해 연구용으로 사용한 경우도 있었지만 난자공여자에서는 자신의 몸에서 난소가 적출된 사실도 모르거나 난소적출은 알았지만 연구용으로 제공된 사실을 모르는 경우도 있었다고 한다.[295]

3) 연구의 날조

연구자는 진실을 은폐하고 사실을 왜곡해서는 안된다. 즉 생명과학

---

294) 가장 대표적인 부작용으로 난소과잉자극증후군(OHSS: ovarian hyperstimulation syndrome)이 잘 알려져 있다. 이는 복수 및 폐에 물이 차고 혈전증과 호흡장애를 일으킬 수 있다. 이외에도 자궁암의 발생비율을 2.5배 증가시킬 수 있다고 보고되었다.

295) 김경례, 황우석 사태를 통해서 본 생명의료기술과 젠더. 현대사회과학연구 제14권, 2010, p169-189

자에게 정직은 가장 기본적이면서 반드시 따라야 하는 규범이다. 하지만 H교수팀은 2004년 논문에서 16명의 여성으로부터 242개의 난자를 사용하여 한 개의 줄기세포를 얻었으며 2005년 논문에는 185개의 난자를 사용하였다고 발표하였다. 하지만 2006년 2월 국가생명윤리심의위원회의 보고에 따르면 실제로 H교수팀이 연구에 사용한 난자는 121명의 여성으로부터 138회에 걸쳐 총 2,221개의 난자를 사용한 것으로 보고하였고 검찰의 조사결과에서는 총 2,236개의 난자를 제공받은 것으로 확인되었다.[296, 297]

특히 서울대 조사위원회의 발표한 결과에 따르면 H교수팀의 2004년 및 2005년 논문에 발표한 복제배아 줄기세포를 실제 만들었다는 어떠한 증거도 없다고 하였다. 2005년 논문의 경우 2개의 줄기세포로 11개 줄기세포의 데이터를 만들어 냈으며 그 2개의 줄기세포도 복제된 것이 아니라 미즈메디연구소의 수정란 줄기세포였다. 서울지검에 설치된 특별수사팀의 수사결과 연구원이 미즈메디연구소의 수정란 줄기세포들을 섞어심기를 하는 방법으로 복제배아줄기세포가 확립된 것처럼 가장했으며, 이를 실제로 H교수가 공모했다고 보기는 어렵지만 나중에 알았던 것으로 보인다고 발표하였다. 이 결과를 종합한다면 복제배아줄기세포는 만들어지지 않았으며 이에 대한 원천기술도 존재하지 않는다는 것이다.

---

296) 황우석 교수, 2004 2005년 사이언스 논문조작, 대학신문, 2006.1.19
297) 홍석영, 지식인 개념으로 본 연구윤리-황우석 사태를 중심으로, 윤리교육연구 제20집, 2009, p237-256

이런 논문조작 사건이 가능한 이유는 한국이라는 특수한 상황과 관련이 있다. 즉 한국 과학기술행정체제의 불투명성과 객관성 결여가 H교수에게 절대적인 권력을 안겨주었고, 이런 투명한 감시체계의 부재에서 엄청난 과학적 부정행위가 가능하였다는 것이다. 즉, 한국과 같이 발전하는 과학국가들은 정치적으로 책임있고 투명한 구조의 과학시스템, 투명한 정책결정과정, 과학적 비판의 기회와 공간이 주어지는 시스템 부재와 함께 투명한 감시체계가 없는 상황으로 인하여 H교수에게 절대적인 권력을 안겨주었고 엄청난 과학적 부정행위가 가능하게 되었다.[298]

4) 과학과 결탁한 국가주의 또는 애국주의

H교수는 위의 두 연구발표로 국민적인 영웅이 되었고 앞서 연구에 대하여 의혹을 제기할 때마다 과학적으로 증명하기보다는 음해세력이니 시샘을 하는 집단이라는 등의 비판을 하였다. 정부와 언론은 학문적인 성과에 대한 아무런 검증도 없이 영웅화하여 2004년 6월 대통령으로부터 과학기술인으로서의 최고 훈장인 창조장을 받았고, 이후 국가요인급 경호를 받았으며, 2005년 2월에 정보통신부는 특별우표를 발행하였고 2005년 6월에는 제1호 최고 과학자에 선정되기까지도 하였다. 그의 논문조작 사실이 알려지고 1심에서 유죄구형을 받은 상황에서도 그의 지지자들은 법원에 선처를 호소하는 탄원서를 제출하고, 경기도는 2009년 8월 그와 공동연구 협약을 맺었다.[299] 언론의 보도는 연구결과

---

298) 이영희. 황우석 사태는 얼마나 한국적인가?: 황우석 사태의 보편성과 특수성 읽기. 과학기술학연구 제7권, 2007, p23-46

에 대한 엄격한 검증보다는 연구자 개인에 초점을 맞추고 애국심을 더한 흥미 위주로 보도되었다.

더욱 놀라운 것은 H교수에 대한 열광적 지지는 하나의 사회적 현상이 되어 인터넷에 여러 종류의 지지 사이트를 개설하고 각종 정보들을 유통시키고 비판자들에 대하여 적대적이고 폭력적이기까지 하였다는 것이다. 특히 이들은 H교수의 논문조작이 거의 들어나는 상황에서도 H교수에 대한 믿음을 버리지 않았고 PD수첩을 방영한 MBC 사옥이나 검찰청사 등에서 시위를 벌이고 H교수에게 불리한 행위를 한 사람들을 감금하거나 폭력을 행사하는 경우도 있었다. [300]

이런 신화가 발생한 배경으로 역시 한국의 특수성에서 찾을 수 있다. 우리나라는 개발독재를 통해 사회발전을 이루었는데 특히 국가주의, 성장주의, 경제주의, 과학주의 등으로 요약할 수 있다. 맹목적으로 경제성장을 추구하였던 체계의 특성상 과학기술은 경제성장의 수단이고 과학기술자는 조국의 선진화에 기여하는 핵심으로 남보다 빨리 목적을 성취하기 위하여 수단의 정당성을 부정하고 결과만을 중요하게 여기는 경향이 있는데 H교수는 국익과 애국주의를 대변하는 존재였기 때문이다. 또한 비주류인 H교수가 당하는 억울함에 대한 연민 또는 연대의식이 자리잡고 있었다는 보고도 있다. [301]

---

299) 홍석영, 지식인 개념으로 본 연구 윤리, 윤리교육연구, 2009, 제20집, p237-256
300) 이영희, 황우석 사태는 얼마나 한국적인가?: 황우석 사태의 보편성과 특수성 읽기. 과학기술학연구 제7권, 2007, p23-46
301) 이영희, 황우석 사태는 얼마나 한국적인가?: 황우석 사태의 보편성과 특수성 읽기. 과학기술학연구 제7권, 2007, p23-46

외국의 대표적인 논문 조작사건

1) 하루코 사건

최근에 H교수사건과 비슷한 사건이 일본에서 일어났다. 일본의 오보카다 하루코는 외부자극으로 체세포를 초기화하여 모든 세포로 분화할 수 있는 다능성을 지닌 자극 야기성 다기능성 획득세포(stimulus-triggerd acquisition of pluripotency, STAP)를 만드는 방법을 세계 최초로 개발하였다고 세계적인 잡지인 '네이처'에 발표하였다. 연구진이 쥐 실험을 통해 입증한 STAP 세포는 유전자조작 없이 약산성용액에 잠깐 담그는 간단한 외부자극만으로 줄기세포로 유도된다는 점에서 기존의 유도만능줄기세포(induced pluripotent stem cell, iPS [302])에 비하여 간단하고 효율적이었고, 유전자를 손상시키지 않기에 암발생 우려도 적어 많은 관심을 받았다. 하지만 다른 연구자들에 의하여 STAP 세포가 재현되지 않자 의혹이 제기되었고, 결국 하루코가 근무하던 이화학연구소는 조사위를 설치해 논문조작여부를 조사한 결과 서로 다른 줄기세포주에서 확립된 배아줄기세포가 사용되었고, 이들 배아줄기세포가 배양 중이던 세포에 의도적으로 섞인 정황이 발견되었으며, 논문에서는 배아줄기세포와 STAP

---

302) 이는 만능분화능력을 가지고 있지 않던 분화된 세포들이 인위적인 역분화과정을 통해 만능분화능력을 가지도록 유도된 세포들을 말한다. iPS는 어떤 장기의 세포도 역분화될 수 있다는 가능성을 보여주었다. 하지만 분화가 끝난 성숙한 세포를 분화 이전 단계로 되돌리려면 유전물질을 넣어야 하는데 이 과정에서 종양이나 돌연변이가 발생할 가능성이 역분화줄기세포의 경우 1863배 높다고 알려져 있다. 2012년 노벨 생리의학상 수상자로 일본의 야마나카 신야 교수와 영국의 존 거든 경이 선정되었다. 그가 개발한 기술이 그만큼 줄기세포 생물학 역사에 미치는 영향이 크며 응용 가능성이 높다는 것이 입증되었기 때문이다. 2007년에는 인간세포를 이용하여 역분화 만능줄기세포를 만들 수 있다는 연구결과가 발표되었다.

세포가 이름이 바뀐 채 기재되었다고 확인하였다. 또한 배아줄기세포와 STAP 세포의 증식률을 측정한 그래프는 조작으로 판명되어 결국은 논문은 철회되었다. 이후 논문의 공동저자이며 논문지도를 맡았던 사사이 요시키 연구소 부소장이 자살하였고, 논문을 썼던 오보카타 하루코는 박사학위마저 취소당했다.[303]

2) 얀 헨드릭 쉔 사건

얀 헨드릭 쉔은 1998년부터 2001년 사이에 유기반도체 분야에서 17편의 논문을 사이언스와 네이처와 같은 유명 잡지에 개제하여 유망한 과학자로 인정받았다. 하지만 획기적인 성과로 꼽혔던 분자 1개로 트랜지스터를 만들 수 있는지에 대한 현실적 의문과 실험상의 의혹이 제기되었고, 쉔의 논문에서 전혀 다른 조건에서 실시한 실험의 결과치가 동일한 노이즈를 가지고 있다는 사실이 발견되어 조작의혹이 제기되었다. 2002년 연구에 대한 조사결과 최소한 16개 이상의 논문에서 부정행위가 있다고 결론이 났고, 쉔은 자신이 근무하던 연구소에서 해고당하고 그의 박사학위도 박탈당했다.[304]

3) 세레콕시브

제조사인 파마시아에서 자금을 대고 실시된 임상연구에서 세레콕시

---

303) 자살로 막을 내린 논문 조작, 최성우의 데자뷔 사이언스(4), 사이언스타임즈, 2016.1.29
304) 이영희, 황우석 사태는 얼마나 한국적인가?: 황우석 사태의 보편성과 특수성 읽기. 과학기술학연구 제7권, 2007, p23-46

브(celecoxib, Cerebrex™)는 기존에 쓰이던 소염진통제(NSAIDs)에 비하여 증상을 유발하는 궤양 및 궤양과 관련된 합병증과 같은 부작용이 적다고 2002년 미국의사협회지(JAMA)에 우호적인 논평과 함께 발표되었다.[305] 하지만 이 논문에서 제시한 결과는 12개월 동안 진행된 연구에서 단지 6개월간의 자료만 분석하여 얻은 결과만을 가지고 논문을 발표하였다는 사실이 나중에 알려졌다. 후에 미국식품안전처(FDA)에서 12개월 동안의 연구결과를 분석한 결과 세레콕시브가 NSAIDs에 의한 궤양합병증을 줄이는 장점이 입증되지 않았다고 결과를 발표하였는데 이는 이전 6개월 결과와 정반대의 결과가 나왔다.[306, 307]

우리나라의 연구윤리

2014년 국내 연구윤리 활동 실태 및 인식도 조사 결과 최근 2년간 21.1%가 연구부정행위를 경험하였고 횟수는 1회가 39.9%, 2-3회가 48.3%이었다. 경험한 유형으로 43%가 중복개제이었고, 표절 34.1%,

---

305) Gottlieb S. Researchers deny any attempt to mislead the public over JAMA article on arthritis drug. BMJ 2001 ; 323 : 301. Silverstein FE, Faich G, Goldstein GL. Letter: Reporting of 6-month vs 12-month data in a clinical trial of celecoxib. JAMA 2001 ; 286 : 2399. Hrachovec JB, Mora M. Letter: Reporting of 6-month vs 12-month data in a clinical trial of celecoxib. JAMA 2001 ; 286 : 2398. Wright JM, Perry JL. Letter: Reporting of 6-month vs 12-month data in a clinical trial of celecoxib. JAMA 2001;286:2398-2399.
306) 김승후, 홍정화, 김옥주. 의사-제약회사 상호관계가 연구에 미치는 영향. 한국의료윤리학회지 제14권, 2011.p343-360
307) 약의 부작용은 오랜 기간 임상시험을 해보아야만 확실하게 알수 있다. 그런데 첫 6개월 부분만 취한 것은 의도가 뻔한 조잡한 눈속임이다.

부당한 저자 표시 32.2%순이었다. 이는 2012년 조사와 비교해보면 자료의 중복 사용이나 중복 개제에 대한 비율은 증가한 반면 표절은 줄어 들었다. 또한 최근 2년 사이에 연구부정행위를 목격한 경험을 가진 경우는 35.0%이었다.[308] OO대학교에서 발생한 연구부정에 대한 조사를 보면, 교수 95명이 1993년부터 각종 학회지에 게재한 논문 251편 가운데 120편이 제자들의 학위논문을 공저하거나 인용없이 재활용하였고, 어떤 교수의 경우 장기간 학생들을 상대로 생체조직검사 등을 시행하였으며, 심지어 신경손상 등 부작용을 호소하는 학생도 발생하였다고 한다.[309]

특히 우리나라의 대표적인 부정행위로 학위논문심사에서 학생과 교수간에 금품이 오가는 일은 오래된 관행이었고 직업을 가진 박사과정 이수자들이 타인에게 논문을 대필시키거나 표절하는 경우에도 교수들은 눈감아 주는 경우가 많았다. 또한 논문발표 시 연구에 참여하지 않은 사람들도 여러 이유로 공동저자로 끼워 넣는 것 등을 들 수 있다.[310] 생물학연구정보센터의 설문조사에 따르면 생명과학 연구원 중 40%가 연구와 무관한 인사가 저자로 오른 적이 있다고 하였다.[311]

---

308) 업적 스트레스 때문에 연구부정행위, 교수신문, 2014.9.16
309) 류영준, 개인의 일탈이라고 하기엔 너무 심각한 한국학계의 연구부정의식, 허핑턴포스트 블로그, 2015.1.14
310) 배수한, 한국, 미국, 유럽의 학술윤리 고찰, 한국시민윤리학회보 제23집, 2010, p209~230
311) 김문조, 김종길, 과학선진국의 연구윤리가이드라인과 한국사회에의 시사점, 담론201 제13권, 2010, p5~43

과학연구에서 부정행위가 잘 발생하는 이유

1) 연구성과에 대한 압력 및 경쟁증가

대부분의 연구분야에서 경쟁이 심화되고 있고 기관들이나 국가 역시 순위 경쟁에 매달리고 있음에 따라 이런 기관들에 속해 있는 학자들도 연구성과에 대한 압력 및 연구자 간의 경쟁이 심해지고 있다. 2014년 국내 연구윤리 활동 실태 및 인식도 조사 결과 학자들이 연구 부정행위를 저지르는 이유에 대하여 업적에 대한 스트레스 때문이라고 50.7%가 대답하였다. 한국은 1997년 경제위기 이후 학문의 세계적 경쟁력을 강조함에 따라 학문적 성과를 양적으로 판단하기 위한 일련의 조치들이 강화되었다. 업적을 평가하는 대표적인 기준이 과학인용지수(scientific citation index, SCI)이다. 이 지수는 논문인용빈도를 기준으로 출판물의 영향력을 측정하는 것으로 이공계 연구성과를 평가하는 기준이 되어왔으며 국가의 연구비지원 제안서를 평가할 때나 대학이나 연구소에서 사람을 뽑을 때 신청자의 출판업적 즉 SCI 논문의 숫자가 매우 중요한 역할을 담당하고 있다. 이런 SCI급 논문은 논문의 양적 및 질적 평가에 정량화된 자료를 제공함에 따라 연구자들은 모든 수단을 동원하여 SCI급 학술지에 논문을 등재하려는 경쟁적 연구풍토가 팽배하다. 이는 학문풍토를 조성하고 연구력의 전반적인 향상 및 연구여건 개선 등의 긍정적인 성과가 있었지만 역으로 비윤리적 연구관행이나 연구부정행위가 속출하는 원인이기도 하다.

2) 논문개제여부 결정에 대한 동료검토(peer review)의 객관성과
   공정성 문제

일반적인 논문잡지에서의 동료검토는 접수된 논문을 2-3명의 전문가에게 심사를 받게 되며 편집자가 심사위원의 검토결과를 모아 게재 여부를 결정하는데 심사위원들은 조작과 변조를 알아내기 위하여 모든 노력을 기울어야 하지만 현실적으로 평가자들은 원자료를 이용할 수 없고, 만약 이용할 수 있더라도 이를 평가할 시간적, 재정적 여유가 거의 없다. 이에 따라 심사위원들은 사용된 데이터를 신뢰한 상태에서 논문의 독창성이나 형식적 논리의 오류, 검증과정의 기술적 결함 등만을 검토하는 경우가 대부분이다.[312] 또한 소수 집단에 의해 동료 검토 과정이 독점되는 경우 소위 동업자 정신 등의 요소들에 의해 객관성이 확보될 수 없다. 또한 논문심사의 경우 데이터의 진실성을 전제로 진행되므로 의도적으로 조작된 실험결과를 적발하기 매우 어렵다.

3) 낮은 처벌강도

외국에서는 저자조작사건이나 다른 연구부정사건이 발생하면 교수, 연구소, 학교와 같은 관련된 기관이 모두 책임을 져야 하므로 평소 연구윤리교육을 꾸준히 하고 있다. 하지만 우리나라의 경우 처벌이 약해서 적발건수는 표절이 7% 수준이었고 저자 조작을 하다가 걸려도 처벌이 약하다. 부당한 저자표시로 적발되더라도 중징계를 받은 연구자는 없고

---

312) 삼성경제연구소, 과학분야의 연구윤리, 2006.3

주의, 경고, 견책, 정직 등 경징계가 대부분으로 예를 들어 고등학생 아들을 논문 3편에 제1저자로 올린 사실로 인하여 사회적인 문제를 일으킨 국립암센터 모 교수 역시 감봉 3개월을 받았을 뿐이다.[313)]

사건 이후 상황

H교수 사건은 한 집단의 연구에서 발생하는 부정사례가 그 당사자나 집단을 뛰어넘어 공동체 및 국가 문제로까지 확대될 수 있음을 알게 해 준 사건이었다. 이 사건 이후 연구윤리에 대한 관심은 연구자 집단을 넘어 일반인의 영역까지 확산되었다. 또한 연구에 종사하던 사람들이 공직에 임용되는 경우 이제까지 진행하였던 연구들의 윤리적인 문제가 없었는지 확인하는 과정을 통과해야 하는 것이 관례처럼 여겨지게 되었다. 이사건 이후 교육인적자원부는 '연구윤리확립 추진위원회'를 조직하여 권고문을 발표하였고, 과학기술부는 연구윤리확보를 위한 지침을 제정하였다. 교육인적자원부는 '학문의 진보는 연구과정에서의 도덕성과 자기규제가 전제될 때 온전할 수 있음과 연구 부정행위는 공동체의 성장동력을 파괴하고 나아가 국가위신과 장래까지도 훼손할 수 있는 문제'라고 하면서 각 학계에 대하여 국제수준의 연구윤리지침을 마련하라고 권고하였다. 이런 정부의 지침에 따라 각 대학이나 학회 등은 각각의 연구윤리기준을 마련하고 이를 시행하기 시작하였다.

또한 기관생명윤리심의위원회의 역할이 강화되어 보건복지가족부장

---

313) 논문에서... 내 이름이 사라졌다. 동아사이언스, 2015.9.24

관이 기관생명윤리심의위원회에 대한 조사평가, 소속 위원에 대한 교육 및 지원 업무를 수행하도록 하였다. 또한 체세포 핵이식과 관련하여 핵이 제거된 동물의 난자에 사람의 체세포 핵을 이식하거나 핵이 제거된 사람의 난자에 동물의 체세포 핵을 이식하는 행위를 금지하였으며, 난자를 채취하는 배아생성의료기관은 난자제공자에 대하여 난자채취의 빈도를 제한하여 난자제공자의 안전을 확보하도록 규정하였다. 그리고 줄기세포주의 관리이용에 관한 규정을 신설하여, 줄기세포주를 수립하거나 수입한 자는 보건복지가족부장관에게 등록하도록 하였고, 질병의 진단과 예방 또는 치료를 위한 연구 등의 목적으로 한정하여 그 줄기세포주를 이용할 수 있도록 허용하였다. 마지막으로 수집한 모든 유전 정보 등을 유전자은행에서 익명화하여 보관, 관리하도록 하고, 유전자은행은 개인정보보호를 위하여 정보관리 및 보안을 담당하는 책임자를 두도록 하며, 국가 또는 지방자치단체는 예산의 범위에서 유전자은행의 운영에 필요한 비용을 지원할 수 있도록 하였다.[314]

결론

어떤 학문분야에서든 내부적으로 지켜야 할 윤리와 하지 말아야 할 연구부정행위가 존재한다. 하지만 어떤 것이 바람직한 연구윤리인가는 개별사회의 문화에 따라 상이하며 개별기관이나 국가에 따라서도 상당

---

314) 박형욱, 의학연구와 생명윤리 및 안전에 관한 법률, 대한의사협회지, 제56권, 2013, p665-675

한 차이가 존재한다. 현재의 한국사회에서는 사회 구성원 다수가 암묵적으로 수용하는 관용적인 일탈이 일상화되어 있으며 법대로 살면 손해를 본다는 의식이 만연하고 있다. 한국의 연구기관들은 사실상 연구윤리에 대한 형식적인 기구만을 두고 있을 뿐, 필요할 때 제대로 기능하고 있지 못하고 있다. 또한 연구윤리에 대한 실효성을 담보하기 위한 구체적인 조치들이 미흡할 뿐만 아니라 연구윤리 그 자체 확보보다는 사후적으로 징계하는 절차에 초점이 맞추어져 있다. 바람직한 연구윤리의 정착과 실천을 위해서는 이와 같은 부정적인 문화적 관행에 대한 통찰과 반성 및 연구윤리에 대한 엄격한 가이드라인보다는 이를 어떻게 실천하고 이를 어긴 연구자에 대하여 실질적으로 어떻게 제재를 하는가가 더 중요할 것으로 생각된다. 이와 함께 바람직한 연구윤리에 대한 효과적인 교육자료를 개발하여 연구자들이 배운 연구윤리를 실천할 수 있는 환경을 만드는 것이 중요하다고 생각된다.[315]

마지막으로 학문에 대한 공적신뢰를 얻기 위해서는 연구자가 연구 시작에서 완료까지 모든 과정에서 자신과 타인에 대하여 정직하여야 한다는 사실을 절대로 잊지 말아야 할 것이다.

---

315) 김문조, 김종길, 과학선진국의 연구윤리가이드라인과 한국사회에의 시사점, 담론201 제13권, 2010, p5-43

배아연구과 생명의 시작

생명공학의 발전, 특히 배아연구와 관련되어 언제부터 인간의 생명이 시작되는가, 복제된 배아를 인간으로 볼 수 있는가에 대한 생명과 관련된 철학과 윤리학의 영역에서 근원적인 물음이 제기되고 있다. 1978년 영국에서 처음으로 시험관아기가 태어났으며 우리나라에서는 1985년 서울대병원에서 처음으로 시험관아기 시술에 성공하였고 2012년 기준 연간 65,000여 건의 불임시술이 행해지고 있으며 전체 신생아 중 약 8-10%가 불임시술로 태어나고 있는 것으로 파악되고 있다. [316] 시험관 시술 시 발생되는 인공수정된 배아는 인간배아연구라는 새로운 과학연구의 지평을 열었지만 동시에 많은 윤리적인 문제를 일으키고 있다. 생명옹호론자는 배아는 살아있는 인간이므로 살아있는 인간과 동일하게 보호받아야 한다고 주장한다. 따라서 배아를 파괴하는 연구는 반생명적이며, 인간복제의 가능성이 현저하게 높고, 난자의 거래 등 여성의 인권이 심각하게 위협받을 수 있다는 이유로 배아연구를 반대한다. 이에 비하여 연구에 찬성하는 입장에서는 배아를 생명으로 인식한다면 너무 생명관이 확장된 것이며, 배아의 존엄성을 이야기하기 전에 일상화된 낙태 등의 사회적 여건을 먼저 고려해야 하며 마지막으로 기독교의 생명윤리가 우리 사회를 대표할 수 없다고 하며 배아연구에 찬성하였다. [317]

---

316) 한국, 불임시술 한해 6만5천건. 엄마되는 임신난임닷컴. 2014.4.7

현재 우리나라에서는 생명의 시기를 정자와 난자가 합쳐진 때로부터 생명체로 보아야 한다는 수정시설, 배아가 원시선(primitive streak)이 형성되어 하나의 정체성을 갖는 시점인 수정 후 14일부터 생명체로 보아야 한다는 수정 후 14일설, 자궁에 착상되기 전의 인간배아는 단순한 세포덩어리에 불과하여 공여자의 소유물로 취급될 뿐이라는 재산권대상설의 견해가 대립하고 있다. 최근 헌법재판소는 초기배아는 수정이 된 배아라는 점에서 형성 중인 생명의 첫걸음을 떼었다고 볼 여지가 있기는 하지만, 아직 모체에 착상되거나 원시선이 나타나지 않은 이상 현재의 자연과학적 인식의 수준에서 독립된 인간과 배아간의 개체적 연속성을 확정하기 어렵고, 배아의 경우 현재의 과학기술 수준에서 모태속에서 수용될 때 비로소 독립적인 인간으로의 성장가능성을 기대할 수 있으며, 수정 후 착상전의 배아가 인간으로 인식된다거나 그와 같이 취급하여야 할 필요성이 있다는 사회적 승인이 존재한다고 보기 어려운 점을 근거로 수정 후 원시선이 생기기 전 초기배아의 경우 인간존엄과 생명권의 기본권 주체성을 부정하는 수정 후 14일설의 입장을 취하고 있다.[318] 그러나 헌법재판소는 태아도 헌법상 생명권의 주체이며[319] 인간

---

317) 만약 배아가 인간이 되지 못한다면 배아가 잠재력을 가지고 있다는 말의 의미는 특정한 한 인간이 이 세상에 태어나지 않는다는 것이 된다. 하지만 현재 알려진 바에 의하면 자연임신의 경우 배아가 자궁벽에 착상하기 이전에 그 배아가 살아 출생할 확률은 30퍼센트 내외로 알려져 있다. 착상이 된 직후에는 그 확률이 60% 정도이고 약 6주가 지나서야 확률이 80%정도로 알려져 있다. 체외수정의 경우 미세주사바늘 속에 있는 정자한마리가 아이로 태어날 확률은 더 높은 것으로 알려져 있다. 즉 모든 배아가 아기가 되지 않는다는 사실은 변함이 없다.
318) 헌법재판소 2010.5.27. 2005헌마346결정
319) 헌법재판소 2008.7.31 2004헌바81결정

으로 발전할 잠재성을 가지고 있는 초기배아라는 원시생명체에 대하여
도 위와 같은 헌법적 가치가 소홀히 취급되지 않도록 노력하여야 하므
로 수정란이 자궁에 착상한 이후부터 출산하기 이전까지의 태아를 성장
단계에 따라 구분하여 보호의 정도를 달리하는 것은 정당화될 수 없다
[320]고 하여 국가의 보호의무가 있음을 분명히 하고 있다.

---

320) 헌법재판소 2012.8.23. 2010헌바402결정

11 임상시험과 치료의 구분

- 대법원 2010.10.14. 선고 2007다3162

최근 국내 환자들을 대상으로 하는 연간 임상시험 건수가 폭발적으로 증가하고 있다. 2013년 식약처의 임상시험계획서 승인현황 자료를 보면, 평균적으로 매년 18.3% 정도 성장하였는데 2017년도에 총 658건의 임상시험이 이루어졌고 이 중에서 다국적 제약회사 등이 참가하는 다국가 임상시험은 299건이었다. 이에 따라 한국은 2017년 기준 세계 임상시험 시장점유율 6위이며, 서울이 도시기준으로 세계 1위를 기록했다. 임상연구 증가는 국내의료의 효과 및 효율성을 객관적으로 평가할 수 있고, 임상연구 수준도 향상시키며, 동시에 진료의 표준화가 가능하여 의료의 질도 향상시킬 수 있다. 또한 이런 임상시험에 대한 많은 경험 및 노하우는 점점 더 많은 다국적 임상시험과 관련된 기관 및 의뢰자들이 관심을 가지고 한국을 찾아오도록 하고 있다. 최근에는 거의 개발이 거의 다 된 신약에 대한 임상시험뿐만 아니라 신약에 대한 초기 임상시험까지 시행되고 있다. 이런 임상시험이 우리나라에서 진행된다는 것은 최근 개발한 약물이나 기기를 필요로 하는 환자들에게 우선적으로 접할 수 있고 대부분 무상으로 공급받으므로 환자들이나 임상의사들에게 좋은 기회가 될 수도 있다. 하지만 임상시험에 사용되는 약물이나 기기는 아직까지 그 유효성이나 안전성이 검증이 되지 않은 만큼 위험이 따른다. 2012년 이후 2017년 6월까지 최근 5년간 보고된 임상시험 중 사망자는 82명이었고, 생명의 위험으로 입원한 사람은 1,168명이었다.[321] 즉, 임상시험은 대상자의 신체에 치명적인 결과를 초래할 수 있다는 윤리적인 문제를 앉고 이루어지기 때문에 제한된 조건 안에서 피시험자의 안전을 최대한 확보하면서 시험을 실시해야 한다.

실제 임상에서 환자를 치료하는 임상의에게는 임상시험과 일반적인 치료와의 경계가 모호한 경우가 많다. 하지만 이 둘은 완전히 다른 프로세스를 지닌다. 임상시험에서 사용되고 있는 약물이나 기기의 경우 아직까지 그 안전성과 효과성이 검증되지 않았다는 가정하에 출발하기 때문에 임상시험에 참가하는 피험자들에게 시험약물의 안전성이나 효과성이 검증되지 않았다는 사실을 명확히 설명한 후에 연구에 참여하겠다는 동의서를 받아야 하지만, 일반적인 치료의 경우 위와 같은 과정 없이 단지 의사의 주도하에서 환자가 동의하기만 하면 진행된다. 그렇다면 건강보험에서 승인을 받은 기존 약물을 허가범위 이외에 사용하거나 허가된 용량보다 더 많이 사용하거나 적게 사용하는 경우는 임상시험인가 아니면 일상적인 의료행위라고 하여야 하는가? 더불어 임상시

---

321) 임상시험 피해로 5년간 82명 사망.. 예상 부작용 제공 의무화, 연합뉴스, 2019.7.4

험에 참여하는 피험자인 환자들을 임상시험이 가진 내재적 위험으로부터 어떻게 보호할 것인가이다. 여기서는 우리나라에서 임상시험과 관련되어 사회적으로 문제가 되었던 사례를 고찰해보고 현재 국내에서 진행되고 있는 임상시험에 대하여 좀 더 논의해 보도록 한다.

사실관계

A병원 병원장이던 의사 B는 2003년 9월 간경화증 환자들에게 회사 C로부터 공급받은 제대혈 줄기세포를 환자복부에 주사로 주입하여 이식하는 시술을 시행하였다. 이 임상시험을 마친 후 의사 B는 회사 C와 함께 공동 기자회견을 열어 2명의 간경화 환자에게 제대혈 줄기세포를 이식한 결과 간기능이 현저하게 호전되는 결과를 얻었다는 발표를 하였고, C 회사도 이와 유사한 홍보내용을 홈페이지 등에 게시하였다.[322] 환자 K는 진행된 간경화증으로 인하여 여명 기간이 6개월에서 5년 정도인 상태로 간이식 수술을 받는 외에는 효과적인 치료방법이 없는 환자였다. 환자 K는 A병원에 내원하여 A병원 의사인 B에게 줄기세포이식의 치료효과에 관하여 집중적으로 문의하였는데 의사 B는 제대혈 줄기세포 이식술은 간이식 수술보다 수술방법, 비용, 부작용, 치료효과 등에 있어서 장점이 있다고 부각시켰을 뿐 다른 환자들의 치료경과나 사

---

322) 하지만 나중에 조사한 결과 실질적으로는 임상치료에 성공한 것으로 알려진 환자들은 간기능에 관한 일부 검사 수치에서 약간의 변화가 나타났을 뿐 임상적으로 치료효과가 있다고 보기 어려운 상태였고, 심지어 시술 이후 사망사례까지 발생하였다.

망사례 등을 알려주지 않았다. 환자 K는 2003년 12월경부터 2004년 3월에 걸쳐 A병원에 수일간 입원하여 줄기세포 이식술을 받았는데 이후 기존의 병세가 악화되거나 부작용이 발생하지는 않았지만 기존의 질병이 호전되거나 질병의 진행속도가 완화되지도 않았다. 이에 환자 K는 의사 B가 허위·과장광고를 통해 식약처 허가를 받지 않은 임상시험인 제대혈 이식시술을 받도록 하였고, 의사의 설명의무를 성실히 시행하지 않아 환자들의 자기결정권을 침해하고 환자들이 적시에 치료를 받을 수 있는 기회를 상실하게 하는 등의 위법행위를 저질렀으므로 손해를 배상할 책임이 있다는 주장을 하면서 손해배상청구 소송을 제기하였다.

판결

위 사건에서 핵심은 사용된 줄기세포가 약사법에서 규정하고 있는 의약품인지 여부와 함께 만약 의약품이라면 그 사용에 식약처의 임상시험승인이 필요한지 및 마지막으로 임상시험승인을 받지 않는 등 위법사실이 있다면 병원이나 의료진이 손해배상의 책임이 있는지 여부라고 할 수 있다.

이 사건에서 사용된 줄기세포가 약사법상의 의약품인지 여부에 대해서 법원은 "중간엽 줄기세포는 저온보관 중인 제대혈의 백혈구에서 조혈모세포 등과 구분하여 선별한 다음, 성장인자 등을 첨가하여 체외에서 증식·배양된 후 사람의 질병치료를 목적으로 세포단위로 인체에 투여되는 것이므로 의약품에 해당한다."고 판단하였다. 또한 줄기세포를 사용하는데 미리 임상시험계획 승인이 필요한지 여부에 대하여 대법원은 의약품 등으로 임상시험을 하고자 하는 자는 임상시험계획서를 작성하여 식품의약품안전청장의 승인을 얻어야 한다고 규정하고 있는데, 사람을 대상으로 한 중간엽 줄기세포이식술은 당시까지의 지식·경험에 의하여 안정성 및 유효성이 충분히 검증되지 않은 시술로서 임상시험[323]에 해당하고, 따라서 식약처장의 승인을 얻지 않고 중간엽 줄기세포를 이식하는 행위는 불법행위이다고 판시하였다. 마지막으로 병원은 말기 간경화로 인해 간이식 외에 다른 치료방법이 존재하지 않는 환자들에게 의료진의 판단하에 연구에 관련된 설명과 동의절차 없이 줄기세포를 주입하였지만 이에 의한 합병증이 발생하지 않았고 단지 효과가 없었을 뿐인데 그럼에도 불구하고 의료진과 병원은 환자들에게 손해배상책임을 지어야 하는가 여부에 대하여 관계 법령에 따라 감독관청의 승인이 필요하지만 승인없이 임상시험에 해당하는 의료행위를 하였더라도 그 자체가 의료상의 주의의무 위반행위는 아니므로 그것만으로 불법행위책임을 지지는 않지만, 의료행위가 임상시험의 단계에서 이루어지는 것이기 때문에 해당 의료행위의 안전성 및 유효성에 관하여 일반적·표준적 의료행위와 비교하여 설명할 의무가 있고 의약품 공급자 역시 그러한 내용에 대한 신의칙상의 고지의무가 있는데 이를 이행하지 않았음을 이유로 손해배상책임을 인정하였다.

---

323) 법원은 임상시험을 '사람을 대상으로 하는 연구로서 그 연구 당시까지의 지식·경험에 의하여 안전성 및 유효성이 충분히 검증되지 않은 것'으로 정의하였다.

임상시험이란

　임상시험의 정의는 아직 명확히 규정되어 있지 않다. 현재 약사법에 따르면 임상시험이란 의약품 등의 안전성과 유효성을 증명하기 위하여 사람을 대상으로 해당 약물의 약동, 약력, 약리, 임상적 효과를 확인하고 이상반응을 조사하는 시험 또는 연구라고 정의하고 있다. 판례에서는 사람을 대상으로 하는 연구로서 그 연구 당시까지의 지식이나 경험에 의하여 안전성 및 유효성이 충분히 검증되지 않은 것으로 정의하고 있다. 정리하자면 임상시험이란 새로운 의약품의 안전성과 유효성을 증명할 목적으로 과학적 방법에 따라 약리효과 및 임상적 효과를 확인하고 그 부작용을 조사하기 위하여 사람을 대상으로 하는 시험 또는 연구라고 할 수 있다. [324) 임상시험은 동물을 대상으로 하는 전임상시험 (preclinical trial)[325) 의 자료에 근거하여 사람에게 과학적, 윤리적 방법에 따라 신약의 유효성과 안전성을 평가하기 때문에 신약개발과정에서 가장 많은 비용과 인력을 필요로 한다. [326) 국내 의약품 임상시험 관리기준(Korea Good Clinical Practice: KGCP)이란 임상시험의 제반사항을 기준으로 정하여 인간을 대상으로 하는 시험을 표준화하고 윤리적이고 과학적인 임상시험을 하기위한 것으로 우리나라는 정부의 임상시험 지원정책이 등장하기 전인 1987년 이미 임상시험의 관리 감독을 위한 KGCP를 제정하였다. [327) 1997년에는 미국, 유럽연합, 일본 정부 및 제약업

---

324) 김현조, 임상시험 정당화 요건과 형법적 통제, 인하대학교 법학연구 제18권, 2015, p141-168
325) 전임상시험은 제제학적 시험, 독성시험과 약리시험으로 나눌 수 있다.
326) 박민제, 박정인, 임상시험과 피험자보호에 관한 연구, 홍익법학, 제15권, 2014, p86-113

계가 모여 새 임상시험 표준화규정인 의약품 규제조화 국제회의(ICH-GCP) 가이드라인이 공표됨에 따라 KGCP는 이를 반영하여 기존에 비하여 피험자의 권리 및 안전 확보, 임상시험자의 책임, 임상시험심사위원회(IRB)의 기능을 강화하여 2001년 개정되었다. 미국에서 임상시험계획서 심의, 시행, 결과보고, 추적에 이르기까지 기관 내 피험자를 포괄적으로 관리하는 임상시험 및 대상자 보호프로그램(human rearch protection program, HRPP)을 도입함에 따라 식약처는 2014년 HRPP 운영 가이드라인을 배포하였고 2015년 개정된 약사법에서 HRPP 인증제도가 도입되어 임상시험기관에 체계적이고 통합적인 프로그램을 운영하도록 의무를 부여하고 IRB 외에 별도의 전담 행정조직을 두어 기관에서 진행하는 전체 임상시험을 체계적으로 관리하도록 하였다.[328] 하지만 임상시험연구가 아닌 기초연구인 경우 의료법이나 생명윤리 및 안전에 관한 법률이 규율하고 있는 배아연구나 유전자연구 등을 제외하면 연구의 자유가 인정되고 있다.

임상시험의 분류

임상시험은 그 연구 대상에 따라 의약품을 사용하는 연구와 의약품이 아닌 연구로 구분할 수 있고, 연구 목적에 따라 국가의 의약품 시판 허가를 받기 위한 허가용과 허가와 무관한 연구용으로 나눌 수 있다.

---

327) 약사법은 임상시험 연구를 규율하는 근거법이 되며, 구체적인 규율 내용은 약사법과 그 시행령, 시행규칙 및 이에 따라 공포된 식품의약품안전처장의 고시에 의해 정하고 있다.
328) 임상시험 대상자 보호프로그램 인증제 도입, 청년의사, 2015.4.12

임상연구단계에 따라 1-4상 임상시험, 생물학적 동등성 시험, 유전자 연구 등이 있고, 의뢰자의 유형에 따라 의뢰자주도임상과 연구자주도 임상으로 나눌 수 있다. 또한 식약처장의 사전승인이 필요한 연구와 그렇지 않은 연구로도 나눌 수 있다.[329] 이외에도 치료목적의 연구와 치료목적이 아닌 연구로도 나눌 수 있다.

1) 임상연구단계에 따른 임상시험

임상연구단계에 따른 임상시험은 크게 4단계로 나눌 수 있다. 제1상 임상시험은 안전성과 약리작용(약의 흡수, 배설, 대사, 축적성 등)을 확인할 목적으로 20명에서 100명 정도의 건강하고 정상적인 지원자에게 처음으로 투여하는 단계이다. 이 시험은 동물실험의 독성, 약리자료를 면밀히 검토하여 인간에게 시험용량과 투약기간을 결정하는 과정으로 제2상 임상시험에 필요한 충분한 자료를 얻기 위하여 반복투여, 투여기간, 약효와 평가대상 등 다양하게 이루어진다. 제2상 임상시험은 새로운 약물을 필요로 하는 환자를 대상으로 시험약물의 용량을 결정하고, 약물의 약리효과, 유효성 및 안전성을 평가하는 단계이다. 제2상 임상시험은 100명에서 200명 정도의 소수의 환자에게 용량반응, 효과지속, 약력학 및 약동학 시험 등과 같이 약물의 유효성과 안전성을 검토하는 전기시험과 비교적 다수 환자를 대상으로 무작위 배정하여 효과를 측정하고, 적절한 약물용량을 결정하며, 위약 또는 대조약과 비교하여 약물

---

329) 강한철, 임상시험과 환자를 위한 구체적 의료행위의 구분기준에 관한 고찰, 서울대학교 법학, 제54권, 2013, p185-217

의 유효성과 안전성을 평가하게 되는 후기시험이 있다. 제3상 임상시험은 신약개발 전 과정 중에서 가장 많은 비용과 인력을 요구하게 되며 수백 명 내지 수천 명의 환자들에게 그 유효성과 안전성을 확인하는 단계로 환자가 효과가 명백하며 부작용이 이전 약물에 비하여 없거나 적다면 시판허가를 받아 팔기 시작할 수 있다. 제3상 임상시험은 전기임상시험과 후기임상시험으로 나눌 수 있다. 전기임상시험은 피험자를 대상으로 약물의 효능과 안전성을 다기관 무작위 방법으로 장기간에 걸쳐 실시되며, 후기임상시험은 상업적 측면에서 경쟁약물과 비교하여 신약의 우위를 입증하기 위하여 시행하는 대규모의 무작위 다기관 공동 임상시험으로 시행된다. 제4상 임상시험은 이미 시판한 약물에 대하여 추적조사를 시행하여 이전 임상연구에서 알 수 없었던 약물의 유효성과 안전성의 정보를 수집하는 과정이다. 즉 시판이후 약의 부작용 등을 모아 분석하고 사후관리하는 단계로 시판 후 임상 시험(post marketing sur-veillance, PMS)이라고도 한다.

2) 비교-대조군 연구

일반적으로 임상시험은 비교-대조군 연구(case control study)를 통해 이루어진다. 비교-대조군 연구란 기존의 일반적인 약물에 비해 신약의 효능을 알기 위하여 피험자를 크게 두 그룹으로 나누어 그 안전성과 효과를 비교하는 연구로서 일반적으로 위약 [330] 과 눈가림[331]을 통하여 임

---

330) 위약이란 약효가 없는 위약을 주는 피험자를 무작위로 구분·배정하여 비교하는 방법이다.

상시험 결과의 편향된 개입을 회피하려고 한다. 눈가림은 크게 단일눈가림과 이중눈가림의 두 종류로 나눌 수 있다. 단일눈가림은 피험자만이 눈가림 상태로 하는 것이며(시험자인 의사는 위약인지 아니면 약물처방인지 어느 군에 배정되어 있는지 알 수 있다), 이중눈가림은 누구에게 신약이 투여되고 있는 지를 피험자인 환자뿐만 아니라 연구자인의사도 모른 채 진행하는 방법으로 피험자 및 연구에 참여하는 의사의심리적 영향과 같은 두 그룹 사이에 불필요한 교란변수들을 제거하여객관적인 약효데이터를 수집하려고 하는 방법이다.

3) 임상시험계획서

임상시험은 여러 종류가 있으나 가장 피험자에게 문제가 되는 것은신약이나 신의료기기이다. 신약이나 신의료기기는 아직 그 효과나 안전성이 명확하지 않아 임상시험을 시행하는 것이다. 따라서 피험자의안전을 확보하기 위하여 반드시 임상시험계획서[332] 에 따라 이루어진다. 환자는 임상연구에 참여하기 이전에 충분한 설명을 들어야 하고 반드시 자발적이고 명시적인 동의가 있어야 하며 만약 환자의 연구참여에대한 동의를 받지 않고 임상시험이 진행되거나 설명을 제대로 하지 않

---

331) 눈가림연구란 임상시험에 관여하는 연구자나 피험자인 환자가 배정된 치료법에 대해 알지
　　못하도록 하는 방법이다.
332) 임상시험계획서란 해당 임상시험의 배경이나 근거를 제공하기 위해 임상시험의 목적 및 통계학적
　　측면에서 연구방법 및 연구에 관여하는 관련 조직 등이 기술된 문서를 말한다. 이 문서를
　　심사하여 임상시험 승인을 내리는 기구를 임상시험심사위원회(Institutional Review Board, 이하
　　IRB)라고 하며 이는 시험기관내에 독립적으로 설치된 상설위원회로서 임상시험에 참여하는
　　피험자의 권리 · 안전 · 복지를 보호하기 위하여 연구계획서, 피험자에 대한 서면동의서 및 기타
　　제공되는 정보를 검토하고 지속적으로 이를 확인하는 역할을 한다.

은 경우 문제가 될 수 있다. 법원은 임상시험 의료행위에 대한 의사의 설명의무의 내용 및 임상시험단계에 있는 의약품 공급자의 고지의무의 내용에 대하여 "의사는 의료행위 전에 환자나 그 법정대리인에게 질병의 증상, 치료방법의 내용 및 필요성, 발생이 예상되는 위험 등 당시의 의료수준에 비추어 상당하다고 인정되는 사항을 설명하여 환자가 그 필요성이나 위험성을 충분히 비교해 보고 그 의료행위를 받을 것인지 여부를 선택할 수 있도록 할 의무가 있고, 특히 그러한 의료행위가 임상시험의 단계에서 이루어지는 것이라면 해당 의료행위의 안전성 및 유효성에 관하여 일반적·표준적 의료행위와 비교하여 설명할 의무가 있고, 의약품 공급자는 임상시험 단계에 있는 의약품을 공급함에 있어 해당 의약품의 안전성 및 유효성 등 그 구입여부의 의사결정에 영향을 줄 수 있는 중요한 사정을 수요자에게 고지할 신의칙상의 의무가 있다."고 판시한 바 있다. [333]

임상시험의 문제점

임상시험을 통해서 효능이 뛰어난 약물이나 기기를 찾거나 개발할 수 있기 때문에 임상시험은 반드시 필요하다. 하지만 인간을 대상으로 하는 연구는 때로는 환자에게 해를 입힐 수 있고 연구자에 의한 남용의 가능성이 있어 엄격히 규제되어야 한다. 하지만 이런 임상시험은 일종의 산업이나 일자리 창출의 일환으로까지 의미가 확장되고 있다. 정부

---

333) 대법원 2010.10.14 선고 2007다3162

는 초기에 제약산업의 발전을 위해 국내개발신약의 임상시험이 국내에서 가능하도록 하자는 것에서 최근에는 다국적 제약사의 임상시험 유치로 인한 수익증대, 임상시험과 관련된 산업육성을 통한 일자리 증대 등으로 확장하였다. 동시에 병원들도 내원 환자수의 정체로 진료수익이 한계에 다다를 것이라는 전망하에서 연구중심병원사업을 통해 기존의 진료기능을 유지하면서 동시에 중개연구와 기초연구를 함께 임상시험을 수행하는 연구-진료 복합체로 변환을 촉진하고 있다. 이는 하버드 대학병원을 비롯한 외국의 여러 유명 대학병원들의 수익구조가 진료수익 이외에 연구, 교육, 기부금 등 비진료 분야의 수익으로 상당부분 이루어지기 때문에 국내병원들도 유사한 수익모델을 도입하는 것이다. 또한 이런 임상시험을 유치하는 경우 의료진들의 연구성과를 향상시키며 동시에 병원 브랜드가치도 향상시킬 수 있다.[334]

4) 임상시험과 관련하여 문제가 발생하였던 외국의 사례[335]

• 윌로우부룩 주립학교 사건[336]

의사 사울 크루그먼은 간염의 전염, 예방과 증상완화에 감마글로불린(gamma globulin)이 효과가 있는지 확인하기 위하여 1960년부터 1963년까지 윌로우브룩 주립학교에 재학 중인 발달이 더딘 지적 장애인 60명에게 감염자의 대변에서 추출한 감염원을 먹이고, 후기에는 좀 더

---

334) 시민건강증진연구소, 국내 의약품 임상시험의 현황과 문제점, 시민건강이슈 2016.12
335) 김장한, 인간을 대상으로 하는 의학연구.실험에 관하여, 한국의료법학회 학술대회, 2012, p101-121
336) http://livelive.tistory.com/104

정제된 바이러스를 주사하였다. 또한 연구도중 학교가 정원초과로 인하여 새로운 학생들을 받을 수 없게 되었는데, 부모가 이 연구에 참여할 것을 동의하는 경우에 한하여 특별입학이 허가되었고, 이로 인하여 부모들의 선택권이 제한되는 상황도 나타났다.

- 니가타대학 쯔쯔가무시사건[337]

니가타대학에서 한 교수가 니가타 정신병원의 부원장에게 요청하여 1952년부터 1956년까지 입원환자 119명에 대하여 쯔쯔가무시 병원균의 피하주사, 피내주사를 놓았다. 그리고 위 환자 중에서 9명의 피부의 일부를 절제하였다. 주사를 맞은 환자 중 8명이 사망했고 그 중 1명이 자살하였다.

- 터스키기 매독연구(Tuskegee syphilis study) [338]

미국의 공중위생국(Public Health Service)은 앨라바마 주 터스키기에 거주하는 흑인을 대상으로 매독에 대한 자연 상태에서의 연구를 진행하였다. 1932년부터 1972년까지 진행된 이 연구에 약 700명의 피험자가 등록되었는데 이 중 400명은 제2기 매독에 있었고, 300명은 대조군으로서 매독에 걸리지 않은 같은 연령대의 흑인남자들이었다. 연구자들은 매독환자들에게 병명을 가르쳐주지 않았고, 나쁜 피를 가졌기 때문에 척수천자를 시행하여야 한다는 설명이 전부였다. 이 연구 동안 피험

---

337) 김현조, 임상시험 정당화 요건과 형법적 통제, 인하대학교 법학연구 제18권, 2015, p141-168
338) 박진빈, 터스키기 실험 사건의 역사적 기원, 의사학 제26권, 2017, p545-578

자들은 자연 상태를 유지하기 위하여 연구 중 개발된 신약으로 치료기회를 가지지 못하였고, 당시 표준치료법인 페니실린조차 투여받지 못하였다. 연구가 진행되는 기간인 1966년 공중위생국에 조사원으로 근무하던 피터 벅스턴(Peter Buxtun)에 의하여 이 연구에 대한 의문이 제기되었고, 이를 계기로 질병관리본부(CDC)가 조사를 착수하였으나, 특별한 결론이 내려지지 못한 채 연구중지조치가 내려지지 않았다. 이에 실망을 느낀 벅스턴은 이를 언론에 제보하였고, 이를 계기로 큰 반향을 가져왔다. 이 연구가 사회문제화되면서 미국 행정부는 1972년 연구를 중지시키고, 1973년 이 연구와 관련된 희생자는 정부를 상대로 하는 소송을 제기하게 된다. 미의회청문회 결과, 국가연구법(National Research Act of 1974)이 제정되었고, 보건교육복지부(department of health, education, & welfare, DHEW)로 하여금 연방규정에 피험자보호에 관한 규정을 법제화하도록 하였다.

- Ellen Roche사건[339]

2000년 존스 홉킨스 대학병원의 IRB는 미국국립보건원 연구비를 받은 "심호흡시 기도이완의 기능(Mechanism of deep inspiration induced airway relaxation)"에 대한 임상연구를 승인하였다. 이는 헥사메토니움(hexamethonium)이라는 약물을 사용하여 천식증상을 호전시키는지 여부를 확인하는 연구였다. 2001년 4월 존스홉킨스병원의 천식 및 알러지 센

---

339) 최병인 임상연구윤리 강의록file:///C:/Users/user/Downloads/4_%C3%B7_%C2%BF_%C2%B1%C2%B8_%C2%B1%C2%B8_%20(2).pdf

터의 직원이었던 24세의 Ellen Roche가 시험에 지원하였다. 5월 4일 세 번째 피험자로서 약물을 투여 받은 Ellen은 마른기침이 발생하였고 5일 후 호흡곤란, 저산소증 및 흉부 X-선 촬영 상 이상소견이 나타났고, 한 달 후 다장기부전으로 사망하였다. 나중에 조사결과 이 임상시험약은 자율 신경절 차단제로 1972년 생산이 중단되었고 시판이 금지된 약물로서 연구자가 화공약품회사에서 구입하여 연구에 사용하였는데 해당병원은 연구동의서에 실험약제가 임상사용에 대한 허가를 받지 않았다는 사실을 알리지 않았고, 약제를 흡입을 통하여 투여하는 방식에 대한 안전성도 입증되지 않았다. 또한 흡입제도 약사가 아닌 사람에 의하여 실험실에서 만들어 졌고, 첫 번째 피험자에게 약물의 이상반응이 발생하였지만 이상반응 보고를 누락하였고 다음 피험자의 등록을 지연하지도 않았으며 피고용관계에 있는 근로자를 피험자로 등록하여 피험자 보호에 대한 대책이 미흡하였다는 것이 알려졌다. 이 사건 이후 존스홉킨스 대학병원에 대한 모든 연방정부 연구비지급이 중단되었고 당시 2,600여 개에 달하는 임상과제 전체를 재심사하였다.

- 우리나라의 사례 [340)

OO병원은 과학기술정보통신부의 의뢰를 받아 완치된 암환자를 대상으로 수지상세포 면역치료 임상연구를 진행하였다. 이 연구는 치료가 끝난 암환자들에게 환자 혈액에서 추출한 수지상세포를 항암제인 사이

---

340) 동남권원자력의학원 임상시험 3개월정지, 책임자경고, 메디파나뉴스, 2018.3.9

클로포스파마이드와 함께 피하주사하여 면역효과를 유도해 암의 재발을 막는다는 것이다. 문제는 이 임상시험 과정에서 연구에 참여한 7명의 환자 중에서 2명이 사망하고 3명은 암이 재발하였다. 이에 한 흉부외과 의사는 해당 임상시험을 검토한 후 문제점을 지적하면서 임상시험 중단을 요청하였으나 병원측은 이 의사를 저성과자로 보고 해고시켰다. 문제가 발생하고 나서 식약처가 이 병원의 임상시험에 대한 직권조사를 실시하였고 임상시험계획서에 정해진 양식에 따라 임상시험 이상반응 관련보고서를 작성하지 않음을 이유로 임상시험 3개월 정지 및 시험책임자 경고처분을 내렸다. 하지만 의료관련시민단체에서는 이 병원이 시험대상자가 사망하였지만 중대한 이상반응/신속보고나 이상반응 추적조사 및 안전성 정보를 보고하지 않고, 원장은 사망사례를 알고 있었지만 언론과의 인터뷰에서 임상시험결과 매우 좋았다는 거짓정보를 흘렸으며, 임상시험에 참여한 피험자들에게 동의나 설명도 없이 백혈구성분 채혈술을 시행하였고 동의를 구하는 동의서도 자세한 설명없이 영어로 적힌 한 줄짜리 설명서를 보여주었고 백혈구성분 채혈술에 대한 동의서 서식자체마저 존재하지 않았다고 주장하였다. 마지막으로 이 연구의 연구책임자는 이 병원 원장으로서 시험계획서가 연구윤리상 문제가 없는지를 판단하는 IRB에 자신이 위원장으로 참석하였다는 의혹이 제기되었다.

치료적 행위와 임상연구의 분별

식약처 임상시험계획 승인제외대상 [341]

현재 약사법시행규칙 제31조 제3항은 식약처 임상시험계획 승인제외 대상을 규정하고 있는데 1) 시판 중인 의약품 등의 허가사항에 대한 임 상적 효과관찰 및 이상반응의 조사를 위하여 실시하는 시험, 2) 시판 중 인 의약품 등의 새로운 효능, 효과 등에 대한 안전성, 유효성 자료의 수 집을 목적으로 하지 아니하거나 상업적 이용을 목적으로 하지 않는 시 험, 3) 대체의약품 또는 표준치료법 등이 없어 기존의 치료방법으로 만 족할 만한 효과를 기대하기 어려워 생명에 위협을 주는 질환인 말기암 또는 후천성면역결핍증 등의 치료법을 개발하기 위하여 시판중인 의약 품을 사용하는 시험, 4) 체외진단용 의약품 또는 의약외품을 사용하는 시험, 5) 그밖에 시판 중인 의약품 등을 사용하는 경우에 안전성과 직접 적으로 관련되지 아니하거나 윤리적인 문제가 발생할 우려가 없는 경우 로서 식약처장이 정하는 경우로 정의되었다. 만약 식약처장의 승인을 받았어도 승인된 사항의 일부를 변경한 경우 재승인을 받아야 한다.

치료적 연구와 비치료적 연구

헬싱키선언에서 도입된 치료적 연구란 환자를 치료하기 위한 목적에 서 환자에게 직접적인 이익이 돌아가는 연구로 정의된다. 이에 비하여

---

341) 강한철, 임상시험과 환자를 위한 구체적 의료행위의 구분기준에 관한 고찰, 서울대학교 법학, 제54권, 2013, p185-217

비치료적 연구란 실험 대상자에 대한 직접적인 이익보다는 순수과학연구가 목적인 경우를 말한다. 헬싱키선언에서는 비치료적 연구에서 과학과 사회적 이익이 실험대상자의 안녕에 대한 고려보다 결코 우선해서는 안된다는 것을 강조하고 있다.[342] 하지만 터스키기연구사건 이후 미국은 벨몬트보고서를 통해 더 이상 치료적 연구와 비치료적 연구를 구분하고 있지 않다.

실험적 의료행위와 치료적 의료행위

실험적 의료행위란 의약품이나 의료기기 및 의료행위의 안전성과 유효성이 명확히 확인되거나 증명되지 않았지만 의약품, 의료기기, 의료행위를 진단 및 치료목적으로 사용하는 의료행위를 말한다.[343] 이에 비하여 치료적 의료행위란 치료방법이 교과서에 실리기 전이라도 임상시험결과가 권위있는 학회에 발표, 토의, 전문지에 연구결과 발표가 이루어진 경우로서 이를 실험적 치료와 구분하여 첨단치료로서의 표준치료로 인정된다.[344] 만약 환자가 죽어가고 있는데 현재 알려진 다른 방법이 없고 환자에게 충분한 설명에 의한 동의를 받았다면 치료적 이득이 명확하지 않더라도 시술을 할 수 있는데 이런 경우 실험적 의료행위라고 할 수 있다. 하지만 환자가 죽어가고 있지 않다면 그 절차는 치료적 의료행위이어야 하며 이를 통해 환자에게 치료에 의한 이득이 있어

---

342) 박은정, 생명공학시대의 법과 윤리, 광연재, 2009
343) 안아키 자연치료법은 실험적 의료행위, 의협신문, 2017.7.17
344) 실험적 치료와 표준치료의 경계는?, 청년의사, 2008.1.30: 서울지방법원 2000가합52825, 서울고등법원 2003나55617.

야 한다. 하지만 어디가 실험적 의료행위이고 어디가 치료적 의료행위인지 명확하지 않은 경우가 많다. 또한 실험적 의료행위의 정의가 임상시험과 거의 비슷하여 혼재되어 사용되는 경우도 있어 실험적 의료행위와 임상시험의 구분이 명확하지 않은 경우도 존재한다.[345]

허가범위 외 사용(소위 off-label 사용)

임상에서는 치료와 연구의 구분이 명확하지 않은 경우가 많다. 특히 시판 후 의약품의 허가범위 외 사용(이른바 'off-Label Use')이 문제된다. 의약품의 허가범위 외 사용이란 식약처 안전성 및 유효성 평가로 허가된 범위를 초과하여 사용되는 의약품을 말한다. 그 예로서 적응증, 투여용량, 투여경로, 투여대상 환자군이 허가범위와 다른 경우 등이 있다. 이런 의약품 허가범위외 사용은 그 자체로는 불법은 아니며 의사는 환자의 진료과정에서 전문가적인 판단에 따라 허가된 의약품을 허가 외로 사용할 수 있다. 실제 임상에서 의약품을 허가이외에 사용하는 것은 드물지 않다. 미국에서는 의사처방의 약 50%가 허가 외 사용으로 보고된 바 있고, 국내에서는 2012년 개원의를 대상으로 한 조사에서 73%가 최근 1년 이내 의약품 허가 외 사용의 경험이 있다는 보고가 있다.[346] 이런 의약품 허가범위 외 사용의 이유로 첫째, 시판 전 임상시험이 가진 한계(제한된 인구집단, 짧은 관찰기간, 엄격한 연구대상 선정기준 등)

---

345) 대법원 2015.10.29. 선고 2014다22871판결
346) 박실비아, 의약품의 허가 외 사용에 관한 의료적 관리의 필요성과 원칙: 호주, 영국 사례를 통한 시사점. 보건복지포럼, 2018.2, p66-80

로 인하여 사용허가에 제한이 있었지만 최근 발표된 논문이나 임상의의 사용경험 및 환자별 질병특성을 기반으로 허가사항과 다르게 의약품을 처방하는 것이 환자에게 도움을 줄 수 있다고 판단하는 경우에 사용되는데 이를 통해 임상의 혁신을 가져올 수 있고, 최근에 만들어진 근거를 임상에 적용할 수 있기 때문이다.[347] 둘째, 윤리적인 이유로 임상시험을 하기 어려운 소아, 임산부, 노인 등의 취약환자 및 유병률이 현저히 낮아 체계적 평가가 어려운 희귀질환자, 치료방법이 없는 말기암환자 등에 대하여 허가받지 않은 경로, 용량 등으로 치료를 시도하는 경우에도 허가범위 외 사용이 생길 수 있다. 셋째, 의약품 허가과정은 복잡하고 기간이 길어 급속히 변경되는 의약품 정보를 적시에 반영하지 못하는 상황이 발생하게 되는데 이런 경우에도 허가범위 외 사용이 발생하게 된다. 마지막으로 의학기술은 허가규제 또는 허가사항보다 빠르게 발전하기 때문에 허가된 의약품의 새로운 사용에 관한 사례나 근거가 알려지더라도 허가사항에 아직 반영되지 않은 경우가 있기 때문이다.[348] 하지만 이런 의약품의 허가범위 외 사용은 부작용도 가지고 있다. 우선 충분한 임상시험을 거치지 않았기 때문에 안전성 및 유효성이 과학적으로 증명되지 않아 예상치 못한 결과나 부작용 등이 발생할 수 있다. 예를 들어 스웨덴의 한 지역약물감시센터에서 1년간 수집된 자발적 의약품 부작용신고를 분석한 결과 16세 이하 연령에서 발생한 약물부

---

347) 의약품 허가초과 사용, 지속적 사후 평가로 급여 전환, 약업신문, 2016.4.19
348) 강한철, 임상시험과 환자를 위한 구체적 의료행위의 구분기준에 관한 고찰, 서울대학교 법학 제54권, 2013, p185–217

작용의 42%가 허가외 사용과 관련이 있었다고 보고하였다. 우리나라에서도 위궤양치료제 '싸이토텍'을 일부 산부인과에서 허가된 효능효과에서 벗어나 분만유도제도 사용되어 태아사망이 보고된 바 있고, '터부탈린' 제제가 임부를 대상으로 허가범위 외 사용으로 사용되어 사망한 사례가 보고되었다.[349] 또한 허가범위 외 사용이 빈번해지면 제약회사는 많은 비용과 시간이 드는 허가를 얻는 대신 허가범위 외 사용으로 시장에 더 쉽게 접근하려고 시도할 가능성이 있다.

국내에서 의약품의 허가범위 외 사용은 해당기관의 IRB와 병원 내 다학제위원회를 통해 의학적 타당성, 대체약제 등을 비교검토한 후 심평원에 심사신청을 하도록 되었다. 이때 심평원은 신청서를 접수받아 식약처에 안전성과 유효성평가를 요청하면 식약처는 안전성, 유효성을 심사 후 심평원으로 결과를 송부한다. 이 결과에 따라 심평원은 승인 여부를 의료기관에 통보하고, 승인이 되었을 경우 의료기관은 해당 의약품을 비급여로 사용할 수 있다. 다만 일반약의 경우는 사후승인제도로 운용중이다.[350] 이런 복잡함과 건강보험비급여로 인하여 진료현장에서는 사용이 승인이 허가되지 않은 경우에 실제도 행해진 의료행위와 다르게 질병명을 붙이는 등의 위장행위를 하는 경우가 심심치 않다.[351]

---

349) 이인향 외, 의약품 허가외사용 관례 체계 발전 방안, 약학회지, 제58권, 2014, p112-124
350) 의약품 '허가 외 사용'… "의사 판단이 기준되야", 의협신문, 2017.3.25
351) 최상희, 의약품의 허가사항 외 사용으로 발생한 사고에 대한 의사와 제약회사의 책임, 인권과정의, 제400권, 2009,p6-18

위 사건에 대한 비판

이 사건은 대법원이 임상시험의 정의와 임상시험계획승인의 적용범위에 대하여 법률적 해석을 최초로 정리한 사건이다. 대법원은 당시까지의 지식·경험에 의하여 안정성 및 유효성이 충분히 검증되지 않은 시술을 시행하고자 하는 경우에는 임상시험에 해당하고, 식약처장의 승인을 얻어야 한다고 결론지었는데 이 결론에 대한 많은 비판이 있다.

우선 어떠한 경우를 지식이나 경험에 의하여 안전성 및 유효성이 충분히 검증되었다고 볼 수 있을지 구체적인 기준이 제시되지 않았다는 점이다. 또한 요양급여기준에 부합하지 않고 표준진료지침에서 인정된 치료법도 아니며 아직 학계 다수의 지지를 받지도 못하는 효능과 효과 또는 용법과 용량이지만 자신의 질병에 대한 지식과 임상경험을 바탕으로 허가범위 외 사용의 범위에서 의약품의 투여가 이루어지는 경우가 종종 있는데 이런 허가범위 외 사용을 모두 임상시험이라고 할지 아니면 일상적인 진료라고 할지 명확하게 결론을 내리지 않았다. 미국 식약처의 치침에 따르면 의사가 약품에 대하여 허가범위 외 사용을 하는 경우, 해당 의사는 환자의 최선의 이익을 위한 양질의 의료행위를 할 수 있도록 자신들의 최선의 지식과 판단에 따라 의약품을 사용하는 것으로 족하고, 다만 해당 의약품에 대하여 충분한 정보를 습득하며 과학적·의학적 근거에 기초하고 제품의 사용기록을 유지할 책임이 있을 뿐이라고 하였다. 더불어 의사의 의도가 구체적인 의료행위인 경우 임상시험과 관련된 절차의 이행이 필요하지 않다는 것을 분명히 하고 있다.[352)]

결론

임상시험은 높은 부가가치를 창출하고 환자들이 신약을 접할 수 있는 기회를 주지만 피험자의 안전문제가 확립이 되어 있지 않고 피험자 모집에 있어서 충분한 정보를 제공하지 않거나 표준대로 시행하지 않는 등의 실제적인 여러 가지 문제점도 안고 있다. 하지만 최근에 정부는 피험자의 안전보다는 임상시험을 제약산업 육성책의 하나로 보아 임상시험 승인절차의 간소화, 기간단축, 임상가능 의료기관 확대 등 임상시험 관련규제를 대폭 완화하려는 계획을 세우고 있어[353] 진보적 시민단체로부터 많은 비판을 받고 있다. 의약품의 허가 외 사용은 의학기술의 발전, 의약품의 작용기전, 허가제도의 속성, 제약기업의 의약품 개발전략 등 다양한 요인에 기인하며 의사는 환자치료와 의약품처방에 대하여 넓은 재량을 가지는데[354] 이런 의약품의 허가외 사용의 경우와 같이 병원에서의 의료행위와 임상시험의 경계는 명확하지 않다. 이렇게 의료행위와 임상시험의 경계가 명확치 않은 경우 의료인의 자율성과 책임성은 더욱 부각되며 환자의 자기결정권은 더욱 보호될 필요가 있다.

---

352) 강한철, 임상시험과 환자를 위한 구체적 의료행위의 구분기준에 관한 고찰, 서울대학교 법학, 제54권, 2013, p185-217

353) 규제냐 육성이냐…'뜨거운 감자'된 임상시험. 서울경제. 2018.4.30

354) 강한철, 시판후의약품 허가사항 초과사용(Off-Label Use)과 그 홍보활동으로 인한 법적 책임, 이화여자대학교 법학논집 제17권, 2013, p217-250

참고

임상시험 심사위원회(institutional review borard, IRB)

1997년 제정된 KGCP에 의해 설치가 의무화된 우리나라의 경우 1997년 50개 의료기관이 임상시험 실시기관으로 지정되기 시작하여 2007년 9월 현재 119개의 병원이 임상시험 실시기관으로 지정 등록되어 있다.

의료기관내에 임상시험심사위원회(IRB)는 의학 · 치의학 · 한의학 · 약학 또는 간호학을 전공하지 않은 자로서 자연과학계 이외의 전문가나 의료기관과 관계없는 변호사 또는 종교인과 같은 사람들의 참가를 의무화하고 있다. IRB에서는 연구가 시작되기 전에 연구계획서, 동의서 등을 검토하여 윤리적으로나 과학적으로 문제가 없는지 확인하고 문제가 있으면 연구자나 의뢰자에게 수정을 요구한다. 또한 시행 중인 임상시험이 계획서, 표준작업지침서, 임상시험관리기준 및 관련규정에 따라 실시 · 기록되고 있는지의 여부를 확인하는 역할도 동시에 하고 있다.

최근 제약회사와 생명과학회사는 새로운 기기나 의약품을 개발하기 위하여 많은 돈을 투자하고 있고 이런 것들이 인간을 더 건강하게 해주고, 고통을 없애주고 중증질병을 치료하는데 효과가 있음은 의심할 필요가 없다. 하지만 임상시험에 사용되는 약품이나 기기는 임상시험 과정에서 피험자에게 예상하지 못한 위험이 발생할 수 있다. 그렇기 때문에 의약품 임상시험의 경우 약사법 및 약사법시행규칙을 통하여 엄격히 그 절차를 규율하고 있다. 특히 윤리적 문제를 해결하고 피험자의 보호를 목적으로 임상시험을 실시하는 기관에서는 관련된 IRB를 설치하여 연구자들의 임상연구계획서를 미리 확인하고 임상시험 여부를 승인하는 역할을 통해 임상시험의 윤리성을 확보하고 피험자의 보호를 위한 기능을 하고 있다. 또한 임상시험 피험자들에게는 연구에 참여하기 전에 충분한 설명에 의한 연구동의서를 받아야 하며, 연구동의서에는 임상시험의 내용, 임상시험 대상자의 건강에 발생할 수 있는 피해에 대한 보상내용과 절차 등을 임상시험 대상자에게 설명하여야 한다. 만약 피험자에게 건강과 관련된 피해가 발생한 경우에는 과실여부를 불문하고 피험자의 손실은 우선적으로 보상되어야 할 것이다. 만약 피험자에게 약물이나 기기에 의한 부작용으로 치명적인 상황이 일어난 경우, 이는 의약품 결함으로 인한 제조물 책임을 제조회사에 청구할 수 있다. 그리고 임상시험을 의뢰하는 제조회사는 강제적으로 보험에 가입하여야 한다.

하지만 현실적으로 각 의료기관 IRB는 정부에서 요구하는 구성, 기능, 운영절차 등의 세부기분을 제대로 준수하고 있지 못하며, IRB위원들의 임상시험에 대한 전문성과 기술력이 부족하고, 임상시험 실시기관이나 시험자와 IBR위원들 간의 이해관계충돌의 문제가 발생할 수 있다. 따라서 현재의 IRB 시스템 자체가 피시험자를 임상시험의 위험에서 보호하는데 완벽한 것은 아니라는 것을 인식하고 현재의 IRB에 대한 지속적으로 투자 및 개선을 하여야 하며 앞으로 임상시험 연구자들도 연구계획과 결과 뿐 아니라 임상시험에서 피험자를 어떻게 보호할 지에 대하여 좀 더 관심을 가지는 것이 필요할 것이다.

12 한국의 월남전 참전용사의 고엽제 후유증 판정

- 환자의 이차적 이득과 의사의 과잉진료

월남전은 제1차 인도차이나 전쟁 후 분단되었던 베트남에서 1955년부터 1975년까지 벌어진 전쟁이다. 이 전쟁에 1964년 미국이 참전함으로써 분단된 남북 베트남 사이의 내전임과 동시에 냉전시대에 자본주의 진영과 공산주의 진영을 대리한 전쟁양상을 띠게 되었다.[355] 대한민국은 전세가 치열해지기 시작한 1964년부터 1973년까지 파병하였다. 1964년 의무중대 등 후방지원부대 파병을 시작으로 육군 맹호부대 및 해병 청룡부대가 파병되었고, 1966년에는 백마부대 및 이들을 지원하기 위한 군수지원단 및 백구부대 등 8년간 총 31만여 명의 병력이 파견되어 미국다음으로 베트남 전쟁에 깊이 개입하였다. 월남전참전은 대한민국으로는 최초의 해외파병으로 이를 통하여 외화획득 및 한국군현대화들 동시에 할 수 있었다. 하지만 파병된 군인 중에서 5,000여 명이 사망하였고

---

355) 위키피디아(https://ko.wikipedia.org/

11,000여 명의 부상자가 발생하였다. 또한 전쟁참가 이후 현재까지 약 15만여 명의 고엽제피해자가 발생하였고 앞으로도 고엽제피해자는 지속적으로 증가할 것으로 예상된다.[356] 정부에서는 고엽제와 관련된 피해자들에 대한 지원법을 만들어 이들의 피해에 대하여 보상을 지속적으로 시행하고 있지만 이 지원대상 선정과 방법에 있어서 많은 문제점이 있었고, 이에 편승하는 의료인의 어두운 모습도 볼 수 있다. 여기서는 고엽제란 무엇인지, 그리고 의료인이 고엽제후유증 판정에 사활을 건 참전군인들에게 어떻게 대응하였는지 살펴보도록 하겠다.

월남전, 그리고 고엽제

고엽제[357]란 월남전에서 미군이 베트콩의 은둔지와 무기 비밀수송로로 이용되어 온 정글을 없애고 시야를 확보하기 위하여 사용한 제초제이다. 1960년에서 1971년까지 베트남 국토의 15%에 해당되는 60만 에이커의 광범위한 지역에 약 7,695만 갤런정도의 고엽제가 살포되었는데, 이 중 90%가 목장일꾼작전(ranch hand operation)[358]의 밀림고엽작전으로, 8%는 식량파괴작전으로, 2%는 캠프주위에 뿌려졌다고 한다.[359] 고엽제의 성분은 2,4-dichlorophenoxyacetic acid(2,4-D)와 2,4,5-trichlo-

---

356) 위키피디아https://ko.wikipedia.org/
357) 고엽제법에 따르면 고엽제란 베트남전에서 군사목적으로 사용한 제초제 중 다이옥신이 포함된 것만을 고엽제로 정의하고 있다.
358) 미군이 침투할 내륙과 해안의 밀림을 고사시키고 베트콩과 북베트남의 식량수확을 감소시키기 위하여 고엽제를 살포한 작전
359) 이상욱, 오희철, 임현술. 한국인에서 고엽제 관련 노출과 건강영향 및 보상정책. 한국환경보건학회지. 제39권 제3호, 2013, p197-210

rophenoxyacetic acid(2,4,5-T)를 1대1로 혼합한 화합물이며 이 중 1%는 TCDD(2,3,7,8-tetracholorodibenzo-p-dioxin)로 구성되어 있는데, 이것이 다이옥신으로 고엽제를 만드는 화학적 과정에서 발생한 불순물이다. 고엽제는 전쟁초기에는 보라색 용기에 담아 사용해 왔으나 보라색 용제의 휘발성 문제로 사용을 중단되었고, 이후 오렌지색 용제로 대체 사용되었다. 고엽제의 별명인 에이전트 오렌지(agent orange)라는 이름은 고엽제가 담겨져 있는 드럼통에 쉽게 식별할 수 있도록 오렌지 색깔 띠를 불렀다고 하여 붙여졌다고 한다.

고엽제에 함유된 다이옥신은 다이옥신의 여러 이성체 중 가장 독성이 강하고 반감기가 길 뿐만 아니라 일단 체내로 들어올 경우에 체외로 배설되지 않고, 주로 지방조직에 축적되어 장기적으로 각종 암, 피부질환, 간과 갑상선 질환, 면역계 질환, 당대사 및 순환기계 합병증을 발생시키는 것으로 알려져 있다.[360] 따라서 다이옥신은 국제암연구소에서 그룹 1 발암물질 즉 인간에서 암을 일으키는 물질로 규정되어 있으며, 미국 독성학 프로그램에서도 인간발암물질로 규정하고 있다. 토양에서 다이옥신의 반감기는 지표층에서는 9-15년, 심토층에서는 25-100년에 이르는 것으로 추정하고 있다.

베트남에 주둔하던 한국군은 독자적인 작전권을 행사하면서 주로 베트남 중부해안지방에서 평정작전을 수행하였는데, 한국군의 주요 임무

---

360) 2004년 우크라이나의 대통령 후보였던 빅토르 유쉬첸코의 얼굴이 매우 일그러져 있는 것을 볼 수 있었는데 이는 비밀기관에 의해 다이옥신에 중독된 결과로 나온 것으로 알려져 있다. 이 분의 혈중 다이옥신 농도가 108,000ppt에 이르렀다고 한다.

는 적의 은거지역을 노출시키고 적이 사용할 농작물을 파괴하는 것이었다. 이때 전술기지와 도로주변의 경계를 용이하도록 미군의 지원을 받아 1967년부터 고엽제 사용이 시작되었으며 1968년부터 본격적으로 그 사용량이 증가하였다.

미군의 고엽제 살포는 목장일꾼작전의 일환으로 주로 수송기를 동원하여 이루어졌는데 비하여 한국군은 헬기나 인력으로 직접 살포하였다고 한다. 한 연구에 따르면 [361] 우리 수도사단 및 9사단은 1967년부터 1972년까지 총 219,549갤런의 고엽제를 뿌린 것으로 추정하였다. [362] 하지만 베트남 전쟁 당시에는 고엽제로 인한 피해나 합병증은 알려지지 않은 상태로 고엽제에 맞으면 모기에 물리지 않는다고 잘못 알려져 있어서 비행기로 공중에서 살포할 때 고엽제가 쏟아지는 곳을 쫓아다니면서 조금이라도 더 맞으려고 하기도 하고, 부대주변에서 제초작업을 하는 병사들은 고엽제 가루를 철모에 담아서 맨손으로 뿌리기도 하였다고 한다. 또한 작전기간 중에는 흐르는 물을 수통에 담아서 소독약을 넣어 마시는 것이 일반적으로 고엽제가 살포된 베트남지역에서 작전을 시행하였던 한국군의 상당수가 고엽제에 직간접적으로 노출되었을 것으로 생각되고 있다. 이뿐이 아니라 우리나라에서도 1967년부터 1972년까지 DMZ 남방한계선과 민간인통제선 사이 지역에 전술제초제를 사용하였다. [363]

---

361) 이상욱. 4차 고엽제 피해 역학조사, 2012. 12. 국가보훈처
362) 여기는 대규모 살포작전으로 미군이 수송기로 우리군의 책임지역에 살포한 양은 포함되지 않은 숫자임

고엽제 사용금지

1969년도에 사이공의 한 일간지에 고엽제 살포지역에서 기형아출산 증가에 관한 연재를 시작하여 고엽제로 인한 부작용이 사회적 문제가 되기 시작하였고 이에 베트남정부는 고엽제 발매금지처분을 하였다. 미국에서는 1969년 11월 한 학회에서 1966년 이후 고엽제 살포지역에서 선천성 구개파열과 같은 기형아 출산율이 급증하였고, 고엽제 살포지역이 비살포 지역에 비하여 다이옥신에 심각하게 오염되어 있음을 보고하였다. 1972년 스톡홀름에서 열린 유엔환경계획에서 고엽제 살포가 주요 의제가 되었고, 미국에서는 베트남기형아 출산증가를 포함한 방대한 보고서가 제출되었다. 1969년에 고엽제가 다이옥신의 일종인 TCDD를 포함하고 있다는 학계에 처음 보고되었고, 1979년에 독성학 전문연구자들에 의하여 TCDD가 치명적 독성이 있다고 알려지게 되었다. 이에 따라 1979년 미 환경청은 고엽제사용을 전면적으로 금지하였다. 미국에서는 월남전 참전 군인들에서 제초제 살포로 인한 인체 건강장애가 보고되기 시작하였고, 1978년 월남전 참전재향군인들에게 발생한 질병이 고엽제노출로 인한 후유증 및 합병증인 것으로 판단되자 강력한 항의시위를 벌이는 등 사회적 문제로 발전되기 시작하였다.

---

363) 최근 2011년 주한미군부대에 근무했던 군인들이 1978년 한국의 캠프 캐럴에서 고엽제로 추정되는 55갤런 드럼통 250여 개를 폐기하기 위해 참호를 파고, 드럼통을 매립하였다고 하였고 이에 환경부에서는 민관합동으로 캠프 캐럴에 대한 환경조사를 2011년 6월부터 실시하였고 캠프 캐럴 인근 주민들을 대상으로 한 건강영향조사를 시행하였다. 여러 정황상 고엽제가 1970년 이후에도 캠프 캐럴에 조재하였고 매립된 적이 있었을 가능성을 완전히 배제할 수 없지만 한미 공동조사에서는 고엽제가 매립되어 있었다는 확실한 증거는 발견되지 않았다. : 이상욱, 오희철, 임현술, 한국인에서 고엽제 관련 노출과 건강영향 및 보상정책. 한국환경보건학회지. 제39권 제3호, 2013, p197-210

우리나라 베트남 참전군인의 미국 고엽제 제조사 상태 손해배상소송

　미국 월남전 참전 군인들은 베트남전에서 살포된 고엽제 때문에 당뇨병 등의 각종 질병에 걸렸음을 이유로 1993년에서 1994년 사이에 다우케미컬, 몬산토 등 미국 고엽제 제조회사를 상대로 제조물의 책임 등에 따른 손해배상을 구하는 소송을 미국법원에 제기하였으나 소송각하 판결을 받았다. 국내에서는 1999년 고엽제 피해자 16,579명이 미국 고엽제 제조사들을 상대로 손해배상청구소송을 시작하였고 2002년 서울지방법원은 역학조사에서 고엽제의 TCDD성분과 후유증과의 인과관계가 입증되지 않았다고 하여 고엽제피해자 패소판결을 내렸다. 하지만 2006년 서울고등법원은 미국 국립과학원 보고서를 근거로 11개 질병에 대한 고엽제와의 역학조사결과 인과관계가 인정된다고 하여 피해자 6,795명에게 630억여 원을 지급하라고 판결하였다. 2013년 대법원은 고엽제 제조사들이 고엽제를 제조하여 미국정부에 판매할 당시, 고엽제의 불순물인 TCDD의 유해성에 대한 정보를 이미 접했다는 점과 함께 2,4,5-T 생산과정에서 당시 개발된 1 ppm 이하 수준의 TCDD를 측정하는 기술이용과 폐수처리공정 추가로 TCDD 오염의 위험성을 감소시킬 수 있는 방법이 있음을 알았던 사실, 마지막으로 같은 시기에 미국의 다른 제조회사는 다른 제조공정을 채택하여 TCDD가 0.1 ppm 이하로 함유된 고엽제를 생산하였던 점 등을 근거로 해당 제조사가 위험방지의무를 위반했기 때문에 고엽제에 안전성이 결여된 설계상의 결함이 있다고 판단하였다.[364] 하지만 고엽제노출과 질병발생사이의 인과관계여부를 판단하는데 있어서 고엽제후유증 질병을 특이성 질환[365]과 비특이성 질환

366) 으로 분리하여 심리하였다. 즉 염소성여드름과 같이 고엽제에 함유된 TCDD에 노출에 의해서만 발생하는 특이성 질환의 경우 월남전 복무 종료 후 발생하였다면 고엽제 노출에 의해 발생하였다는 것을 인정하였다. 하지만 당뇨와 같은 비특이성 질환에 대하여 대법원은 고엽제 노출과 비특이성 질환 사이에 통계학적 연관성이 있다는 것과 베트남전 참전 군인이 비특이성 질환에 걸렸다는 사실만을 가지고 개개인의 비특이성 질환이 베트남전 당시 살포된 고엽제에 노출되어 생긴 것이라 인정할 만한 개연성이 있다고 할 수 없다고 판단하였다. 특히 고등법원에서는 미국 국립과학원 보고서를 근거로 고엽제 노출과 비특이성 질환의 인과관계를 인정하였지만, 대법원에서는 미국 국립과학원 보고서는 월남전에 참전 중 고엽제에 노출되어 여러 질병에 걸렸다는 미국 참전군인들에 대한 보상과 지원의 근거를 마련하기 위해 작성되었으며, 고엽제 노출과 비특이성 질환의 발병위험의 증가사이에 통계학적 연관성(statistical association)이 있다는 점만을 나타낼 뿐 인과관계(causation)가 존재함을 나타내는 것은 아니었고, 마지막으로 역학조사도 베트남전에 참전한 한국군이나 미군에 대해 직접 실시한 것이 아니고 주로 산업적·환경적으로 다이옥신에 노출된 인구군을 상대로 한 기존의 역학적

---

364) 대법원 2013.7.12. 선고 2006다17539판결
365) 어떤 특정병인에 의하여 발생하고 원인과 결과가 명확한 질환을 말한다.
366) 비특이성 질환은 그 발생원인 및 기전이 복잡다기하고, 유전·체질 등의 선천적 요인, 음주, 흡연, 연령, 식생활습관, 직업적·환경적 요인 등 후천적 요인이 복합적으로 작용하여 발생하는 질환으로 정의하였으며 따라서 당뇨병의 경우 고엽제에 포함된 TCDD 노출에 의하여만 생기는 것이 아니라, 다른 여러 선천적·후천적 요인들에 의하여 생길 수 있는 비특이성 질환으로 정의하였다.

연구 성과를 분석하여 고엽제 노출과 비특이성 질환사이에 통계학적 연관성이 있음을 인정한 것에 불과하고, 보고서에서는 베트남전 참전군인들에게서 비특이성 질환의 발병비율이 노출되지 않은 일반인에 비해 더 높은지 여부 및 높으면 얼마나 더 높은지를 규명할 수 없고, 고엽제 노출로 인하여 비특이성 질환의 발병위험이 얼마나 증가하는지를 밝힐 수 없으므로 당뇨와 같은 비특이적인 질환의 경우 베트남전에 살포된 고엽제에 노출됨으로서 발생한 것이라는 개연성이 있다고 할 수 없다고 판단하였다.

고엽제관련 합병증발생 군인에 대한 국가의 지원과 보상

미국

고엽제 노출과 질병과의 관련성을 조사하기 위하여 1979년부터 월남전 참전 군인에 대한 역학조사가 실시되었다. 이에 목장일군작전에 참가하여 고엽제에 노출되었을 것으로 예상되는 군인과 살포에 참여하지 않았던 군인의 건강상태를 매 5년마다 비교하였다. 초기조사에서는 통계학적으로 유의한 차이가 나지 않았지만 후기조사에서는 고엽제 노출과 몇가지 질병에서 충분한 상호연관성이 있음으로 조사되었다.[367] 이에 따라 미국 보훈부(department of veterans affairs)에서는 베트남 전쟁 동안 발생했거나 악화된 부상 또는 질병으로 인하여 적어도 10%의 장애가

---

367) 정인재, 고엽제 피해자에 대한 국가 보상 현황 및 보훈 정책 원리 수정제안, 한국환경보건학회지, 2014, 제40권, p157-170

있는 참전 군인과 배우자, 자녀 및 부모의 유무에 따라 매월 수당을 지급하고 있다.

한국

우리나라의 경우 미국에서 고엽제에 관련된 여러 절차가 진행되었음에도 불구하고 철저한 보도통제를 하였고 이에 참전 군인들은 베트남 풍토병이라는 원인 모를 질병에 시달리다가 사망하는 경우로 취급되었다. 한국에서는 초기에 그들이 베트남에서 윤리적으로 부끄러운 짓을 하다가 고약한 국제 매독에 걸려 죽는다고 그들의 도덕성을 비난하기도 하였다고 한다.[368] 그러다가 1991년 호주의 교민을 통해 고엽제로 인한 피해보상이 알려졌고, 1992년 3월 경향신문에서 고엽제와 관련된 내용을 집중적으로 보도하여 사회문제화가 되었다. 한국정부는 미국의 고엽제에 대한 연구발표를 근거로 1993년에 '고엽제 후유의증 등 환자지원 및 단체설립에 관한 법률'을 제정하였다.[369] 이 법은 고엽제후유증 환자에 대한 보상과 고엽제 후유의증 환자 및 고엽제 후유증 2세 환자에 대한 지원에 필요한 사항과 고엽제가 인체에 미치는 영향 등에 관한 역학조사 및 연구 등을 수행하기 위하여 필요한 사항을 규정한 것으로, 이 법에 따라 고엽제 노출과 관련된 여러 합병증을 고엽제 후유증,[370] 후유의증,[371] 고엽제후유증 2세 환자로 구분하여 월남전 참전 군인들에게 진

---

368) 고엽제전우회 홈페이지, http://www.kaova.or.kr/document/main/main.php
369) 국가기록원 홈페이지 http://www.archives.go.kr/next/search/listSubjectDescription. do?id=000143

료 및 보상 등의 지원정책을 시행하고 있다.

국가보훈처가 보상하는 고엽제 피해자 질병으로 현재 고엽제 후유증
은 18개 질병, 고엽제 후유의증에는 19개 질병이 포함되어 있으며, 고엽
제 후유증 질병에는 미국 보훈부가 인정하고 있는 질병을 모두 포함하
고 있다. 한국정부는 한국인의 체형과 의식에 맞는 근거를 마련하기 위
하여 1995년부터 최근까지 5차에 걸친 역학조사를 실시하였고 이 결과
에 따라 버거씨병, 만성 골수성 백혈병을 추가적으로 인정하였고 최근
에 시행한 5차 역학조사결과 침샘앰과 담당암의 경우도 고엽제 후유증
으로 인정받게 되었다. [372] 앞서 말한 바와 같이 고엽제합병증은 질병
에 따라 고엽제 후유증 및 후유의증, 고엽제 후유증 2세 환자 질병 등으
로 분류한다. 고엽제 후유증을 보유한 사람은 국가유공자 상이군경(1-
7급)으로 등록되어 합병증의 중한 정도에 따라 '국가유공자 등 예우 및

---

370) 미국의학원, 질병관리본부를 비롯한 여러 연구기관의 역학연구 결과를 바탕으로 고엽제 노출과
    인과관계가 확정된 질병이 아니라, 통계적으로 유의한 상관관계가 있는 질병을 미보훈부에서
    복무관련성이 추정되는 질병으로 선정하였다. 1993년 고엽제법 제정당시 미국의 오랜 연구에
    따른 결과를 인용하여 후유증을 정하였다. 현재 고엽제법은 참전군인의 고엽제 후유증은
    역학조사에서 문헌검토상 상관성에 대하여 충분하거나 제한적인 증거가 있다고 판단되는
    질병으로 되어 있다.

371) 1993년 고엽제법 제정당시 미국에서 채택하고 있는 고엽제 노출과의 관련성이 추정되던
    질병군만을 후유증으로 인정할 경우 수혜인원이 극히 제한되고, 관련단체와 사회적 여론상
    관련성이 밝혀지지 않은 환자들에게도 진료만이라도 제공하여야 한다는 요구가 있어 무료진료
    질병으로 우휴의증이 선정되었다. 무료진료 질병으로는 1984년 미국에서 고엽제 피해자와
    제약회사간에 있었던 민사소송에서 고엽제 피해단체가 고엽제와 유관하다고 주장한 16개 질병을
    중심으로 정하였고, 나중에 이들질병을 후유의증으로 설정하게 되었다. 참고로 미국에서는 고엽제
    후유의증에 해당하는 질병이 따로 존재하지 않지만 영구완전장애가 있거나 65세이상 제대한
    군인의 경우 고엽제후유증여부와 관계없이 연금이 있으며 월남전 참전군인의 경우 모든 질병에
    대한 의료서비스를 무료로 제공하는 등 우리나라와 지원체계가 다르다.

372) 베트남전 고엽제 후유증에 침샘, 담낭암 추가... 보상확대, 연합뉴스, 2018.4.17

지원에 관한 법률'에 의하여 보상 및 지원을 받고 있다. 고엽제 후유의증은 질병의 합병증의 중한 정도에 따라 경도, 중등도, 고도 장애로 분류하며 합병증이 발생하지 않은 경우 등외로 분류된다. 장애의 중한 정도를 분류하는 이유는 지급되는 보상금이 다르기 때문이다.[373]

고엽제 후유증 진단과 관련하여 해당 의료진과 월남참전군인에서 발생한 문제점

나이가 들면서 월남전 참전용사들은 여러 질병을 가지게 되었고 일부만이 고엽제와 관련된 후유증으로 인정받게 되고 경제적인 보상을 받게 되었다. 하지만 이들이 가진 여러 비특이적인 질병들이 국가에서 고엽제 후유증으로 인정받는 과정에서 월남전에 참전하였던 군인들뿐만 아니라 이를 진단하고 치료하는 의사들에게서 여러 문제점들이 발생하고 있다. 예를 들어 월남전 참전용사들은 사병을 행세하며 의사들은 이 사정을 이용한 과잉진료를 들 수 있다. 이들에게 이런 문제점이 발생하는 것은 여러 사회경제적인 이유가 섞여 있으며 이는 이차적인 이득과도 연결된다.

1. 사병

사병 또는 꾀병(malingering)이란 금전적인 보상이나 현실적인 책임

---

373) 2013년 현재 고엽제 후유의증의 경우 중한정도에 따라 매월 38만 원에서 80만 원 정도가 지급되고, 후유증 2세의 경우 89만 원에서 140만 원 정도를 받을 수 있는 반면, 고엽제후유증으로 인정받는 경우 국가 유공자인 상이군경으로 등록되어 장애정도에 따라 36만 원에서 242만 원까지 차등 지급된다.

및 의무를 회피하는 등의 유인을 얻기 위해 의도적으로 정신적 또는 신체적 증상을 거짓으로 만들거나 과장하여 나타내는 것을 말한다.[374] 사병의 대표적인 예로서 군복무를 회피하거나 범죄자들이 범죄에 대한 책임회피 혹은 법적 처벌의 감경이라는 외부적 요인을 동기로 정신과적 증상을 가장하는 경우를 들 수 있다. 이들은 정신질환을 과장하여 호소하는 경우뿐만 아니라 신체적인 상해 및 인지기능장애를 과장하여 보고하는 경우도 많은데 이는 보험회사 및 국가 등이 제공하는 보상과도 관련이 있다. 이런 사병은 허위성장애(factitious disorder)나 다른 신체증상 및 관련 장애(somatic symptom and related disorder)와 구별된다. 허위성장애는 환자역할을 하기 위하여 의도적으로 만들거나 조작하는 신체적 증상이나 심리적인 증상으로 외적 유인자극이 없는 것이 특징이다. 예를 들어 환자가 얻는 현실적인 이득이 없음에도 스스로 철사를 삼켜 위장에 궤양을 만들어 치료를 위해 병원에 입원하거나 정신장애증상을 나타내기 위하여 향정신성 약품을 몰래 복용하는 경우가 이에 해당한다. 또한 신체증상 및 관련 장애는 심리적 원인에 의해 다양한 신체적 증상을 나타내지만 의학적 검사에서는 신체적 이상이 발견되지 않는 것이 특징으로 의도적인 증상유발이나 명백한 외적유인이 없는 것이 특징이다.

사병은 크게 날조(fabrication), 과장(exaggeration), 연장(extension), 오귀인(misattribution)으로 나눌 수 있다. 날조란 범죄로 인해 초래된 증상

---

374) 정나래, 최선, 임상장면에서 사병 탐지에대한 심리학적 고찰, 한국심리학회지: 임상심리 연구와 실제, 제2권, 2016, p115–144

이나 손상이 없으나 환자가 가짜로 손상이 있다고 꾸며내는 것을 말한다. 과장은 상해로 인한 증상이나 손상이 있지만 환자가 그 정도를 실제보다 과장해서 심각하게 보고하는 것을 말하는 것으로 임상이나 수사현장에서 관찰되는 가장 흔한 형태의 사병이다. 연장은 환자가 상해로 인해 야기된 증상을 경험하였고 이제 어느 정도 회복 또는 호전되었으나 조금도 누그러지지 않았다고 말하거나 심지어 시간경과에 따라 더욱 악화되고 있다고 거짓말을 하는 경우이다. 오귀인이란 환자가 범죄피해 전부터 있었거나 범죄피해 이후에 다른 계기로 발생하였거나 범죄와 하등의 관계가 없는 증상을 범죄사건에 귀인하는 것이다.

이와 달리 신체화 장애의 경우 정말로 자신이 아프다고 느끼는 것으로 일부러 아픈 척하는 것이 아닌 것을 말한다.

사병의 유병률

사병은 어떤 장면인지에 따라 유병률은 다양하다. 응급실 환자의 13%가 다양한 이차적 이득을 위해 증상을 허위로 나타내며, 정신과 환자의 10-12%, 법조계 기관에 의뢰되는 사람의 32%가 정신과적 증상을 과장한다고 한다. 외국의 한 연구에서는 외부적 요인과 관련된 상황에서 심리검사를 받는 피검자들 중 약 33%가 사병을 나타내었다고 보고하였다. [375)]

---

375) 정나래, 최선. 임상장면에서 사병 탐지에대한 심리학적 고찰. 한국심리학회지: 임상심리 연구와 실제, 제2권, 2016, p115-144

2. 과잉진료[376)]

과잉진료란 환자의 건강증진에 이득이 없거나 도움이 된다는 증거가 없음에도 불구하고 시행되는 진료나 시술로 정의된다. 이는 진료과정에 따라 과잉검진, 과잉진단, 과잉치료로 구분하기도 한다. 과잉검진이란 인구학적 특성을 무시하고 질병의 조기발견을 목적으로 하는 선별검사를 지나치게 자주 시행하는 것을 말한다. 과잉진단은 환자에게 실제적인 해악이 거의 없는 질병이나 상태를 찾아내는 것으로 불필요한 걱정이나 추가적인 의료서비스에 대한 수요로 이어질 수 있다. 과잉치료의 경우 환자에게 임상적으로 유의한 이익이 거의 없거나 근거가 없는 치료행위이다. 이런 것들은 정상적인 진료과정에서 비의도적으로 시행되어지는 경우도 있지만 잘못인줄 알면서도 병원수익을 올리기 위하여 검사나 치료를 남발하는 경우도 존재한다. 이런 과잉진료의 경우 환자의 자율성을 기만하고 의사의 프로페셔널리즘을 포기하는 것으로 의료윤리 4대 원칙에서 해악금지의 원칙과 선행의 원칙에 모두 위배된다.

과잉진료의 원인

의료진이 과잉진료를 하는 데에는 이유가 있다. 그냥 과잉진료를 하지 않는다. 이는 개인적인 문제도 있지만 사회구조적인 문제도 있을 수 있다. 여기서 사회구조적인 원인을 살펴보면 다음과 같다.

---

376) 정유석, 박석건, 무엇이 과잉진료를 부추기는가?:과잉진료의 원인 고찰과 대책, 한국의료윤리학회지, 제 19권, 2016, p375-389

1) 수가제도[377)

우리나라의 진료비 지불제도는 의료서비스 행위마다 가격이 지불되는 행위별 수가제이다. 의료영역은 정보의 비대칭으로 인하여 전문적 지식을 가진 의료공급자가 의료서비스의 종류와 양을 환자를 대신하여 결정하기 때문에 수요와 공급의 법칙에 의해 작동되는 다른 시장영역과 달리 공급자가 수요를 인위적으로 조정할 수 있으며 이를 통해 자신의 경제적 이익을 추구할 수 있다. 특히 현재의 행위별수가제의 경우 과잉 진료로의 유인동기가 매우 강하여 환자의 방문 횟수를 늘이거나 불필요한 의학적 검사나 서비스를 유도할 수 있다. 더불어 우리나라의 의료보험정책은 대표적으로 저보험료-저급여-저수가 정책으로 이 저수가를 보상하기 위한 과잉진료의 가능성이 매우 높다. 이와 함께 낮은 보험수가가 적용되지 않고 높은 일반 수가가 적용되는 비급여 진료를 확대할 유인이 높다.

2) 인센티브[378) 제도

국내 병의원에 근무하는 의사들에게 금전적인 인센티브제도는 오래 전부터 도입이 되었다. 개인 병의원의 경우 기본급여에 더하여 진료실적에 따른 인센티브가 보편화되어 있고, 대학병원의 교수들도 실적에 따른 인센티브를 받고 있다. 하지만 의료에서 진료수입에 비례하여 급

---

377) 정유석, 박석건, 무엇이 과잉진료를 부추기는가?:과잉진료의 원인 고찰과 대책, 한국의료윤리학회지, 제 19권, 2016, p375-389
378) 정유석, 박석건, 국내 의료계에서 시행 중인 금전적 인센티브 제도의 윤리적 쟁점들, 한국의료윤리학회지, 제 18권, 2015, p190-199

여를 지급하는 성과급제는 과잉진료의 위험성이 높은 제도이다. 현재 2010년 기준 종합병원의 약 75%가 매출액에 대한 인센티브제도를 실시하고 있으며 현 의료계의 보편적인 임금지급방식이 되고 있다. 인센티브제도는 민간병원뿐만 아니라 공공병원에서도 시행되고 있다. 이런 인센티브 제도는 병원의 재정적 성과를 의사들과 공유함으로써 동기유발과 조직의 성과증대에 효과가 있고 의료의 효율성을 유발하는 긍정적인 효과가 있는 반면 의사로 하여금 추가적인 이득을 기대하게 하고, 임상판단을 그르치며 환자를 기만하고 필요 없는 검사나 시술과 같은 과잉진료를 양산할 수 있으며 의료전문직의 윤리규범을 손상시켜 결국은 환자의 입장에서 결코 이롭지 못하다는 부정적인 면도 있다.[379) 더불어 인센티브제도는 의료진간의 팀워크를 해칠 수 있고, 돈은 벌어들이지 못하지만 필수적인 진료영역들은 위축될 가능성이 있다. 또한 인센티브제도는 진료영역에서 소위 돈이 되는 쪽의 진료만 성행하게 하고 노력에 비하여 건당 진료비가 적은 임상과목들은 소외되게 하며 신기술 개발과 도입과 관련해 환자의 이익보다는 병원의 수입증대가 일차 목적이 되게 만들기도 한다. 따라서 선진국의 경우 인센티브를 목적으로 과잉진료를 하는 경우 병원에서 퇴출당할 수 있다는 서약을 하거나[380) 팀별로 인센티브를 주는 경우도 있고 프랑스에서는 인센티브를 주는 것을 아예 금지하였다고 한다.[381) 하지만 우리나라의 경우 그런 감시체계나

379) 제롬 캐시러, 더러운 손의 의사들, 양문출판, p19-20
380) 인센티브로 도배된 병원, 조선일보, 2011.3.11
381) 인센티브와 '네트 월급'에 무감각한 병원과 의사, 청년의사, 2012.7.29

제어장치가 존재하지 않는다. 더불어 병원은 의료진간의 진료실적을 공개하여 병원 내 의사끼리 경쟁을 유발하기도 하고 비슷한 규모의 병원끼리 비교하는 등 의료진에게 진료실적에 대한 무언의 압박이나 부담을 준다. 이런 상황에서는 아무래도 대학병원이나 사립병원에 근무하는 전문의의 경우 과잉진료의 유혹에 넘어가기 쉽다.

3) 실손보험 [382)]

우리나라의 민영의료보험은 공보험인 국민건강보험으로 충족되지 않는 의료보장수요를 충족시키기 위하여 개발된 상품으로 원칙적으로 공보험을 보완하는 보충적 관계를 형성한다. 2017년 건강보험정책연구원의 조사결과에 따르면 민간의료보험에 가입한 가구원이 한명이라도 있는 가구 비율이 86.9%이었고 이중 보충형 민간의료보험인 실손의료보험에 가입한 가구는 전체 조사대상 가구의 83.5%에 달했다. [383)] 이렇게 많은 가구가 보충형 민간의료보험에 가입한 이유로 국민건강보험의 낮은 보장률 때문이다. 즉, 건강보험의 경우 초음파 등의 보편적인 의료서비스 외에도 고가의 신약이나 신의료기술 등 최신 서비스는 급여대상에서 제외되는 경우가 많고, 직접의료비 외에 가족의 간호에 따른 부대비용, 장기입원이나 장애로 발생하는 소득상실을 보상하는 상병수당 또

---

382) 실손보험에 가입한 환자들의 경우 보험료를 내고 이용하지 않으면 손해라는 생각으로 진료를 요구하는 경우가 많다. 환자와 의사 모두 경제적인 이득을 위해서 환자를 부추기거나 무리한 요구를 거절하지 못하는 의료관계가 형성된다. 특히 실손보험의 경우 의료보험의 부족한 보장성을 일부 완화하는 순기능을 가지지만 동시에 일부 과잉진료를 유발하는 부작용도 만들어 의료자원의 낭비와 분배정의를 왜곡시킨다.
383) 민간의료보험 의존 '심각'... 가입률 87%, 보험료 29만원, 한겨레, 2017.12.17

는 장해수당이 없기 때문이다. 선진국과 비교해 봐도 2015년 기준 국민건강보험의 보장률은 63.4%로 OECD 가입국 평균의 80%에 미치지 못한다.

하지만 실손보험은 다른 외부효과를 양산할 수 있다. 즉, 의료서비스를 이용하는 비용이 크게 낮아짐에 따라 환자가 의료이용에 따른 경제적 부담에 둔감하게 되어 의료서비스 이용을 무분별하게 늘리는 소위 도덕적 해이가 발생할 수 있다.[384] 이는 이전 연구결과들에서 보충형 민영의료보험 가입자의 의료이용이 비가입자에 비하여 많다는 분석 결과를 보였음을 보면 실제로 나타난다고 할 수 있다.[385] 특히 실손보험에 가입한 환자들의 경우 보험료를 내고 이용하지 않으면 손해라는 생각으로 진료를 요구하는 경우가 많다. 이에 따라 실손보험에 가입한 환자들이 추가적인 검사들을 요구하면 의료진은 이런 환자들의 요구를 거절하지 못하는 의료관계가 형성된다. 더불어 법정 본인부담금 및 비급여서비스의 대부분을 보상해주는 보충형 민영의료보험은 의료서비스 공급자들에 의한 불필요한 검사나 치료와 같은 과잉의료의 동기가 될 수 있다.

---

384) 김승모, 권영대, 민영의료보험이 의료이용에 미치는 영향: 국내 실증적 연구의 고찰, 보건의료산업학회지 제5권, 2011, p177-192

385) 이용철 등. 국민건강영양조사 대상자들의 민간의료보험 가입 요인 및 가입여부에 따른 건강행태, 의료이용 비교. 한국콘텐츠학회논문지 제10권, 2010, p190-204

허혈성 심장질환과 고엽제 후유증

허혈성 심장질환의 경우 고엽제와의 관련성이 명확하지 않아 후유의증으로 분류되어 오다가 2009년에 미국 'The institute of Medicine of the National Academy of Science' 2008년 판에서 허혈성 심장질환이 고엽제와 관련된 합병증으로 명확하지는 않지만 관련성이 있다고 보고하였고, 이에 따라 미국에서는 2010년부터 허혈성 심장질환에 대하여 고엽제후유증으로 인정받기 시작하였다. [386] 우리나라에서도 2011년부터 허혈성 심장질환이 기존의 고엽제후유의증에서 후유증으로 격상되었다.

일반적으로 국가에서 장애의 정도를 가지고 보상을 하려면 장애의 정도를 평가하는 기준은 객관적이고 합리적이어야 한다. 하지만 허혈성 심장질환의 경우 그러지 못하여 큰 혼란이 발생하였던 대표적인 예이다. 이전 고엽제 후유의증이었을 때 장애기준을 살펴보면 경도장애의 경우 운동부하검사상 양성이거나 관상동맥 조영술상 동맥경화에 의하여 관상동맥이 좁아진 정도가 50% 이상인 경우이고, 중등도의 경우 급성심근경색이나 협심증으로 치료적 시술로 관상동맥에 스텐트를 삽입한 경우, 고도인 경우는 심부전(심장기능이 떨어져 혈액을 잘 짜지 못하는 경우)이 발생하였거나 관상동맥 우회수술을 시행한 경우 등으로 나뉘어져 있었다.

위의 기준에 따라 차별적으로 보상을 받게 되어 있다. 위의 기준은

---

386) 미국 보훈부에서는 후유의증에 대한 지원을 하고 있지 않지만 허혈성 심질환의 경우 약물치료를 필요로 하는 경우는 10%의 장애를 인정하고, 흉부 X선 촬영시 심장이 커져있다면 30%의 장애를 인정받는다. 또한 운동부하검사상 이상소견이 발견되면 더 높은 장애를 인정받아 보상을 받는다고 한다.

합리적으로 보이기도 하지만 문제는 위의 기준이 의료진의 자의적인 치료여부에 의하여 보상등급이 바뀔 수 있다는 것이다. 즉, 등급을 나누는 기준이 의료진에서 어떤 치료받는지 또한 검사결과에서의 이상여부에 따라(예를 들어 내과적 중재시술여부, 관상동맥 우회술 등) 급수가 나뉘기 때문에 관련 대상자들은 협심증과 관련된 명백한 증상이 없더라도 보상을 받기 위하여 의료진에게 검사진행을 요구한다는 것이다. 실제 임상에서는 급성 심근경색증과 같이 급격히 발생하고 심전도와 혈액검사만으로도 명확히 진단이 가능한 경우도 있지만, 안정형 협심증과 같이 증상만으로는 구분하기 어려운 경우가 많아 이를 보완하기 위하여 여러 심장초음파, 심장 MRI, 또는 핵의학 심장단층검사 등의 특수 검사 및 관상동맥 조영술을 시행하여 확진할 수 있다. 하지만 이런 검사들은 불확실성이 따라다닌다. 이는 모든 검사들은 위양성(병이 없는데 양성소견을 보이는 것)의 가능성을 가지고 있으며 검사를 시행하였음에도 불구하고 협심증의 여부가 명확하지 않은 경우가 많다는 것을 의미한다.

예를 들어 허혈성 심장질환을 확진하는 가장 좋은 방법으로 사용되고 있는 것이 관상동맥조영술이다. 관상동맥조영술이란 심장에 혈액을 공급하고 있는 관상동맥에 직접 조영제를 쏴서 혈관이 좁아져 있는지 여부를 바로 확인할 수 있는 방법으로, 비교적 쉽게 시행할 수 있고 빠른 진단이 가능하여 최근에 많이 시행되고 있다. 하지만 이 방법도 완벽한 것은 아니다. 협심증의 증상이 없는 경우에도 관상동맥이 일부 좁아져 있을 수 있는 경우를 종종 볼 수 있다.

일부 월남전 참전용사들은 고엽제와 관련된 질병으로 보상받기 위하여 증상이 없어도 의사들에게 무조건 관상동맥 조영술 등의 검사를 요구하고 만약 의사가 검사하기를 거부하기라도 한다면 다른 병원의 의사를 찾아가 관상동맥 조영술을 요구하여 이에 만약 좁아진 부위가 우연히 발견되기라도 한다면 관상동맥 스텐트 삽입술을 요구하는 경우가 종종 있었다. 이런 이들의 급박한 상황을 악용한 어떤 심장내과 의사들은 허혈성 심질환과 관련된 증상이 없어도 심장검사를 원하는 참전군인들에게 모두 관상동맥 조영술을 시행하고 조금이라도 관상동맥이 좁아진 소견이 관찰되면 무조건 관상동맥 스텐트를 삽입하는 경우가 있었다(이렇게 하면 의사들은 검사 및 시술료 등 진료비수입이 증가하므로 이득이다). 이러다보니 서울에 사는 참전군인들이 무조건 검사를 해준다고 알려진 의사를 만나기 위하여 관광버스를 대절하여 지방까지 가서 관상동맥 조영술을 시행받고 여기에 혈관이 좁아진 부위가 있으면 증상과 상관없이 관상동맥 내 스텐트를 삽입하고 진단서를 발급하였고 참전군인들은 이 진단서를 가지고 보훈처에 상이등급을 신청하는 경우가 발생하였다. 이런 사실이 문제가 됨에 따라 상이등급 판정을 담당하는 보훈처 및 심사를 위탁받아 대신하는 보훈병원들은 상이등급 판정을 더욱 까다롭게 하여 관상동맥 스텐트삽입술을 시행받더라도 등급을 받지 못하는 경우가 종종 발생하기도 하였다. 이에 시술을 받았지만 상이등급 혜택을 받지 못한 참전군인들이 등급에 불만을 품고 행정소송을 제기하는 일이 많이 발생하였다. 국가보훈처도 이런 점을 심각하게 인식하여 허혈성 심장질환에 대한 상이등급판정기준을 대폭 강화하는 동시에 관상동맥 중재시술이나 관상동맥 우회수술과 같이 의사의 자의적인 결정에 의하여 변경될 수 있는 요소들을 크게 줄이면서 허혈성 심장질환의 고엽제후유증대상자 선정에 대한 논란이 크게 줄게 되었다. 하지만 현재의 상이등급기준도 대상환자의 중증도에 따라 차별적인 보상을 함에 있어서 완벽해보이지는 않는다는 문제점을 가지고 있다.

현행 고엽제 후유증 판정제도의 문제점

현재의 허혈성 심장질환의 고엽제 후유증 판정심사는 환자가 관련된 증상으로 병원에서 치료를 받으면 이에 관한 진단서 및 자료를 보훈처에 제출하고 이를 위탁받은 보훈병원에서 이 진단서 및 자료를 가지고 환자의 고엽제 후유증 관련여부를 판정하는 방식을 가지고 있다.[387] 문제는 일선 의료기관의 의사들이 고엽제 후유증 보상이 어떻게 이루어지

---

387)   **신체검사 절차**

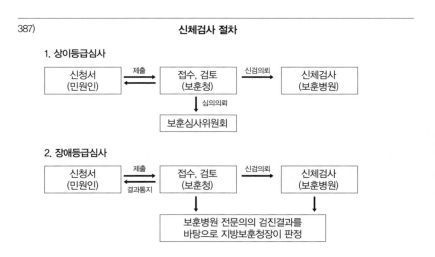

1. 상이등급심사

| 신청서
(민원인) | →제출→
←―― | 접수, 검토
(보훈청) | →신검의뢰→ | 신체검사
(보훈병원) |

↓ 심의의뢰

보훈심사위원회

2. 장애등급심사

| 신청서
(민원인) | →제출→
←결과통지― | 접수, 검토
(보훈청) | →신검의뢰→ | 신체검사
(보훈병원) |

보훈병원 전문의의 검진결과를
바탕으로 지방보훈청장이 판정

고 있는지에 대한 이해부족으로 부적절한 진단서를 제출하거나 허위, 부정 등록사례가 지속적으로 발생하고 있다는 것이다. 또한 고엽제 후유증 등록과정에서 앞서와 같이 부정한 방법으로 부적격자에게 등급이 매겨지는 도덕적 해이 현상도 발생하고 있다. 마지막으로 부정판정이나 부정수급에 대한 법적인 사후처벌이 없다는 문제를 가지고 있다.

1. 판정 기준에 대한 문제

앞서서 말한 바와 같이 허혈성 심질환이 대표적인 예로 들 수 있다. 기존의 기준이 환자의 증상이나 이로 인한 일상 활동의 장애정도 또는 객관적인 양상보다는 주로 의사에 의한 시술 및 치료 정도에 의하여 나뉘다보니 이를 악용하는 경우가 의사와 환자 모두에게서 발생하였다. 또한 허혈성 심장질환 및 당뇨와 같이 많은 고엽제후유증으로 인정받는 질환들이 나이가 들면서 발생률이 점차적으로 증가하는 일종의 비특이적 질환으로서 발병하는 경우 정말로 고엽제와 관련된 합병증인지 아니면 나이가 듦에 따라 발생하는 질환인지 구별하기 어렵다. 특히 장애판정에 있어서 당사자의 환경과 조건을 고려하기보다는 주로 의료평가만 하다 보니 의학적 판단에 대한 의존성이 더욱 심화되었다. 또한 이런 의료적인 판단 외에도 일상생활 수행능력, 근로능력 및 생활환경까지 고려한 종합적인 판정을 하여야 하지만 그렇지 않다보니 아직도 이에 대한 논란이 있는 것도 사실이다.

이와 더불어 가장 문제가 되는 것 중의 하나가 장애상태를 수치화하고 등급화하여 차별적으로 보상을 하고 있다는 것이다. 현재의 기준이 종전에의 의사에 의한 작위성을 없앴다고 한 점에서 진전이 있다는 것은 사실이지만 현재의 기준은 관상동맥 조영술에서 보이는 양상으로만 평가함에 따라 협심증의 증상인 가슴 통증의 정도나 시술 후 증상호전 여부 및 이로 인한 노동상실 정도에 대한 평가가 명확하지 않다는 것이다. 따라서 가슴통증이 심하더라도 급수를 받을 수 없는 경우가 있을 수 있고 가슴통증이 심하지 않더라도 급수를 받을 수 있는 가능성을 가지고 있다. [388] 특히 현재의 급수를 나누는 기준에 따르면 병변의 위치에 따라 다르게 보상을 다르게 하고 있지만 임상적으로는 관상동맥 중재시술을 받으면 병변의 위치에 크게 상관없이 협심증과 관련된 증상은 거의 사라지게 되며 병변의 위치에 상관없이 여명을 누리게 되지만 이전에 받았던 장애등급은 유지하게 된다. 따라서 고엽제 대상자들의 입장에서는 같은 증상을 가지고 같은 관상동맥 중재시술을 받았는데 누구는 높은 급수를 받고 누구는 낮은 급수를 받게 됨에 따라 상대적인 박탈감을 느낄 수 있다. 즉, 급수의 높낮음이 어디에 병변이 위치하게 되는가와 같은 재수에 따라 결정되게 된다는 것이다.

2. 상이등급에 따른 보상의 문제

현재의 상이등급에 대한 보상은 상이등급제가 상이군인들의 개별 복지서비스 욕구와 필요성을 만족시키는 데에 목적을 두기보다는 단지 경

---

388) 6급의 기준인 관상동맥 조영술 검사결과 좌주간지관상동맥이나 좌전하행관상동맥 근위부에 70퍼센트 이상의 협착병변이 있는 사람은 기능검사결과 심근허혈이 없어도 급수를 받을 수 있지만, 좌주간지관상동맥이나 좌전하행관상동맥외 혈관에 70퍼센트 이상의 협착병변이 있는 경우 기능검사결과에서 심근허혈이 있는 사람의 경우에 한하여 급수를 받을 수 있다.

제적 보상에 중심을 두고 있어 부정수급이나 부정판정을 부추기고 있다. 고엽제 후유증에 대한 보상을 현재의 경제적 보상보다는 실질적이고 생활에 필요한 것을 도와주는 활동지원서비스나 복지서비스 위주의 방향으로 나아가야 이런 부정판정이나 수급을 줄이고 진정으로 고엽제 후유증으로 고통받으며 경제적으로 힘들어하는 참전용사들을 도울 수 있을 것으로 보인다.

3. 장애 판정 전문가 부재문제

보훈처에서는 현재 상이등급심사나 장애등급심사를 보훈병원에 위탁하기 때문에 보훈병원에 근무하고 있는 해당 전문의들을 상이등급심사나 장애등급심사를 하고 있다. 하지만 보훈병원에서 근무하고 있는 상당수의 전문의들은 주로 일반 대학병원에서 수련을 받고 근무하고 있는 상황에서 고엽제가 무엇인지 고엽제 후유증에 대한 지식이나 표준화된 교육을 받지 않고 상이등급심사나 장애등급판정에 임하게 됨에 따라 장애평가에 사용되는 기준을 명확히 숙지하지 못하거나 익숙하지 않아 동일한 장애에 대하여 의사에 따라 장애판정이 달라지거나 같은 의료진이라도 다른 장애판정을 가지게 되는 문제점이 발생할 수밖에 없다.

또한 일반병원 전문의나 대학병원의 교수들의 경우 고엽제 관련 후유증에 대한 정확한 지식이 없이 진단서와 같은 증명서류를 발급함에 따라 여러 혼선을 일으키는 경우도 적지 않다. 일부 전문의들의 경우 진단서 발급을 악용하는 사례도 간간히 볼 수 있다.

결론

우리나라의 월남전 참전용사들에 대한 고엽제 후유증문제는 국가 보상제도에 대한 많은 사회적인 문제점을 보여주는 단편적인 예라고 할 수 있다. 보상에 대한 객관적이고 공정한 심사기준을 만들지 않으면 국민의 세금으로 만들어진 국고가 낭비되는 결과를 초래하며 동시에 월남전 참전용사들 및 의료종사자들의 경제적인 이차적 이득에 의한 불필요한 의료행위를 유발하게 되고 결국 많은 사람들을 범법자로 만들 수 있다. 특히 매출을 중요시 여기는 현재의 의료시스템은 이를 조장하는 역할을 한다. 따라서 나라에서 보상기준을 만들 때 객관적이고 공정한 기준을 만드는 것이 무엇보다도 중요하다는 사실을 일깨워주고 있다.

더불어 임상의들이 진료에 헌신하지 못하게 하고 이해관계에 얽매이게 하는 현실에 개탄을 금하지 않을 수 없다. 대부분의 의사들은 성실하게 일하고 환자에 헌신하며 가족과의 시간을 기꺼이 희생하고 전문가로서의 자부심도 가지고 있다. 하지만 현실에서 일부분의 의사들이 이를 실천하지 못하고 있다. 만약 사회에서 위와 같은 의사의 모습을 원한다면 단지 재정적으로 얽매여 위와 같은 것들을 실천하고 있지 못한 의사들만 비난할 것이 아니라 그렇게 헌신할 수 있는 환경과 분위기를 만들어 주는 것도 사회의 역할이라고 생각한다.

참고

의사의 과잉진료에 대한 비용부담: 2017.4.4.선고 수원지법 2016나50686

2014년 9월 안양의 한 건물주차장에서 승용차를 운전하다 바닥에 누워있는 A와 충돌하였고 A는 의사 B가 운영하는 병원으로 후송되어 전치 8주의 치료를 요하는 우측대퇴부 골절상 등의 진단을 받았다. 그런데 의사 B는 A에게 관절을 나사로 고정하는 일반적인 치료법인 관절고정술을 하지 않고 관절이 완전히 파괴되었을 때 수행하는 인공관절치환술을 시술하고 C 자동차 보험회사에 수술비 1,200만 원을 청구해 지급받았다. 하지만 C 보험회사는 2015년 의사 B의 불필요한 수술로 인하여 진료비가 과다청구되었다고 의사 B에게 진료비 1,200만 원을 반환하라고 소송한 사건에서 법원은 보험사에 대한 의료기관의 진료비 지급청구는 사고로 인한 환자의 상해를 치료하는 범위 안에서 인정된다고 하여 의사 B가 대퇴경부 골절상을 입은 A에게 일반적인 치료법인 관절고정술이 아닌 관절을 인위적으로 제거하는 인공관절치환술을 시행한 것은 과잉진료에 해당한다고 하면서 의사 B는 이 시술로 받은 치료비 상당액을 부당이득으로 보험사에 반환해야 한다고 판시하였다.

이와 같은 판결은 의사들의 과잉진료에 대하여 경종을 울리겠다는 법원의 의지가 보이는 것으로 앞으로 비록 전체 치료비에서 과잉진료가 일부에 불과할 지라도 과잉진료로 판단되는 경우 모든 진료비용을 반납해야 하는 징벌적 판결이다. 2013년부터 건강보험심사평가원에 자동차보험 심사센터가 설립되어 자동자보험사와 공제조합에서 자동차보험

진료비심사를 심평원에서 위탁하기 시작하였고 이를 통해 심사 후 의료비를 조정함에 따라 청구한 진료비가 삭감되는 경우가 증가할 것으로 보인다. 더불어 위와 같이 부당진료로 판정되는 경우 모든 의료비를 부당이득으로 판정하고 이에 대한 반환청구를 하고 있기 때문에 건강보험 청구심사를 받을 때와 마찬가지로 자동차 보험의 경우도 이에 대한 명확한 근거없이 일상적이고 일반적인 치료 외에 다른 치료를 시행하는 경우 모든 진료비용을 부당이득으로 반환할 수 있다는 것을 알아야 하겠다.

| Epilogue |

2000년대 말 울산대학교에서 의학박사과정에서 의료윤리라는 수업을 들었다. 당시에 교재는 광연재에서 나온 '의료윤리 I'이었다. 이 수업은 교수가 챕터에 대하여 강의를 하기보다는 대학원생들이 각각 교재의 한 챕터를 공부하고 나서 다른 대학원생들 앞에서 발표를 해 주는 방식으로 진행되었는데 당시 법이나 윤리에 문외한이었던 나는 여기서 다루던 내용이 너무 생소하면서 어려워 책에 나오는 내용을 거의 이해하지 못하였다. 몇 번을 읽은 후에 겨우 내가 담당하는 부분을 동료들에게 발표할 정도가 되었지만 실제로는 전혀 이해하지 못한 것으로 기억한다. 물론 이외의 다른 챕터의 내용을 알기는커녕 이해하지도 못하였던 것으로 기억이 난다. 기말고사에서는 이 책의 전반적인 내용에 대하여 자신의 의견을 기술하는 내용으로 출제되었고 답안지로 B5용지 두 장이 주어졌는데 내가 채운 것은 한 페이지의 반도 못 채우고 나왔던 것으로 기억된다. 물론 성적은 C가 나왔다. 당시에는 법이나 의료윤리에는 전혀 관심이 없었고 이렇게 어려운 것을 누가 왜 공부할까라는 생각밖에 없었던 것 같다.

2010년 의학박사 취득 후에 2011년 강동경희대학교병원 심장내과에서 근무하던 중 개인적인 흥미가 생겨 앞서의 '의료윤리 I'이라는 책을 다시 읽게 되었다. 왜 갑자기 이 책을 다시 읽을 맘이 생겼는지는 나도 잘 모르겠다. 아마도 의사생활을 하면서 겪게 되는 여러 법적 윤리적인 문제, 그리고 의사, 환자, 제약회사와의 관계에 대하여 고심하여 그러지 않았는지 모르겠다. 하여튼 이 책을 재차 읽고 나서 나의 한계를 다시 느꼈고 '의료윤리 II' 및 의료윤리 및 법과 관련된 책을 인터넷서점에서 찾아보면서 지식에 목말라했던 기억이 난다. 하지만 이렇게 어설프게 안 내용이 우리나라의 의료 및 법적 현실과 매우 다르다는 것을 이해하고 실망했던 기억이 난다. 그러다가 이렇게 어설프게 공부하지 말고 내가 직접 법을 배우면 어떨까 하는 마음으로 고려사이버대학교 법학과 3학년에 편입하여 법을 정식으로 공부하기 시작하였다. 나에게 일하면서 학부과정은 매우 힘들었던 기억이 난다. 참고로 최소 졸업학점은 72학점으로 2년(4학기) 안에 졸업하기 위해서는 한 학기에 18학점이상 수업을 들어야 하는데 낮에 병원 일을 하면서 도저히 엄두가 나지 않아 월-금까지 매일 한 과목의 수업을 듣기로 결정하고 한 학기 15학점 수업을 신청하였다. 학부과정의 특징은 대학원과정과 달리 중간고사와 기말고사가 있다는 것이다. 중간고사나 기말고사기간이 되면 내가 의전원생 시험문제도 내면서 동시에 나의 법학 시험도 봐야 했다. 시험은 지정된 시간에 인터넷으로 접속해서 봐야 하는데 사이버대학의 특성상 모든 시험은 오픈북이라서 외우느라고 고생은 덜 했지만 각 학기당 다섯 과목을 준비하는 것이 말처럼 쉽지는 않았다. 중간고사 끝나고 조금 쉬면 다시 기말고사 준비를 해야 했다. 이렇게 3개월 동안의 학기를 마치면 꿀 맛 같은 방학이 시작되었다. 이렇게 2년 반(5학기)의 학부기간을 마치고 나니 뭔가 더 하고 싶은 생각이 들어 방송통신대학교 법학석사과정에 들어갔다. 석사과정은 학부때와 달리 수업에서는 큰 그림만 그리고 한 학기에 한번 모여서 내가 준비한 과제를 발표하고 이를 소논문 형식으로 제출하는 것이었다. 이는 의과대학에서 지냈던 석박사과정과 내용이나 형식이 달라 고생을 하였던 것으로 기억된다. 하지만 스스로 소논문을 만들다 보니 글쓰는 실력이 향상되는 것을 느낄 수 있었다. 또한 이렇게 소논문으로 제출하였던 것을 좀 더 보강하여 법학논문집에 제출하였고 출간이 허락되자 의학논문에서 논문 출간 허락되는 것과 다른 짜 릿한 느낌이 들었던 것으로 기억된다.

추상적으로 알고 있었던 법에 대하여 체계적으로 공부하기 시작함에 따라 대륙법인 우리나라의 법은 해석하는 과정이나 법을 적용하는 방식이 영미법인 미국과 다르고 또한 미국에서 사회적으로 관심이 있는 문제와 한국에서 사회적으로 관심이 있는 문제는 완전히 다르다는 것을 알게 되었다. 더불어 내가 바이블처럼 귀중하게 여겼던 그 '의료윤리'라는 책은 미국서적을 번역한 것으로 영미법계, 특히 미국의 사법체계에서 발생하였던 고전적인 사례를 중심으로 서술한 것으로 우리나라 법률 및 판례와는 접근방식과 논리 및 결론이 너무 다르다는 것을 알 수 있었다. 문제는 이런 번역된 책이 다수의 대학 및 대학원에서 교과서나 교재로 사용됨에 따라 많은 의료인들이 외국의 유명한 사건이나 판례는 잘 알지만 정작 우리나라에서 벌어져서 사회적으로 문제가 되었고 우리나라 법원에서 판결이 되었던 대표적인 사건의 경우 추상적으로만 알거나 거의 잘 알지 못한다는 사실을 알게 되었고 안타까웠다.

이 책을 쓰면서 나의 한계를 느낄 수 있었고 정말로 의료윤리를 전공한 교수님들이 이 책을 보면서 안타까울 수도 있다. 하지만 의학과 법학을 제대로 전공하였다는 자부심으로 남들이 도전하지 않는 길을 새로이 간다는 것은 재미있고 흥미로웠다. 법은 법전에 기술되어 있어 비교적 고정되어 있지만(반드시 그렇지는 않은 것이 법도 사회상황에 따라 계속적으로 개정되기는 한다) 판례는 생물이라고 할 수 있다. 즉 판례는 절대로 멈춰있지 않고 사회가 변함에 따라 지속적으로 변하는 특징을 가진다. 즉 법에 대한 해석은 지속적으로 변한다는 것이다. 따라서 현재의 책에서 차용한 내용 외에도 법원에서는 의료와 관련된 사건들이 쏟아져 나오고 있으며 이를 통해 우리들은 의료인이 부딪치고 있는 의료적 문제와 함께 사회에서는 어디까지 이를 용납할 것인지 끊임없이 조율하고 있는 것으로 보인다.

의료윤리 역시 절대로 멈춰있지 않고 지속적으로 변하는 특징을 가진다. 따라서 현재의 책에서 차용한 사건 이외에도 현재 법원에서는 의료와 관련된 사건들은 쏟아져 나오고 있으며 이를 통해 우리들은 의료인이 부딪치고 있는 의료적 문제와 함께 사회에서는 어디까지 이를 용납할 것인지 끊임없이 조율하고 있는 것으로 보인다. 하지만 개인적인 힘만으로 이런 많은 문제를 다루고 정리한다는 것은 쉬운 일이 아니었고 이에 따른 한계도 느낄 수 있었다. 앞으로 이 책을 보완하며 동시에 우리나라에서 진료와 연구를 하고 있는 의료인들이나 의과학자에게 도움이 될 책이 나오길 기대하며 이 글을 마치는 바이다.

　나는 의사임을 사랑한다. 현재 임상의사, 교수, 연구자, 작가 등 다양한 역할을 하면서 나 자신이 이 영광스러운 직업을 가졌음에 늘 감사하고 있다. 특히 나이와 상관없이 내가 알지 못하는 새로운 영역에 대한 도전을 즐기고 있는 것 같다. 독자들도 스스로의 꿈을 가지고 현재의 일에 만족하지 말고 새로운 일에 도전하기 바란다.